サイモン・ルベイ
伏見憲明――[監修]　玉野真路・岡田太郎――[訳]

クィア・サイエンス

QUEER SCIENCE
:The Use and Abuse of Research into Homosexuality
Simon LeVay

同性愛をめぐる科学言説の変遷

QUEER SCIENCE
:The Use and Abuse of Research into Homosexuality

keiso shobo

QUEER SCIENCE
:The Use and Abuse of Research
into Homosexuality

Simon LeVay

目　次

謝　辞

一九九一年、サンディエゴのソーク研究所にいたころ、私は同性愛男性と異性愛男性の脳の構造的な違いに関する報告を『サイエンス（*Science*）』に発表した。私はこの研究をまったく「無垢なまま」行なった——つまり、社会的な含意の可能性について知識も興味もなく行なった——のだが、そのあと心からの賞賛の声や極端な批判など、あらゆるメディアの注目や個々の人からの強い反応が数多くあったことから、そうした意味に気付いた。それに加えて、数か月後、私はロンドンのウィンドフォール映画社のためにイギリスの監督ジェレミー・テイラーが製作したドキュメンタリー映画『生まれつきか？（*Born That Way?*）』にプレゼンテーターとして出演した。ここで、性的指向の科学研究の領域での社会的な問題のいくつかを取り上げるチャンスを得た。私は、本書につながる全過程の萌芽に力を貸してくれたことをジェレミーに感謝しなければならない。

ここ四年間、私は驚くほどさまざまな人びとと出会う機会を持ち、この研究領域およびそれが社会的に何を意味し、何を意味しないかについて、彼らの見解を聞いてきた。個人的に言及するには多すぎるが、こうした人びとには性科学者、神経生物学者、心理学者、歴史学者、法律家、医師、行政担当者、クィア理論家、親ゲイおよび反ゲイの活動家、ゲイおよびゲイでない多くの一般市民がいた。私は彼らの恩恵をたぶんに受けている。

本書の草稿の一部、あるいは全体に目を通す時間を取っていただいた多くの方に、特に感謝する必要がある。彼らのコメントは本書を改善するのに多大な貢献をした。その中にはマイケル・ベイリー、デヴィッド・ビアンコ、ヴァーン・ブロッホ、ラルフ・ドーズ、ジョージ・エバーズ、ディーン・ヘイマー、リチャード・イザイ、ローリー・ソーンダース、リッチ・セイヴィン-ウィリアムス、ケネス・ズッカー、それにフィオナ・スティーブンス（さきごろまでMIT Pressの私の担当編集者だった）、さらに匿名で私にコメントを寄せた読者などの方々がいた。これらの人びとの多くは本書の一部を読んだだけだし、私は常に彼らの提案をすべて受け入れたわけではないので、私の発言や意見のどれもが、彼らの見解を反映しているわけではないことはご承知願いたい。

序

ある人が同性愛、異性愛あるいは両性愛になるのを決定しているのは何だろうか？　また、だれがそのことに関与しているのだろうか？　これらがこの本で扱われる二つの主題である。

第一の問題は古代から人びとの関心を強くひいてきたものである。プラトンの『饗宴』でアリストファネスは奇妙な回答をしている。彼は次のように説明した。人間はすべて、もともとは「二人で一体の生き物」だったのだが、神の怒りにふれ二つに切り分けられた。そして性欲とは、先祖で一体であった半身と再び一体化したいという欲望である、と彼は言ったのである。その人間の祖先には両性具有（半分男性で半分女性）の体を持った者がいて、自分とは反対の性の半身を失ったので、子孫が異性愛者になった。元の生き物が男性だけ、あるいは女性だけの体を持っている場合もあり、その子孫は失われた半身が同性なので同性愛になった。今日だったらアリストファネスは（プラトンが彼を代弁して言っているように）、「本質主義者」と考えられるだろう。つまり彼の説明は、ある人の性的指向は客観的な事実で、生まれながらの性質だということを示唆している（注1）。

数百年後、聖パウロが根本的に違った見解を表明した。彼は、同性愛行動は異性愛という本来の在り方に意識的に反抗しようとしたものだと断言したのである（ローマ書　1：26–27）。この一節は様々な解釈の対象とされてきたが、パウロは同性に性的な魅力を感じた経験がある人とない人の間には本質的な違いはないと考えているようだ（注2）。

第二の問題——だれがそのことに関与しているのか？——は、本質的に近代的な問題である。性的指向に関する科学研究が、医学や法律、宗教教育に影響を与えたり、同性愛に対する社会的な態度を変えることによって、人びとの生に大きな影響を与えるという見方が最初に起こったのは、一九世紀のことである。それ以来、この研究分野はゲイやレズビアンの社会的受容や法的権利を求める闘争とも、ゲイやレズビアンを排除し圧迫しようとする反対勢力とも密接に関連してきている。

もちろんそうした関連は、道徳的にも法的な意味でも完全に正当化されるわけでは、まったくない。ゲイの権利は、ヒトがゲイになる原因に関する問いへの発見、とくにゲイやレズビアンが「生まれつきである」という見解に根拠を置くべきではない。また、同性愛は「選択した生き方」であるという見解によってもまた、差別や偏見が正当化されてはならない。同性愛者の中から「犠牲者が出ない」ような本来あるべき状態になり、同性愛者が社会の中で価値ある貢献をすることができ、プライバシーの権利や行動や表現の自由を尊重されて抑圧から守られるための根拠となるべき事柄は、他にもある。

しかし、関連はあるのだ。ゲイやレズビアンに対する態度は「彼らは何が原因で同性愛者になったのか」に対する観念と密接に関連している。最近の研究を見てみよう。ニューヨーク・タイムズ紙とCBSニュースが一九九二年始めに行った調査（注3）によると、アメリカ人は同性愛は「人びとが自ら選んだもの」と考える人と、「自分ではその性向を変更できないもの」とする人に二分される。この二群の回答者に同性愛者に対する態度を聞いたところ、回答は根本的に異なっていた。たとえば、子どもの小学校に同性愛者の教師がいることに抗議するかどうかを尋ねたとき、「自分で選択した」と回答をした人のうち七一パーセントの人が抗議し、一方で「非選択」とした人のうち三九パーセントしか抗議しないという結果だった。ここでのつながりの論理は非常にはっきりしている。自分の子どもをゲイにしたくないと思い、教師が子どもたちの同性愛に影響していると考えるなら、ゲイの教師を持たせたくないというのは理解できる。一方、もし同性愛は自分で選択されたのでなければ、ゲイの教師には何の危険もない。しかし、ここでインタビューした人びとは、同時に「パイロットに同性愛者を採用することに反対しますか？」といった質問にも違いを見せた。「同性愛は自分で選択した」と考える人の中で一八パーセントの人が「はい」と答え、「自分で選択したものではない」と考える人の中ではわずか四パーセントの人だけが「はい」と答えた。この相関の論理ははっきりしない。パイロットはゲイであれストレート［訳注1］であれ乗客の性的指向に影響する機会はほとんどない。したがって、ゲイのパイロットによる航行に抗議するのにはゲイに対する否定的な観念、おそらく非常時に信用できないとか空港から空港までの空路をきちんと見出すことが困難だろうといった観念が反映されているか、または雇用機会が否定されるべきだという同性愛者に対する嫌悪感が表明されているに違いない。その証拠に、そのような態度は、「自己選択」を否定する人びとよりも同性愛は自らの選択だと考える人たちの方に、多くみられるということがあげられる。最後に、非自己選択説をとる人の方が自己選択説をとる人よりも、同性愛関係の合法性を認めており（六二パーセント対三二パーセント）、原因とゲイの権利に関する観念が相関していることをはっきりと証拠づけている。

この調査で例証された関係は心理学的な研究（注4）でも報告されていて、異文化にまたがって存在している（注5）。たしかに、アリストファネスと聖パウロは上記の関係を代表している。本質主義者アリストファネスは彼の戯曲において二か所でゲイの性交を嘲笑している（とくに、大人になっても肛門性交の受け身の役目をしていることをあざ笑っている）。しかし、同性同士の性交そのものを貶める意図がないことは明白だし、実際にゲイの性交を行っている友人たちに対して平穏に構えている。一方で聖パウロははっきりと、同性愛行動は有罪だと決めつけている。彼の言葉はキリスト教者がゲイやレズビアンを断罪するのを何世紀にも亘って正当化してきた。

このような関係があるところを見ると、本質主義・構築主義に対する態度が同性愛に対する態度を決定しているのではないだろうか？　同性愛が自己選択であるという意識によってゲイやレズビアンに対する否定的な態度になったり、逆に「同性愛は自己選択したものではない」と確信すれば、好意的な態度で接してもらえるのだろうか？　ジュリー・ピスカーとダグラス・デジェルマンという二人の心理学者は非常に直接的な方法でこの問いに答えた（注6）。彼らは一〇五人の大学生を集め、無作為に三群に分けた。ある一群には性的指向には生物学的な基礎があると強調している研究のまとめを読ませた。別の一群はそのような基礎を支持しないという研究のまとめを読み、第三の群は何も読まなかった。その後、ゲイやレズビアンに対する態度を検討する質問紙法の調査を行った。その結果、生物学的な根拠を示した群では、他の二群と比べて有意に、ゲイの人びとに対してより好意的な態度を示すことが判明した。この実験は、少なくともピスカーとデジェルマンが実験した短い時間においては、確かに因果関係があるのを示唆している。

ゲイやレズビアンに対する態度を変更した人に聞くと、同じ現象に対する洞察がさらに得られる。私が同性愛に関するドキュメンタリー映画（注7）の撮影に参加していたとき、そのような人として保守系新聞『アリゾナ・リパブリック（*Arizona Republic*）』の主任編集者ウイリアム・チェシアーにインタビューをした。チェシアー自身の見解を振り返ってみると、以前彼はその新聞紙上でゲイやレズビアンの権利がこれ以上広がることに反対する数々の社説を発表してきた。彼は私に「私の道徳観は宗教的な背景、つまりこの場合には、同性愛は罪だということから来ている」と語った。一九九一年末に彼はゲイとレズビアンの活動家たちに出会った。彼らはチェシアーに同性愛の話題を扱った科学論文を用意し、読ませた。彼は「私は同性愛が何か自ら望んだもの、進んで受け入れたものではないということを納得しました。それは生まれながらのものなんですね。そして、もし生まれながらだとすると、罪であるはずがありませんから、道徳観、神学観はすべて入れ替わりました。そのようになれば、あなただってその問題をまったく違ったふうに見るようになるでしょう。私に起ったのはそういうことなのです」と言った。この経験の結果、チェシアーは前言を撤回してゲイの権利に好意的な社説を発表した。この社説はフェニックス市で一九九二年に制定されたゲイの権利に関する条例の一節に貢献したようだ。

もちろん、議論されるべき問題はたくさんある。たとえば、神学者は同性愛行動の道徳と同性愛傾向の道徳を区別しようとしていた。ほとんどの同性愛者は、完全に進んで同性愛になったとしても、同性愛が不道徳であるという見解に同意しないだろうし、心理学者たちは「選択／非選択」という二分法をどうしようもないほどの単純化だとして批判するだろう。しかしここでは同性愛の因果論に関して信じていることが、同性愛者に対する態度を決定することに明らかに影響しているということを指摘しておきたいだけなのである。それゆえ、同性愛の原因を探る研究は、根本的なところで、科学的に重要な計画であると同時に、政治的に重要な計画でもある。だが私は、この分野で研究をする科学者は社会的、政治的な議題には関わるべきだ、といいたいのではなく、望むと望まざるとに関わらず、彼らの発見は現在進行中の同性愛者やゲイの権利に関する議論の中で他人に使われるのは避けられない、といいたいのである。

この研究分野が持つ政治的な意味を考慮すると、他ではありえない偏見が生じてしまう。どのように考えても、異性愛が説明不要な「普通の」状態だという前提のないまま、「同性愛の原因」を考えることは困難である。もちろん、どんな性的指向でも説明の必要はある。しかし同性愛は汚名を着せられ、いちいち騒ぎたてられるのだ。そして、子孫を残すというセクシュアリティの機能の明らかな欠陥だと思われがちなのだ。だから、異性愛や両性愛の原因はさておいて、同性愛の原因に関心が絞られるのは避けられないのである。

しかし強調しなければならないのは、同性愛の原因を探るのは異性愛の原因を探るのとまったく同じことであるということだ。だれかが、なぜヒトがゲイになるのかと尋ねるとき、ヒトが同性愛になるのに関与しているすべての出来事を尋ねているわけではない。そのためには耳糞、哲学、月と地球の距離といった無数の関連事項を研究しなければならないだろう。そうではなくて、彼らは単に「ある人が同性愛者になるために異性愛者と発達上何が違っているのだろうか？」と尋ねているのである。それがまさに問題となっている違いなのだ。しかし、ゲイの人びとをストレートの人びとから分け隔てているものがなんであれ、それは、ストレートの人びとをゲイの人びとと分け隔てているものと同じなのだ。もし、「ゲイ遺伝子」によってゲイになるのであれば、「ストレート遺伝子」によってストレートになる。もし父親が子どもと敵対的であることが原因で、息子がゲイになるのであれば、愛情に満ちた父親によって息子はストレートになる、といったことである。私たちが同性愛の研究をするとき、たとえ明言されなくても、同時に異性愛も研究されているのは間違いない（注8）。

ほとんどのゲイ男性たちやレズビアンの女性たちは自分がなぜ同性愛者なのかということについて、それぞれ意見を持っている。例外もあるが、合衆国のゲイの男性たちは「生得的なゲイ」であるということを表明する傾向がある。『アドヴォケイト（*Advocate*）』が一九九四年に調査した結果によると、ゲイの男性たちの九〇パーセントは生得的なゲイであると唱えていたし、ほんの四パーセントの人しか自己選択の要素がすべてだとは信じていなかった（注9）。『アドヴォケイト』で調査したレズビアンたちはもっと多様な回答をした。半数が生得的な同性愛者だといい、二八パーセントの者が幼い子どもの頃の経験など生育環境が何らかの役割を担っていると考えていて、一五パーセントの者が自己選択が彼女たちの性的指向に何らかの役割を果たしていると言った（注10）。レズビアンとゲイでは態度に有意差があるが、両群とも無作為抽出群よりも生物学的に「与えられたもの」だと考える傾向がはるかに強い。

これらの傾向を真面目に受け止めるべきだろうか？　もちろん、完全にはそうではない。だれも生まれたときのことを覚えてはいるわけはないし、生まれながらのゲイか、あるいはストレートかは言うまでもなく解らない。たとえば、一人のゲイが生まれながらのゲイだというとき、覚えのある最も早い年齢から他の少年たちと違いを感じていたというのを意味していることがほとんどである。その違いには性的な感覚が含まれることもあるが、ジェンダー不適応および「自分の性別に非典型的」なこと——たとえば乱闘遊びが嫌いだったなど——であり、はっきり性行動に関する事柄ではない。これらの差異はいろいろな点で存在するが（第4章参照）、セクシュアリティは人生のごく早い時期の行動に影響していることを示唆している。しかし、これはまだ、たとえば出生直後の親の接しかたといったような環境要因が関係している可能性がある。

逆に言うと、レズビアンやゲイの男性たちが同性愛であるのを自ら選択したと断言するとき、本当に彼らは性的指向を自ら選択したと言っているのか、あるいはまた、彼らが「選択した」というのは、もともと存在していた指向を言葉にして、性的な関係と共同体でのアイデンティティについて表明したにすぎないのかを尋ねてみる必要がある。一例として、最近、作家でゲイの活動家ダレル・イエイツ・リストは自分の性的指向を選択したと主張している。彼は次のように書いている。「性的欲望の成立に関して自らの責任を捨てることは、私には卑怯であるように思われる。それよりも、ご都合主義の嘘を拒み、そのかわりに、社会規範とは逆であっても、どうしてもそうしなくては気がすまなかった方向で自分自身を満たす権利を主張することが、正直で勇気ある、完全に自由な行動なのである（注11）」しかし、リストが言及している「どうしてもそうしなくては気がすまなかった」こととは、それが彼自身の同性愛への指向でなければ何なのであろうか？　これを見たところ、彼は気がすまなかったからその性的指向を選択したのであり、それを作り出すために選択したのではない。

これらの留意点はあるものの、ゲイの人びとは自分の本来のあり方に、ある特権的な洞察を持っていると、私は思う。同性愛が思春期かそれ以降に意識的に選択されたものなら（アメリカの多くの人びとが未だにそう信じている）、ゲイやレズビアンたちはその選択を覚えているはずだ。もし同性愛が家庭内での衝突に起因するなら、その衝突によって彼や彼女自身の同性愛の見方に暗雲が垂れ込めているに違いない。また、同性愛が利き手のように生まれつきの特質だとすると、（外部から否定的な力がないので）ゲイやレズビアンたちは、ストレートの人びとが彼らの異性愛について感じているのと同じ位、居心地のよさを感じているべきだ。同性愛の社会的受容が増すにつれ、前の世代の人が感じていたのよりも遥かに気軽な気持で自分の同性愛に接していられるゲイやレズビアンの新世代が、確かに登場してきているように見える（注12）。

この本では社会的な文脈で同性愛の研究を描写することが目的なので、歴史の概観に相当のページを割いた。しかしこの本の章立ては時系列順ではなく、主題ごとに並んでいる。第1章で私は、ドイツ人の医師でゲイの権利のパイオニアであるマグヌス・ヒルシュフェルト（一八六八－一九三五）というある性研究者の一生から説き起こす。ヒルシュフェルトは彼と同時代に同性愛の本来の在り方と起源に特別な注意を払った何人かの重要な性科学者の一人にすぎない。しかしヒルシュフェルトは、おそらく彼よりよく知られている研究者、たとえば彼の前世代のリチャード・クラフト＝エービングや同時代のイギリスの研究者ハヴェロック・エリスなど他の研究者と比べて、妥協なく同性愛を生物学的に見ていたために、とくに興味を喚起するのである。さらに、この生物学的視点は「第三の性」という言葉に集約されているように、ヒルシュフェルトが設立して三〇年間に亘って率いていたゲイの権利運動のための、はっきりした基礎づけとなっていた。したがって、ヒルシュフェルトの人生と、ほとんどのこの分野の重要な科学的発見に先立った著作を見れば、本書の残りの部分を埋めている諸問題の概要を見て取ることができる。

それに続く八つの章で、性的指向の基礎を理解するためにとられてきた様々な方法を見る。第2章で、性的指向は実際に人類を分類するのに意味のある根拠かどうか、また、もしそうであれば同性愛、両性愛、異性愛はそれぞれどの程度の割合なのかを問う。第3章と第4章では、この主題に対する二つの非生物学的な方法、つまり精神分析と学習理論を検討した。第5章では、ホルモン機構から性的指向を理解しようとした試みを扱い、第6章では、脳の機構のうち性的指向に関わる可能性のあるものを見る。そこで明示されることになるだろうが、ホルモン系と脳神経系は密接に関係している。第7章では性的指向に関係していると思われる心理的な特徴を調べる。言い換えると、同性愛と異性愛は無関係な現象ではなく、その性に典型的なあるいは非典型的な特徴が「一まとめ（パッケージ）」になって起こるという証拠を提示する。第8章では、男性同性愛者の胎児期のストレス経験と関係しているという、同性愛の原因論の部分の最後に、第9章は性的指向への遺伝的影響の証拠を述べるのに費やすことにする。本書のこの部分では科学そのものに焦点をあてたが、これまでに発見された結果（あるいはみせかけだった結果）がどのように使用されたかも記述する。ようするに、このことは同性愛者を精神分析や行動、ホルモン治療、さらには脳手術を使って異性愛者に変えようとした努力がどれほどのものであったかを詳述するということだ。この憂鬱な大河小説は幸いにも終焉しつつあるが、同性愛の研究によって現代の一般常識、とくに、性的指向の決定要因はどうあれ、同性愛より異性愛のほうがはるかに好ましいという観念にどの程度食い込めるかを描いている。

本書の最後の五章はもっとはっきりと同性愛の社会的な側面に焦点を合わせている。第10章は人間以外の動物の同性愛行動を扱って、この観点への橋渡しをする。これは客観的な動物行動学の研究が主題としてきた話題であるが、一般に「同性愛行動は『不自然』か？」という、同性愛の道徳に関する文脈でも取り上げられてきた主題である。第11章では、「同性愛を病気と考えるべきなのか？」という、長年論じられてきた問題を概観する。これは（アメリカ合衆国では）アメリカ精神医学会（APA）が同性愛を『精神疾患の診断・統計の手引き（DMS）』からはずした一九七三年の投票のときに最高潮を迎えた議論である。とくに、APAの決定が科学的な研究結果に基づいているのか、それともゲイ・アクティヴィズムのような社会的な要因に基づいているのかを問う。第12章は研究の成果がレズビアンやゲイ男性たちに対して好意的な、あるいは逆に敵意のある態度になるよう法的に使われてきたかをみておく。第13章では私は水晶玉を覗き込んで、生物学研究の将来について表明されてきたいくつかの不安が、正当化されるかどうかを熟慮してみたい。たとえば、「同性愛を人類から削除する技術が開発されることはないだろうか？　もしそうなるのであれば、そのようなことが起こるのを避けて歩を進めるべきなのだろうか？」というような問題である。結論の章では、同性愛の研究は、単に人間の多様性の基礎を理解するといった純粋に知的な興味からだけでなく、ヒルシュフェルトが望んでいたように、このような研究は確かにゲイやレズビアンたちの多くが信じていること、つまり彼らの性的指向は彼らのアイデンティティの中心的で決定的な側面だということを、より広く社会に知らしめることができるから、同性愛の研究を行なう価値があるのだということをはっきりと述べようとしている。

科学研究者は象牙の塔に住んでいると思われている。彼らの暗い部屋、彼らの耐震実験机は日常生活によって邪魔されることから分離された活動だと思われている。彼らが私たちに言うことはいつの世にも当てはまることであり、政治家のように次の選挙のためのことではないと思われている。しかし、現実はそうではないのかもしれない。

訳注

[1] 本書では、英語の gay に対してゲイ、lesbian に対してレズビアン、これらの対概念としての Straight に対してストレート、という訳語をあてた。ゲイはときに女性の同性愛者を含む場合もあるが、本書ではほとんどの場合、男性同性愛者を指している。特に男性であることをはっきりさせたい時にはゲイ男性 gay men があてられている。また、より生物学的な概念として同性愛者 Homo Sexual、異性愛者 Hetero Sexual も使われている。両性愛者 Bisexual には、ゲイやレズビアンに対応する、少しくだけた言いまわしがないので全て両性愛者となっている。

1

ヒルシュフェルトと第三の性

アメリカはゲイの権利を求める運動の誕生の地ではなかった。この国でのゲイの男性やレズビアンを組織する実質的な運動は、一九五〇年代初頭における二つの「同性愛に対して肯定的」な組織の設立、すなわち「マタシーン協会（Mattachine Society）」と「ビリティスの娘たち（Daughters of Bilitis）」をもって嚆矢とする。しかし、ヨーロッパでは運動の歴史はもっと古くにさかのぼる。現に、ドイツではゲイの積極的な法権利運動は、今世紀の初頭にはすでに存在していた。本書のテーマにおいて、初期ドイツの活動家が行った政治的な努力と、同性愛の本質と原因に関する考察の間に密接なつながりがあったことはとくに大切である。このつながりは、運動の指導者で、ユダヤ系の医師かつ性科学者でもあったマグヌス・ヒルシュフェルトの人生と活動に、とくにはっきりと見て取れる。

ヒルシュフェルトの先駆者――ウルリヒス

ヒルシュフェルトは、同性愛に関する考え方においても政治的な闘争の仕方においても、一世代前のゲイでドイツの法学者であるカール・ハインンリヒ・ウルリヒス（一八二五-一八九五）に多くを負っている（注1）。時にいわれるように、「ゲイ」という言葉を、自分がゲイだという意識を持ち同性愛コミュニティの成員であることを公言している人物を指すのにとっておくのなら、ウルリヒスこそは近代で最初のゲイであった。たしかに、彼は最初のゲイ活動家であった。彼の人柄の第一の特徴である頑固な気質にかられて、ウルリヒスは倦むことなく同性愛者の権利のために論陣を張った。一八六七年に、彼はミュンヘンで開かれたドイツ法学会で演説し、ソドミー［訳注1］に関する法律を全廃すべきだと訴えた。彼は数多くのゲイの男性とも文通し、同性愛に関する小論文や小冊子を多数出版した。

ウルリヒスは、自分のことを平均的な男性と比較すると、より女性的だと思っていた。幼少期には女の子用の衣服を着用し、女の子と遊ぶことを好み、実際に女の子になりたいと言っていたと回想していた。成人してからは、雄々しい若者、とくに制服を着た兵士に魅力を感じるような性的関心を持っていた。しかし、われわれが知る限り、成年後、女装することはなかった。実際、彼の同時代人によると、むしろ、従来通りの男性の性役割に従った人物と受け取られていた。

ウルリヒスは同性愛に関して二つの重要な考えを打ち出し

た。第一には、同性愛者は、異性愛者とは明確に生まれつき違う別な個性に分類されると宣言した。その頃、行為にもとづく蔑称である「ソドマイト(Sodomite)」〔訳注2〕という単語以外には、このカテゴリーに入る人びとを記述する言葉は存在しなかった。(「同性愛者」という言葉は後にハンガリー人のカール・マリア・ケルトベニによって導入された)。したがって、ウルリヒスはギリシア神話のウラヌス〔訳注3〕の後継者、あるいは子孫の意味で、男性同性愛者を意味する「ウルニング(Urning)」という言葉を造り出した。この言葉は、パウサニアス〔訳注4〕が同性愛者をウラヌスの娘である「天上のアフロディーテ(heavenly Aphrodite)」の子孫と呼んだ、プラトンの『饗宴』の一節に依拠している。ウルリヒスは後に、今日われわれがレズビアンと呼んでいる女性を定義するために、(ドイツ語の)女性形「ウルニンギン(Urningin)」を造語している。ウルリヒスの用語法では、異性愛者たちは、ゼウスが不死ではない人間の女性ディオーネに産ませた娘、「地上のアフロディーテ(common Aphrodite)」の子孫、という意味で、「ディオニング(dionings)」となっている。

第二の考えとして、ウルリヒスは性的指向の発達を説明する理論を発表した。彼はこの概念を一八六四年に初めて発表したが、これはヒトの胚は肉体的あるいは精神的に男性、女性のどちらにでもなる可能性を持つ、というものであった(注2)。ほとんどの人は、肉体と精神の性の発達はどちらも男性、あるいは、どちらも女性という風に一致する。しかし、ウルニングたちになってゆく胎児は肉体的には男性に、精神的には女性に発達する。これらの人びとは完全な男性でも完全な女性でもなくて、「第三の性(the third sex)」を構成する。後に彼は、ウルニンギンたちの原因に関しても、肉体的には女性に、精神的には男性に発達するという同様な説を出した。

ウルリヒスの理論は生物学的で胎児発生の用語の枠に納まっているが、ある人がなぜゲイやストレートになるのかということを積極的には説明できなかった。というのは、心と体の性的な発達が一致する人とそうでない人がいる原因を説明してはいないからである。ウルリヒスは、この問いにはとくに興味を持っていなかったようだ。同性愛が生まれつきのものである限り、同性愛者にとって同性愛行動は自然であり、したがって、法的、宗教的に有罪にはならないという見方を正当化できると感じていた。要するにウルリヒスは、聖パウロが、同性間での性行為は「反自然」と呼んだのは間違いだった、と言いたかったのである。反自然といっても、それは出生時から異性愛者の人にとってだけ自然に反することになるのだ。

ウルリヒスは、まもなく、自分の理論が人の性的指向の多様性を説明するのに完全に適してはいないことを理解した。一つには、性的指向があれかこれかの二極現象ではなくて、連続的なものだと気付いた。多少とも程度の差はあれ、男女の両方に惹かれる人びともいる。こうした人びとは現在では両性愛者と呼ばれるが、ウルリヒスは「ウラノ-ディオニング（Urano-dioning）」と呼んだ（注3）。しかし、性的指向が中間的な人びとが存在することが彼の理論と矛盾するとは決して考えなかった。いずれにせよ、彼の理論では性的指向が中間程度になっている人がいることを説明できなかった。さらに、彼自身も指摘したとおり、両性具有者やインターセックス［訳注5］の人が存在していることからもはっきりしているが、肉体的な性に関しても中間的な人もいる。ウラノ-ディオニングとは、精神的にある面は男性的に、ある面は女性的に発達した人びとにすぎない。

ウルリヒスの理論に関してさらに重要な問題は、ウルニングの性的なパートナーをどう考えるかという点にある。ウルリヒスらが性的なパートナーとして好んでいた雄々しい若者たちがウルニングが言い寄るのに応じたとしたら、それで彼らはウルニングになったのだろうか。また、もしそうでないとすれば、彼らの生物学的な本性はなんだったのだろうか、また、精神的な性質はどのようなものだったのだろうか？

ウルリヒスの説では、そういう男たちはウルニングではなく若い異性愛の男たちで、結局、女性に対してしか欲情しない。動機がどうであれ、彼らがウルニングたちと性行為をするのは、単にウルニングのやりかたに合わせていたという程度のことなのである。結局、ウルニングの愛の対象としては、ウルニング自身は十分に男性的とはいえないので、ウルニングどうしで性行為をするということは期待できないだろう。また、ウルリヒスがウルニングの性行為の相手をつとめる男性を無視する背景には、社会的な俗物根性も関わっていた可能性がある。性の相手となる男のほとんどは労働者階級の青少年で、ウルリヒスのような文化的な職業の人間には、彼ら自身の動機など大した意味がなかった。

彼が多くのゲイと知り合うようになって、ウルリヒス自身が思っているほどには、すべてのゲイが一様に女性的なわけではないことを認めざるをえなかった。実際に、彼が文通した男たちの中には、彼らの性的欲望の方向を別にすれば、どうみても男性的な男たちがいた。そのなかには、幼少期には自分の性とは逆のジェンダーを身につけながら、思春期以降に世間並みの男性になった人がいたのも確かである。それらの例では、ウルリヒスの指摘通り、社会的な圧力によって彼らは女性的な部分を隠すようになったのかもしれない。しかし、女性的な幼少期を過ごしたわけでもないのに、男性に性的にひかれる男性も存在していた。

したがって、ウルリヒスは、ウルニングの素質には一定の幅があるという説を改訂案として提唱した。片方の極に、「おねえ（weibling）」［訳注6］、つまり「女性的なタイプ」がある。そのような人は性格的に、また、場合によっては肉体的にも非常に女性的で、ほとんどの場合、男性的な若者に惹かれる。他方の極に「立ち役（mannling）」［訳注7］つまり「男性的なタイプ」があって、性的指向以外はいかなる意味においても世間並みの男性である。多くの場合、「立ち役」はいくらか両性具有的な青少年にひかれる。この二つを両極として、この間に連続的に中間的な段階がある――そう彼は考えた。

これに加えて、ウルリヒスは、セックスのときにどういう行動を好むかという点でも、ウルニングにはいろいろな人がいることを認めた。「能動的」な人もいる。彼らは異性愛の男性のように、性交のときに挿入的な役割を果たす。また、「受動的」な人もいる。彼らは異性愛の女性のように受け入れ側の行動をとる。また、どちらからでも快楽をえることができる人もいる。

以上のような訂正を加えることで、ウルリヒスは、ウルニングは女性の心と男性の体を持っているという最初の説から著しく考えを変えていった。こうした考えかたは現代では男性から女性へのトランスセクシュアルといわれるものに、いっそうよく対応する。改訂案の方が、ゲイの男たちと彼らの性的な関係について現代のわれわれが抱くさまざまな考えと、はるかになじみやすいものだった。ここで大きくぬけおちていたのは、二人一組の立ち役の関係についての可能性だけである――つまり、ふつうの男と変わらぬゲイ同士の伴侶関係で、これこそが現代のゲイ男性のコミュニティが想定する自己イメージの中心にあるわけだ。

ウルリヒスの改訂モデルが記述として優れているとしても、解説力も優れているのだろうか？　ウルリヒスは、性分化の様式として発達してきた心理的なありかたには、一つだけでなく、少なくとも三つのものを措定せざるをえなくなった。その一つは性的指向（ウルニング、ウラノ-ディオニング、ディオニング）、もう一つは性行動（受動、どちらでも、能動）の好み、第三は性役割をこれまでよりもっと幅広く取りそろえる（おねえ、中間形、立ち役）やりかたであった。これら三つの項目がもつ性分化の方向は同一とはかぎらなかった。たとえば、ウルリヒス自身は、二つのものでは女性的であった（彼はウルニングでおねえだった）が、三つ目に関しては男性的だった（彼は性行動に関しては能動を好んだ）。心理的なありかたの軸の数が増え、しかもそれらの間の不一致もありうるということで、ウルリヒスの議論はその基礎から侵食され、同性愛者とは心が同じ性に惹きつけられる、ただそれだけの人たちだという、単なる同義反復（トートロジー）を述べるだけになったのだろうか？

ここで解答を出そうとするよりも、ウルリヒスの発想がそれからどのように発展したかを見ることにしよう。ウルリヒスは、一八七九年に出版した小論文で、男性の性的な多様性という問題全体を、一次元連続体として提示することによって、単純化しようとした（注4）。片方の極に生殖器官が解剖学的に男性であることを除けばあらゆる点で女性的な「おねえ」がいて、もう一方の極にいかにも男っぽい異性愛の男性がいる。連続体に沿って考えると、あらゆる程度の中間段階（Zwischen-stufen）があって、そのなかに「立ち役」も、さほど男性的ではない異性愛男性も含まれる。そのような連続性のなかの複雑な不一致をどの程度まで完全に網羅できるのか、というのは定かではないままである（たとえば、男らしくない男性から女性へのトランスセクシュアルで、性的には女性にひかれる人）。しかし、いっそう意義深いのはウルリヒスが後期に書いたものよりも、彼の説からヒルシュフェルトが発展させたものの方である。

世紀末ベルリン

ウルリヒスより四〇歳若いヒルシュフェルトが成年に達した頃の社会は、ウルリヒスが知っていたものとは非常に違ったものになっていた。ヒルシュフェルトがベルリンに居を移した一八九六年までには、ここは自己意識に目覚めた多様なゲイやレズビアン・コミュニティの拠点になっていた。コミュニティと、このような自己意識が生まれたのは、一九世紀の性の研究者が同性愛の人びとに「名前」を与えた結果などではなかった。第一の原因はむしろ、ベルリンがドイツの首都になった一八七一年以降の年代に、この都市が爆発的に発展したことであった。ヒルシュフェルトがベルリンにやって来た時には、（世界で）ベルリンより大きな都市は、もう一つのゲイのメッカ、ロンドンだけであった。ゲイたちは大都市にひきつけられる。それは、ヒルシュフェルトもいっているように「ブヨが沼地に」集まるのと同様なのだ。というのは、彼らが性的なはけ口、社会的な受容、匿名性を見つけられるのは大都市だけだったからだ。

その頃のゲイとレズビアンの動向は、ヒルシュフェルトが一九〇四年に出版した『ベルリンの第三の性 *Berlin's Drittes Geschlecht*』という魅力的な本からうかがい知ることができる（注5）。ゲイ男性の文化は一番簡単な形では、ティアガルテンの公園の人目のない片隅で見知らぬ者同士が名乗らぬままに出会うことと、「ストリップ」や街に多数あったゲイバーの一つで男娼を拾うことであった。最も手の込んだ形では、男女ともに参加できる公共の仮装舞踏会や上流階級のゲイによる完全に内輪なパーティなどであった。ヒルシュフェルトはこのようなパーティの一つを描いている。

われわれは小さなテーブルのまわりに座って、贅沢極まる食事をした。はじめには教養あるウルニングであればほとんど誰でも興味を持っているワーグナーのオペラのうち、最近上演された舞台が話題になった。それから旅行や文学に話題が移ったが、政治にはふれなかった。話は次第に、宮廷の噂に転じた。最近の宮廷舞踏会についての非常に細かいやりとりがあった。ある若い公爵の登場に多くのウルニングが胸をときめかせたのであった。彼の青い制服と魅力的な人柄に魅惑されており、殿下の知己を得るために、紹介してもらえるよう秘術を尽くしたというような話を、人びとは延々と語った……。

ゲイやレズビアンの文化の中心には、当時も現代同様レズビアンやゲイの数え切れない安定した関係が存在した。それはそのような関係がよく知られている現代と比較すると、はるかに表に出てきにくいものだったが、同性愛者の外部にさえ、ある程度受け入れられていた。たとえば、若いレズビアンやゲイ男性が恋人を連れてきて両親と同居したり、親がその新しい「嫁」や「婿」を家族の一員としてそれと知りつつ迎え入れたりすることはまれではなかった。少なくともヒルシュフェルトの記述によると、こうした関係の多くは「トランスジェンダー的（性役割の越境）」で、たとえば世間なみに男性的な男がはっきり女性的な男性と組みになることも少なくなかった。

しかし、ベルリンのゲイ文化にも暗い面があった。それ以前のプロシア法から引き継いだドイツ刑法第一七五条により、男性どうしの性交は六か月以下の禁固刑という重罪に処せられていた。アメリカ合衆国の多くの州にいまだに残っているソドミー法とは違い、一七五条は死文ではなかった。それは警察によっておとり捜査、密告者の利用などの手段で積極的に実行されていた。毎年五百人の男性が一七五条により投獄された。さらに多くの事例で、予備的な取り調べだけ行われ、起訴は見送られたが、この場合でさえその人の仕事や社会的地位を棒に振るのに十分だった。それに、いつでも恐喝の脅威があった。一九〇六年発行のベルリンにおける男性売春に関する本に明記されているが、多くの男娼にとって恐喝が商売の眼目と目的のすべてであった（注6）。数え切れないほどの男性が恐喝によって、実際に彼らの同性愛の性向を暴露されたり、あるいは単純にそのような抑圧的な状況で生きざるをえないことを予期して、自殺に追い込まれた。ヒルシュフェルトは一例を詳説している。

昨年のクリスマスのことであったが、早朝、私は医者として、ベルリン西部に在住の同性愛者の学生の部屋に呼ばれた。彼が昨夜、精神錯乱に陥ったということだった。

到着した時、私は恐ろしい光景を目にした。部屋中に壊れた皿、家具の破片、破れた布切れ、本や紙が散乱し、そこら中が血やインク、パラフィン油で染められていた。ベッドのそばには血が大量にたまっていて、ベッドの上には青白い顔でこわばったまま、ギラギラ光る、据わった目をした青年が横たわっていた。黒い髪が彼の端正な目鼻立ちをふちどっていた。額と腕は血に染まったぼろ布で被われていた。

それより前に彼は、ベルリンでは地位ある市民である父親と、彼の同性愛について口論をしたのだった。両者が和解できず、昨夜彼は親元を離れて初めてのクリスマスイヴに、たった一人で大都会の人通りの途絶えた通りをさまようことになった。彼は実家の向かい側にある通路に潜んで、彼の家に明るい灯りが点っていて、妹弟の陽気な笑い声がするのを聞いた。ぼんやりと窓ガラスに額をもたせかけている母親の影を彼の目は捉えた。

明りが消えた後、近所のバーに行き、目立たないすみに席を取り、強い酒をつぎつぎと何杯もあおった。二軒目、三軒目とはしごをして同じように飲んだ。空虚なカフェで、彼は、有金をはたいてブラックコーヒーとキルシュ［訳注8］を飲んだ。

寒い冬の夜に家に帰り、四階の自室へ続く階段を千鳥足で昇った後、狂乱状態に陥った。彼は手の届くものをすべて粉々にし、燃えているランプを叩き壊し、動脈を切開して出血死するところだった。大家の家族の一人が医者を呼んだが、その医者はドアからちらりと見ただけで、慈善病院の精神科へ連れて行くよう手早く指示を書いた。

その学生の友人の一人が彼のところに私を呼んだ。私は、クリスマスの朝、彼の傷を一つずつ消毒しては包帯をした。彼はたじろぐこともなく、かといって一言もしゃべらなかったが、彼の鋭い目と青白い唇と深い傷は、彼の心の痛みの強さと、ウルニングの解放のために働く者の聖なる任務のことを告げていた。

この話は間違いなく真実を述べたものだが、その語り口はヒルシュフェルトの決意のありようをも例示している。つまり、彼の救世主的な熱意、ロマンティシズムへの傾向、心理学へのほとんど機械的な取り組み方——感情はそのまま人に伝えられるのではなく、行動として表現されるという取り組み方——である。患者たちの無意識への長い旅を企てたフロイトとくらべて、ヒルシュフェルトははるかに、行動という外部世界の中で心安らいだようだ。

「サフォーとソクラテス」

ヒルシュフェルトがベルリンに居を移した年に、彼は同性愛に関する最初の作品「サフォーとソクラテス」と題する小論文を出版した（注7）。ここでヒルシュフェルトはウルリヒスには少ししか触れていないが、多くをこの先達に負うていることは明らかである。ウルリヒスと同様、ヒルシュフェルトは胎児の発生が両性に向かいうるという言葉で性的指向の多様性を説明したが、医師としての訓練を受けていたので、ウルリヒスが心について述べたのに対して、それを「脳」と言い換えた。ヒルシュフェルトは、どちらの性の胚にも男女両方に惹かれる神経中枢が存在していると仮定した。ほとんどの男子の胎児では女性に惹かれる中枢が発達し、男性に惹かれる中枢は退化する。女子の胎児ではその逆になる。他方で、同性愛に運命づけられた胎児では、これと反対の発生の進み方になる（注8）。これらの中枢の位置が未知であることは認めながら、それらが発見されれば、どちらの性の成人でも、他の性に特有の中枢の痕跡をもっていることが見つかるだろうと予言した。彼は詳しく述べてはいないが、異性愛者と同性愛者の脳には違いが見いだせるかもしれないという暗々裡の予言もした。つまり、ゲイ男性では、たとえば女性に魅力を感じる中枢は退化していて、男性に魅力を感じる中枢は比較的大きいだろうという予測である。

ウルリヒスと違い、ヒルシュフェルトは、同性愛者になるべき胚では性的指向の中枢がなぜ典型的ではない発達をするのか、という問いに関心を持った。当時、流行した概念「倒錯（Entartung）」に合わせて、その原因はアルコールや梅毒その他による両親の配偶子の劣化にあるのではないだろうかと示唆した。おそらくは立派な人生を送った彼自身の両親を思い起こしながらであろうが、同性愛が外見上健全な家庭にも育ちうることを彼はおずおずとつけ加えている。後に書かれた文章では、同性愛と退廃の関係を積極的に述べることはなかったが、決してその考えを完全に捨てた訳ではなかったようだ。たとえば、彼は一度ならず、同性愛は人類の子孫を退廃させないようにするために自然が発明したものだという考えを述べ、それを根拠にゲイが女性と結婚することに反対する議論を展開した。

発生の初期に両性的になるという考えには、いくらかまごつくような点がある。発生初期に脳は性的に分化していないこと、続いて外的な因子が関与して二つの発達経路のうちの一つに従うであろうこと、人の性的指向はどちらの経路に従うのかに依存して決定することなどはそれでよいとしよう。しかし、発生の初期に人が現実に男性、女性の両方に性的に惹かれるなどというのは、それとはまったく別のことである。ヒルシュフェルトはこの違いをまったく認識していなかったように思われる。あるところで彼は、三か月の終わりまではヒトの胎児には「完全に性がない（あるいはさらに具体的にいって、男性でも女性でもある）」と書いている。後にこの小論文で彼は「……ヒトは最初両性具有の状態にあり、精神的に同等の強さで男性にも女性にも向かうことは科学的に疑いない……」と記している。ヒルシュフェルトは個人の性生活を胎児の時期にまでさかのぼって考えたようだ。両性愛について議論している同時代の著述者たち――とくに注目すべきはヴィルヘルム・フリースとジークムント・フロイトだが――は、両性的な時期を仮定して、そこにまでさかのぼって性活動を投影しようとする傾向があった。彼らのやりかたの妥当性は後で議論する。

ウルリヒスとは違い、ヒルシュフェルトは、同性に魅力を感じる指向は胎児期に発するのだから、宗教的な罪や犯罪とは無縁であると論じた。もちろん、彼は法律が感情ではなく行動を取り締まることは認めた。しかし、ヒルシュフェルトはまた、性衝動は生まれながらに決まっていて、その強さは個人ごとに異なっているので、同性愛の感情はどうしても行為に移される場合もあれば、抑圧できる場合もあるとすることによって、感情と行為の関係を「生物学化」しもした。ほとんどの両性愛者では、同性に対する欲望は比較的弱く、それゆえその発達は抑制できるし、また、そうすべきだと信じていた。彼は、若者は一般的に異性の友人を持つべきであり、同性だけの環境は同性愛の温床になる可能性があるので避けるべきだと勧告した。このように、彼は同性愛の感情は、同じ性に惹きつけられてゆく力を経験によっては変えられない、ほかにどうしようもない同性愛的な人びとにだけ起こるものであると信じていた。

事実、「サフォーとソクラテス」には、当時のヒルシュフェルトの同性愛に対する態度が両義的であることを明らかにするような叙述がいくつもある。同性愛行動を犯罪とすべきではないことを強調しているし、ウルニングやウルニンギンは健康で社会の価値ある一員でありうるという主張を支持するために、注目すべき歴史的人物の同性愛の例を引用している。しかし、同時に、同性愛と口唇裂などの先天的な奇形との間に類似性があることを、くりかえし述べている。主要な違いは、口唇裂は矯正可能であるのに対して、同性愛について完全なウルニングの場合、そうではないという点である。

このような態度は驚くほど否定的だと思われるかもしれないが、その当時の社会的な状態を考えると、おそらく避けることのできない事態であっただろう。「問題」は社会のホモフォビア的な態度にあるのであって同性愛自体ではないのだ、ということをヒルシュフェルトはうまく強調して説明できなかった。彼は、今日のわれわれの言葉でいえば、ホモフォビアのなかのあるものを「内面化」させていたのだ。しかし、まったく同様の現象が、それから五〇年後に起こったアメリカでの初期のゲイ権利運動においても現れた。最初のゲイの権利団体である「ハリー・ヘイのマタシーン協会」の宣言文は、ゲイは「生理学的なハンディキャップ」に悩んでいることを受け入れている。これは、ヒルシュフェルトの「自然の呪い」説を言い換えたものだ。また、最初のレズビアン団体である「ビリティスの娘たち」は、どうやったら治療できるのかを論ずる講演者を招待している。ウルリヒスだけが自己嫌悪に対する免疫を持っていた希有な人物であった。彼は社会が彼に投げかけるすべての石を、二倍もの力で投げ返すことをやめなかった。

「サフォーとソクラテス」に関して欠けていると思われるのは、ウルリヒスが行おうとしたような、同性愛と、それより広範なジェンダー不適応とを結びつけようとする試みだった。この理由にはヒルシュフェルト自身の特性が原因である可能性がある。ヒルシュフェルトは、ウルリヒスの用語法によれば「おねえ」よりも「立ち役」だったようだ。彼は世間並みの幼少期を過ごし、父親との関係は円満だった。大人になって彼が惹かれたのは比較的男性的ではない男性で、ウルリヒスが好きでたまらなかった兵士やたくましい若者たちではなかったらしい。膨大な著書があるにも関わらず、残念なことに、ヒルシュフェルトは自分の性生活に関しては著しく寡黙であった。結果的には友人や知己に彼が同性愛者であることが広く知れわたるようになっていたにも関わらず、実際に公式にはクローゼットから出てくる（カムアウトする）ことはなかった。いずれにしろ、ウルリヒスと同様、ヒルシュフェルトも同性愛に関する最初の考え方は彼自身の経験に基づいていて、大勢の同性愛者の男女と知り合うことによって考えを改訂していったということだったようだ。

もう一点、「サフォーとソクラテス」に関して強調しておくべき点は、ヒルシュフェルトがどんなに性的な感覚を具体的な現象に転換しようと試みていたか、という点である。（依然として仮定的ではあるが）脳の中枢の発達とセクシュアリティを等置したやりかたからだけではなく、性的な感情を定量しようとしたことから見ても、これは明らかである。彼は性的欲望を10点の尺度で示し、A（異性愛者）、B（同性愛者）、A＋B（両性愛者）と欲望の方向性を表記した。このようにして、ある特定の個人のセクシュアリティが、A3、B9などと表記されたとすれば、その人は異性に大して魅力を感じず、同性には非常に強い魅力を感じる人だということである。たとえば、完全なアセクシュアルの（性的な欲望を覚えない）人（A0、B0）もいるだろうし、強烈に両性に惹きつけられる人（A10、B10）もいるだろう。この模式は、実際に五〇年後に開発されたキンゼイ・スケール（第2章参照）よりも先まで行っている。というのは、キンゼイ・スケールは一次元であり、各個人は固定的な一定量の性的エネルギーを授かっており（キンゼイは実際にはこれを信じていなかった）、男性にせよ女性にせよ自分の性的指向の比率にしたがって同じ性と反対の性とにそれを分けていることを示唆するものなのだ。

このようなセクシュアリティを物化するやり方はヒルシュフェルトの心のありかたを反映している。どの宗教や精神性にも心を向けず、フロイトによって構築されたような抽象的な系に共感することもなかったヒルシュフェルトは、目に見えたものが示す証拠だけを信じていた。彼にとって、科学理論とは、本質的には現在のところ不可視なものでも、将来、目に見えるようになるだろうという予言なのであった。

国会への請願

「サフォーとソクラテス」の出版から、ヒルシュフェルトが一生涯続けることになるゲイの権利闘争が始まった。次の年（一八九七年）、彼と三人の協力者は世界初のゲイの権利団体である Wissenschaftlich-humanitres Komitee（WhK あるいは「科学的人道主義協会」）を設立した。

WhK は急速に成長した。一八九七年には、二つの立法府（連邦議会と国会）に約二〇〇名の法律家、医科大学の教授その他の署名を集めた請願を提出した。これは、それ以後三〇年間に提出されることになったいくつかの請願のうち最初のものだった。請願の文章を以下に示す（注9）。

ドイツ帝国の立法府へ

一八六九年には既にオーストリア、ドイツ両国のランゲンベック、ヴィルヒョウなどの人びとを含む高級公衆衛生官僚が、同性間の性交は非犯罪化するべきであるという意見を採用していることを考慮し、

問題の行動がいかなる点においても、個人の肉体を対象とし、二人の女性間、あるいは男女間でなされる、これまで決して罪とされなかった行動とまったく差異がないとする議論に基づき、

フランス、イタリア、オランダその他の多くの国において同様の刑を停止したあと、公衆道徳が低下したり、その他好ましからざる結果が生じたことはないことを考え、

とくに、この二〇年間にドイツ語・英語・フランス語圏諸国で行なわれた科学的研究が、同性愛（同じ性の人びとに向かう官能的な愛情）の問題を余すところなく研究し、この現象はすべての国で、様々な歴史的時期に現れ、したがって強い構造的素因の現われにほかならない、という先達の所見を裏付けていることを確証したことを認め、

一見不可思議なこの現象は、実際には、ヒトの胎児が発

生初期において両性的（両性具有的）状況になることに関連した発生条件から生ずるものであり、したがって、この種の感情を持つことのある個人を道徳的に咎めるべきではないことは、現在では事実上、証明されたに等しいことを強調し、

同性に対して魅力を感じる能力があれば、通常の性的欲望と同程度に、あるいは、しばしばもっと強くその肉体的表現を求めるものであることを考慮し、

この問題の専門家は一致して、同性間性交において coitus analis と oralis（肛門および口腔性交）は比較的まれであり、その頻度が通常の性交におけるよりも多くはないとの見解を示していることを認識し、

この種の感情を持つ人びとのなかには、単に旧い古典時代にとどまらずまさに現代ただいまにいたるまで一貫して、最も知的な男女が数えられるという事実に注目し、

現在ある法律が一人の同性愛者をも性的欲望から解放したわけではないのにもかかわらず、非常に多くの立派な価値ある人びとを罪に問うたこと、こういう人たちはすでに自然の摂理のせいで悩み、辱められ、ドイツ帝国法の下で最も軽い刑である一日の禁固刑に処せられた場合でさえ、そして予備尋問でおさめられた場合でさえ、悲しみ、絶望、狂気、死などに追いやられたことに留意し、

これらの規制があるからこそ、恐喝が横行し、また大いに非難されてしかるべき男性売春行為も起こるようになるという事態を考慮した上で、

下記の署名者らは、彼らの名声がすでに、真実・公正・人権の念で鼓舞されたその動機の深さと純粋さの証左なのであるが、現行のドイツ帝国刑法一七五条の文面は現代科学の知見と一致せず、それゆえに、上記の国々にならい、同性間の性行為（同性愛）を異性間での性行為（異性愛）と同様、強要、一六歳未満者の関与あるいは社会的な品位に反する行動の発生（たとえば、刑法一八三条違反）の場合に限り、処罰可能とするべく、早急に本条文を改正するよう立法府に要求するものである。

請願文の大部分は「サフォーとソクラテス」の要約である。両性の性質を兼ね備えた胚で同性愛が発生するとするヒルシュフェルトの憶測を、「事実上、証明された」と述べることで、この請願は当然ながら実際の有効範囲をはるかにこえて科学を利用したものであった。しかし、それよりほかの論拠で役にたつものもありそうになかった。イギリス、オーストラリア、アメリカの多くの州で実際に法律が適用されている時代（そのころオスカー・ワイルドが数か月前に獄中での手記を完成させている）に、ドイツが最近敗退したばかりの敵国であるフランス

やイタリア、オランダがソドミー法を撤廃したことはほとんど問題にもならなかった。男性間性交で肛門あるいは口腔性交が普通ではないという主張は疑わしいものだった。また、多くの歴史的に有名な人物が同性愛者であったらしいという事実にも、大した重みはなかった。その理由は、彼らが何者かほとんどのドイツ人には知られていなかっただけでなく、当時の進歩史観的な時代思潮では、歴史とは悪いことがいろいろ起こった時代の謂いだったことだ。この請願のうちで、近代アメリカ人にとって最も著しい欠点と見られるのは、議論の枠組みが基本的人権にもとづいて作られていないことである。しかし、当時のドイツ人にとっては、おそらく、伝統的キリスト教が同性愛を禁止していることに言及していない点が、この請願文の主な弱点であったろう。実際に、教会指導者のなかには、聖書にある禁止を援用して、この請願文を公然と非難した者もあり、WhKは後に宗教的な反論に対応した文を加えている。

おそらく、この請願文において実際に用いられた議論よりも重要なのは、それが存在したという事実と、添付された印象的な署名者の一覧表だろう。請願が何度も繰り返して提出されるにつれて、署名の数は上昇し、総勢三千名を軽く超える人びとがいろいろの機会に署名したのであった。著名な性科学者であるリヒャルト・クラフト゠エービングやアルバート・アインシュタイン、トーマスとハインリヒ・マン、ライナー・マリア・リルケ、ゲアハルト・ハウプトマン、ケーテ・コルヴィッツ、シュテファン・ツヴァイクといった著名人が含まれていた。しかし、多くの署名が、ヒルシュフェルトと同様、ユダヤ人であったために、反ユダヤ主義の方向に歩を進めつつあった国においては、彼らの声はさしたる重要性を持たなかった。

研究と教育

一七五条の廃止案は知識人の間で明らかに多方面から支持されたけれども、立法府で却下されたことから、WhKが目的を達成させるためには、さらに広範な支持を集めなければならないことは明確であった。だから、ヒルシュフェルトらは、一般大衆に対して同性愛の実像、ゲイやレズビアン・コミュニティの真の姿を提示すべく、広範な基盤をもった研究教育活動を開始した。このようにして、同性愛がまれに発生する精神病理学的な現象だという考え方——一九世紀に影響力を持った性科学者、リヒャルト・クラフト゠エービングらのような臨床研究から作られた——を脱却して、ドイツ社会のあらゆる面にゲイやレズビアンが参加すべきことを強調することを、ヒルシュフェルトは望んだ。

研究面では、ヒルシュフェルトはいくつかの進め方をとった。一つは「心理学のアンケート」を実施して多くのゲイやレズビアンについての詳しい情報を求めることだった。そのアンケートは、回答者の小児期の特色、親との関係、性的発達、大人になってからのセクシュアリティ、健康、人がら、興味に関する情報を得るためのものであった。このアンケートで得られた情報は数冊の本にまとめられた。もう一つの進め方は、臨床の対象以外の人びとのなかにどの程度の男性同性愛者および両性愛者がいるか、ということの調査を行うことだった。これは質問紙送付の方法で行なわれた。一九〇三年には、ベルリンで三千人の男子大学生に質問紙を送付した。翌年には、五千人の金属関係労働者に質問紙を送付した。約半数の質問紙が回答されてきた。そして、その結果はアメリカで近年行なわれた調査と非常に似ている。約四パーセントの回答者が男女両性に性的魅力を感じると回答し、一から二パーセントが男性だけに魅力を感じると回答した。最近の研究と同様に、これらの結果は最小値と考えるべきだろう。この社会学的研究はヒルシュフェルトにとっては高くついた。というのは、六人の工科大学の学生が彼を猥褻な文書を広めたというかどで告訴し、ヒルシュフェルトはかなりの額の罰金を払わなければならなかったのだ。

さらにヒルシュフェルトが用いた研究方法はベルリンにおけるゲイの少数者文化を調査することだった。それにヒルシュフェルトが仕事と楽しみを兼ねたのは明らかであるが、この調査の結果は前述の『ベルリンの第三の性』という本に示されている。

ヒルシュフェルトは、個人面接という伝統的な性研究の方法も手放さなかった。彼がゲイを肯定的に捉えている臨床医だという評判が広まるにつれて、ヒルシュフェルトの診察室を訪れるゲイの数は増えていった。それ以前の臨床医学とはきっぱりと縁を切って、ヒルシュフェルトは患者自身の同性愛の関心を変えるのではなく、受け入れる能力を強調する心理療法的方法を発展させていった。ヒルシュフェルトの考えでは、治療の課題は、患者がいまだに敵意に満ちた世界でゲイとして生き抜く精神的技術を確立するのを助けることであった。典型的には、治療を行うのに患者の幼少期および成人期の生活を語ることを通じて、症候学的所見をホモフォビアによる悪影響とつなげてゆこうと試みた。彼は依頼人が他のゲイの人びとと会うように勧め、実際にこの目的のために大勢での会合の肝いりをした。

とはいえ、これはヒルシュフェルトが一足飛びに、今日われわれが知っているような、ゲイを肯定的に捉える心理療法の形へと移行したというのではない。彼はなお、もし望めば、ゲイ男性が彼らの性的指向を変えようとする権利があると考え、その作業をやりとげる能力があるという臨床医を彼らに勧めた。ヒルシュフェルトは生物学的に考える傾向があったので、このように性的指向を変えることは純粋に医学的な方法でなされるかもしれないと、とくに空想しがちであった。後に見るように、そのような信念は何人かの依頼人にとっては重大な結果をもたらした。

教育面では、ヒルシュフェルトとWhKは主張を広めるために、パンフレット、本、講演、会議、後には映画を使用した。ヒルシュフェルトは生涯にわたって、何千回という公開講演をしたにちがいない。彼は本能的に人民大衆を好んだので、大勢の学生や労働者のグループを相手に講演をすることほど、幸せだったことはなかった。彼はさかんに旅行をした。人生の終わり近くに、彼は世界中を一八か月にわたって旅し、アメリカでもアジアのいくつもの国でも多数の講演の企画をこなした。彼は、長い間の伴侶であったカール・ギーゼを、業務を遂行するために残した。しかし、中国滞在中に、ヒルシュフェルトは医学生であったリ・シウトンという弟子を得た（ヒルシュフェルトは彼をタオ・リーあるいは「いとしの弟子」と呼んでいる）。彼はヒルシュフェルトのアジア横断旅行とヨーロッパへの帰路とに同行した。それ以後、ヒルシュフェルト、ギーゼ、タオ・リーは気まずい三角関係となった。

『他人と違って（*Anders als die Anderen*）』という映画が一九一九年にヒルシュフェルトの援助の下で作られたが、このフィルムは一部が現存するのでとくに重要である。リヒャルト・オスヴァルトが監督し、アメリカの映画愛好家の間では『カサブランカ』のドイツ人司令官役として有名な、ドイツ第一級の俳優コンラート・ファイトが主演していた。ファイト自身がゲイだったのだが、彼が恐喝や法的な罪に問われて自殺へと追いやられるヴァイオリニストを演じた。映画はヒルシュフェルトが熱弁を振るう演説で終わる。彼はその中で、一七五条が撤廃された未来像を夢想する。この映画は興行的な成功を収めたが、翌年、著名な心理学者の一団が同性愛の生活をあまりにも肯定的に描きすぎていると申し入れて、上映禁止になってしまった！（注10）

ヒルシュフェルトは「性的中間段階年報（Jahrbuch für sexuelle Zwischenstufen）」という雑誌を創刊、編集した。これは一八九九年から一九二三年まで、毎年、出版された。ヒルシュフェルトの姿勢と同様、「性的中間段階年報」の紙面は同性愛の科学的説明とゲイの権利を求めての政治的闘争にささげられており、ヒルシュフェルトの意見にはまったく不同意の人たちも含め、非常に多種多様な著作を公にした。

一九一九年に、ヒルシュフェルトは世界で初めて性科学研究所（Institut für Sexualwissenschaft）を設立した。それは、以前、偉大なヴァイオリニスト、ヨーゼフ・ヨアヒムが所有していた優雅な新古典様式の邸宅に設置された。中には面接室、公開用の講堂、図書室、WhKの事務局があった。それはまたヒルシュフェルトとギーゼの住む場所でもあった。

ハルデン裁判

同性愛の権威としての立場から、ヒルシュフェルトは数多くの裁判で証言し、一七五条により起訴された多数の男性が拘禁から解放されるのを助けた。しかし、ある裁判沙汰が彼の広報活動にとって災難になってしまった。将軍のクーノ・フォン・モルトケ伯爵と外交官フィリップ・フォン・オイレンブルク王子という皇帝の側近二人が同性愛だといううわさ話に関連して、複数の告訴と抗告が続いて起こったのである。一九〇七年にモルトケは、ジャーナリストのマキシミリアン・ハルデンを名誉毀損で告訴した。モルトケの告訴状によれば、ハルデンが彼とオイレンブルクが同性愛であることを含意する記事を書いたという。ハルデンは、彼の記事がそのような意味であることを否定しようとはせずに、攻撃的な手段に出た。証人として喚問されたモルトケの先妻が、この二人の男性が愛人関係にあったことを証言したのである。ヒルシュフェルトもまた、弁護のために証言し、その結果、証拠に基づいても、ヒルシュフェルトの科学的な方法でモルトケの宮殿内での態度を分析しても、原告は実際に「精神的同性愛者」であると主張した。

ハルデンは無罪となったが、後日、内密の陰謀によって、同じ年のうちに新たな裁判が始まった。今度はモルトケの先妻は前の証言を撤回し、ハルデン自身もモルトケの同性愛を示唆したわけでは決してないと証言した。こんな目にあわされて、ヒルシュフェルトは急いで退却せざるをえなくなった。モルトケはドイツの古くからの美徳である男同士の友愛に則っただけで、ソドミー〔訳注9〕や同性愛とは無縁だと証言した。ハルデンは名誉毀損罪となり、ヒルシュフェルトはおおやけに罵詈を浴びた。シャルロッテ・ヴォルフ〔訳注10〕が取り上げた報道関係のコメントの中には以下のようなものもあった。「われわれの意見では、マグヌス・ヒルシュフェルト博士の科学的方法は、方法というより狂気である」（右翼系の新聞ナツィオナール・ツァイトゥング National-Zeitung）。「ヒルシュフェルト博士は、科学を装ってはいるが人びとを毒する以外のなにものでもない公的宣伝を行なっている」（リベラル系の新聞ミュンヘン最新報 Münchener Neueste Nachrichten）（注11）。

ヒルシュフェルトは確かに科学と政治の境目を曖昧にしていたが、モルトケとオイレンブルクは、事実としては素質的にも実践の上でも同性愛者であった。このことは、ヒルシュフェルトがかかわらなかった後の裁判で明らかになった。ジェイムズ・スティークリはこの華やかなゴシップを詳述して、この事件への公衆の反応における反ユダヤ主義と同性愛嫌悪《ホモフォビア》の結合を強調している（注12）。

ヒルシュフェルトと女性

ヒルシュフェルトのもともとの関心は、何よりも男性同性愛であり、女性同士の性行為は違法ではなかったので、男性に焦点を当てた政治運動であった。しかし、ヒルシュフェルトはレズビアニズム、女性の性対象全般、女性の権利に次第に興味を抱き始めた。彼は作家のヘレーネ・シュテッカーが一九〇四年に設立した「母性保護同盟（Bund für Mutterschutz）」というフェミニスト団体に加入し、妊娠中絶への処罰禁止、そしてさらに女性教師と女性公務員に独身主義と妊娠・出産禁止を課する規定の廃絶をめざす運動を行った。一九一〇年と一九一一年には一七五条を男性と同様、女性にも拡大適用するという噂があり、異性愛者のシュテッカーも含め、何人もの女性がWhKに加入した。このような積極的な交流があったにも関わらず、やはりヒルシュフェルトはしょせん、彼の時代の人間であった。つまり（多くのフェミニストたち自身もそうだったのだが）、女性は知的には男性より劣っていると信じていた。

ヒルシュフェルトの見解の発展

一九〇三年にヒルシュフェルトは『同性愛の人（*Der Urnische Mensch*）』を出版した。この本には、彼の同性愛に関する成熟した見解がよく出ている。その後の彼の書物は、視野は広くなっているものの、根源的に新たな境地を切り開いたものではなかった（注13）。『同性愛の人』では、ウルリヒスが用いたのとは同じ意味ではないが、同性愛者は確かに中間段階だと断言している。ヒルシュフェルトは、単一の男性-女性連続体があり、各個人はそのどこかの位置にうまく割り当てられるとは考えていなかった。むしろ、生殖腺や生殖器の解剖学的形態、あるいは他の身体部分の解剖学的形態、人格、性的指向などのいくつもの性に関係した形質があり、あるひとりの人がより男性的か、より女性的かを記述するには、これらのうちどれを用いることもできると考えていた。このように性は多次元的であり、「男性」と「女性」は抽象である。同性愛者の女や男には、種々の素質が混じっており、その素質のあるものは男性的、他は女性的またあるものは中間というようになっているから、中間段階なのである。

そこでヒルシュフェルトは、同性への指向には時には肉体的に反対の性の特徴が附随すると信じた。たとえば、ゲイ男性はヒップ（腰からしりにかけての部分）が平均より広い場合があったり、逆にレズビアンではそれが狭い場合があるというようなことである。同様に、容貌が反対の性の典型ともとられそうな場合があり、そのため、もし望めば比較的簡単に自分とは反対の性であるとして通ってしまう。後にヒルシュフェルトは、ゲイやレズビアンの中には、生殖生理学的にはインターセックスの人もいると推測している。つまり、レズビアンの膣分泌液中に精子があるかどうか、あるいはゲイ男性の尿に月経血が混入しているかどうかを検討してもよいのではないかと示唆したのだ（注14）。ヒルシュフェルトがこのような無根拠な憶測を唱えたのには、一部には、彼が同性愛者、トランスセクシュアル、生殖器レベルでのインターセックス、生殖腺での両性具有をはっきりと区別していなかったことの結果である。しかし、もう一つの原因は、彼が先の理論を可視化する必要にせまられていたことだ。「レズビアンの精子」がこの世界で観察できるように提示されるまで、どうやら彼は事態を放置しておけなかったようだ。

ヒルシュフェルトはまた、人格的な形質について、ゲイやレズビアンは、部分的に反対の性の方にずれていることが多いとも信じていた。たとえば、ゲイ男性はしばしば異性愛者の男性より攻撃性が希薄だったり、思いやりがあったり、美しいものに惹かれたりするし、逆にレズビアンは、しばしばこれと反対に異性愛者の女性より、冒険好きで力強い。

ヒルシュフェルトはそれまで七年間にわたって集めた数千のインタビュー、アンケート、報告書に基づいて、ゲイやレズビアンは幼少時にジェンダーに他の子どもたちよりも適応度が低く、必ずしも同性に対して惹かれたり外に現したりしなくても、「同性愛の子ども」と認めておいてもいいだろうと考えた。同性愛の少女は外見も身なりも少年っぽく、少年の友達や行動を好む。一方、同性愛者の少年には逆のことが当てはまる。このようなジェンダー不適応の形質は、親の育て方（たとえば、反対の性の子どもが欲しかったという願望など）ではなく、すでに幼少期に顕現する生得的な性的分散から生ずるのである。

このように、ある点についてはヒルシュフェルトはウルリヒスの見解に非常に近いところに戻っていた。つまり、同性愛を性により異なる形質のもっと広い種々相に緊密に関係させて考えたわけである。言い換えると、こうした変動はすべて胎児期での脳と身体の性分化が典型的ではない場合に生ずるものだ、という考え方であった。

シュタイナッハ

この非典型的な発育はどのようにして起こるのだろうか、ということを考えるに際して、ヒルシュフェルトは当時の内分泌学の成果、何よりもとくにウィーンの内分泌学者オイゲン・シュタイナッハ（一八六一―一九四四）の研究に影響を受けた。二〇世紀の最初の一〇年間に、シュタイナッハはラットとモルモットを使って精巣や卵巣の移植実験を行なった。その結果、これらの腺が血中にホルモンを分泌し、それが身体の発育だけではなく、性的行動にも影響することが示された。これらの分泌物質が原因で脳に男性と女性の差が生ずるのだ、と彼は主張した（注15）。また、生後間もなく移植実験を行なった場合に最も劇的な効果が見られることを根拠に、このように「性差」が生じるのは動物の生涯の初期であるのを示唆した。

一部はヒルシュフェルトの生物学的な理論の影響を受けて、シュタイナッハは男性同性愛者の精巣からの分泌物質は異常であり、そのために脳が男性への方向ではなく、女性への方向に発達すると考えるようになった。彼は、顕微鏡で観察すると、同性愛者と異性愛者の精巣には構造に違いがあるとまで主張した。違いは精子形成細胞ではなく「間質性」細胞［訳注11］にあり、それが精巣性ホルモンを分泌することは、彼が以前すでに示していた。

実験科学者として受けた訓練にしたがい、シュタイナッハは人への移植を行なって自分の仮説を検定した。一九一七年に彼は「年報」に衝撃的な報告を発表した。異性愛者の精巣を「女性的で受け身の男性同性愛者」に移植した結果を述べたのである。この報告によれば、その男性は完全に治癒した。彼は男性に魅力をまったく感じなくなり、正常な異性愛の感情を発達させたというのだ（注16）。

シュタイナッハの実験は同性愛の生物学的な説明に劇的な支持を与えたと思われた。ヒルシュフェルトは一九二〇年に次のように書いている。「通常とは反対の性愛感情は、ウルリヒスが信じたように感情や魂の問題（anima inclusa）のうちにではなく、腺の問題（glandula inclusa）のうちに存在している」（注17）。ヒルシュフェルトが人によっては性的指向を変更させるのが望ましい、という考えにどんな保留をつけていたにせよ、それはわきに置いて、シュタイナッハの実験を推進するほうがいいということになった。彼はこの実験への被験者を、どうしても異性愛者になりたいというゲイ男性の中から探し出しては、シュタイナッハのもとに送りこんだ。その後、いくつか成功例が報告されたが、そのうちに、この実験には効果がないことが暴露された。被験者の精巣が一つだけ切除された場合でも、性的行動や性的指向に継続的な効果は見られなかった。しかし、被験者の両方の精巣が切除された場合には事態はもっと深刻だった。ヒルシュフェルトはある男性の経験の記録を公開している。

> 妻の同意を得た後、両方の精巣除去を行ないました。手術は著名な外科医によって行なわれ、後で異性愛者の精巣が移植されると考えていました。私も四〇歳を超えているので、最初の手術では劇的な効果は現れませんでした。私の声や髭には影響ありませんでした。性行動に対する欲望

は減退しましたが、性的指向は変化しませんでした。しかし、体毛はなくなりました。一年後、異性愛者の精巣を腹腔に移植しました。体毛はまた生えてきましたが、六か月もするとまたなくなりました。性的欲望は次第に減退し、ついになくなってしまいました。しかし、性的指向は変化しませんでした。以前と違って酒も飲みたいと思わないし、麻薬を使いたいとも思いません。ここ数年は清浄な生活で、ずっとしらふでいます。だから、私は望んだことを達成しました。しかし、男性としてはなにもなくなってしまいました。行動と意志の力もなくなってしまいました。誰も責める気はありません。手術を希望したのは私なのですから。しかし、おそらく社会的、道徳的な手段で劣等感が緩和されたとすれば、むろん酒を飲むことはやめられたと思います。あの頃は、シュタイナッハの移植手術は、医師によってさえ過大評価されていました。文献を調べたら、移植後の効果が持続した例は一例もありませんでした（注18）。

シュタイナッハの実験は、移植された腺が免疫的に拒絶されるのだから、どうしても失敗を免れなかったわけである。しかし、後に見るように、手術の根底にありヒルシュフェルトを興奮させた科学的仮説はまちがっていた。今日の科学において一致した考えからいうと、同性愛者の精巣分泌物質は質的にも量的にも異性愛者のものと違いはない。シュタイナッハによって男性性を奪われたゲイ男性は、歴史を作るどころか、医学におけるホモフォビアの歴史に、おぞましい脚注を付けたにすぎなかった。

フロイト

シュタイナッハがヒルシュフェルトを一つの方向に引っぱったとすると、もう一人のウィーンの医師ジークムント・フロイトは彼をまったく別の方向に引いた。フロイトは、その経歴の初期に精神生活の基底を脳に求めることに興味を抱き、「遺伝的な要因」が精神の正常および異常な発育の両方に重要な役割を果たすという考えを受け入れていた。しかし、一九〇五年にフロイトは『性欲論三篇（*Three Essays on the Theory of Sexuality*）』を出版する。そのなかで、「倒錯」と神経症は、未解決のエディプスコンプレックスへの対処法の二者択一に過ぎない、と宣言した。一方は性衝動の発達を抑え、他方はその発達の方向を変える。四年後にカール・ユングにあてて書いた手紙で、フロイトは男児を同性愛者に運命づける状況を詳しく述べている。「こうした子どもたちは、後に忘れてしまうが、すでに幼児期のごく初期に、女の人——通例は母親——に強く欲情していたのだが、それは母親自身の過剰な優しさによって触発され、さらに子どもの生活のなかで劣位にある父親によって強化されていたものだ」。後になると「少年は、自分を母親の位置に置き、彼女と同一化した上で、新しい愛の対象を選ぶための似姿として自分自身のパーソナリティをとることで、母親に対する愛情を抑圧する。このようにして、彼は同性愛者になってしまう。というのは、彼が成長期の若者になって愛する少年は、結局のところ、子どもであった彼自身の身代わりの人物、つくり直しで、母親が以前子どもとして彼を愛したようにいま彼が愛する対象でしかないのだから、実際に彼はそれより前に、すでに自己愛に退行してしまっていた」ということである（注19）。

二〇世紀の最初の一〇年間を通じ、ヒルシュフェルトとフロイトは仲が良く、お互いのアイデアに活発な興味を抱いた。ヒルシュフェルトは、一九〇七年にベルリン精神分析協会設立の援助をしたし、フロイトの方でもヒルシュフェルトの洞察の一部を『性欲論三篇』で使っている。しかし、次第に二人の見解は離れていった。一九一一年にヒルシュフェルトは精神分析協会を脱退したが、この行動が、邪道に走る弟子たちに対するフロイトの罵りをついに爆発させるきっかけとなった。マグヌス・ヒルシュフェルトは「大した損失」ではなく、「ぐにゃぐにゃの付き合いたくもない奴で、何かを学ぶ力もまったくない」（注20）。ヒルシュフェルトはこの攻撃に応じなかったが、ますます精神分析理論から距離を置くようになった。二人が疎遠になったのは、こころの精神力動学理論と生物学理論の深い亀裂を示したという点で、二〇世紀心理学のその後の歴史の縮図だった（フロイトの考えは第3章でさらに考察する）。

アドルフ・ブラントと「自由精神共同体（Gemeinschaft der Eigenen）」

ヒルシュフェルトとＷｈＫは、彼らの時代に飛び抜けて大きな影響力のあったゲイ活動家たちであったが、それ以外にも同性愛者の集団が存在しており、その中にはヒルシュフェルトのやり方には反対しているものもあった。これらのグループの中で最も関心を引くのは、アナーキストのアドルフ・ブラントが率いていたGemeinschaft der Eigenen（概訳：自由精神共同体）であった。ブラントは、社会的な地位があって、ひそかに身を隠している同性愛者たちを「アウトさせる（引きずり出す）」運動の主唱者であり、その戦略は「屍を踏み越えていく道（Wegüber Leichen）」といううまい表現をされた。実際、その時代に引きずり出された男性の一人、実業家フリードリッヒ・アルフレート・クルップは、そのことを暴露されてから間もなく、おそらく自殺によって死亡した。ブラント自身も運動のために数度にわたって投獄されている。ヒルシュフェルトとは違い、彼は法廷でさえ自分のことを同性愛者だと言うことを恐れなかった。

ブラントとその同調者たちのうち何人かは、初期のＷｈＫに参加していた。しかし、考え方の上でも政治的にも、重大な不一致があった。ブラントらは、同性愛の男たちは女性的だというヒルシュフェルトの見方を厳しくしりぞけた。彼らにとって男性同士の愛は、男らしさのしるしであり、同胞愛という最良のドイツの伝統の産物であり、どんな男性にも可能な感情であった。同性愛的な愛着と、性を同じくする者の間の友情の境界を、このようにぼやかしたという点で、「共同体（Gemeinschaft）」は七〇年代アメリカのレズビアン・フェミニストが取った立場を先取りするものだった。しかし、ブラントらの追随者たちはフェミニストではなかった。実際に彼らにはあからさまな女性嫌悪の傾向があった。彼らは知能について、また人種についてエリート主義者で、しばしば男性のすぐれた容貌についての彼らの理想をドイツ民族の純潔性という言葉で表現した。

ブラントらの著作は、ブラントが一八九六年から一九三一年まで発行した『自由精神、個性的な男』という雑誌に残っている（この雑誌からの選集が英語で出版されている）（注21）。男性同性愛者を「女性化」して見ることへの異議の他に、「共同体」の会員は、ＷｈＫが医師であり、おまけに性科学者でもある人物に率いられている事実に異議を唱えた。彼らの見地では、この件に関するヒルシュフェルトの現実の見解がなんであれ、そのような考え方では同性愛は精神の病だというイメージをどうしても永続させてしまう。さらに深刻なことには、ヒルシュフェルトのやり方は、同性愛行動に関して世間で討論されている面に焦点をあてており、それゆえ、彼らの感じ方によると、男性どうしの愛のもっと高貴な属性から目を逸らし、同性愛者の運動の威信を損なってしまう。

「共同体」は、決してＷｈＫのように顕著な政治的集団ではなかったが、独自の政治的綱領を持ち、それだけ人権、とくにプライバシーの権利を自覚した団体であった（一九一九年のワイマール憲法にさえ、そのような明確な法的権利が存在していなかった）。この見解は、たとえば「共同体」の共同設立者ベネディクト・フリートレンダーによる一九〇七年の記事に見られる。この記事には、ブラント、フリートレンダーらがハルデンが名誉毀損罪になった後でＷｈＫを脱退した理由の説明がある。

……ここでわれわれが、ヒルシュフェルト氏に比べてはるかに科学的な理論に重きを置かないということと、個人の自由の一つである自然権の見地から問題は検討されるべきだということを、きびしく主張しておかねばならない……

現実として医学上の論者（つまり、ヒルシュフェルトら）が、大小の出版物のあちこちで公衆に示したものは、すべてハノーヴァーの司法職（ウルリヒス）が、以前世にひろめていたものであるが、ほとんどなんの批判もないままに、ある部分では医学的ないかさま用語に翻訳し、いわゆる「個人歴」で飾り立てた医学的な権威の刻印つきで提出されている。

……確かに「性的中間型」は存在する。以前は両性具有と呼ばれていたものだ。それらは稀な奇形であり、どんなに多く見積もっても千人に数人しかいない。しかし、同性に性的感情を抱く者は、数パーセント存在する……（ここでこの筆者はヒルシュフェルト自身の調査結果を、原典を記さずに引用していく）。

男性に対する愛が特異な例外なく女性的な性質だという限り……それが病気であることを否定できなくなるだろう。つまり、部分的な両性具有であるというイメージが残ることを避けられない。言い換えると、精神的奇形である……

われわれの懸案のうちで最悪のもの、つまり一七五条に関していうと、われわれは純粋に法律的および道徳的観点から闘ってゆくことになるだろう。それは、医学理論は議論の的になりやすく、時にはまったく空疎な部分もあるのに対して、法律的、道徳的観点は明確かつ単純で、納得のいくものなのだから。

二人の責任ある人間が、自由に同意し、第三者や、また単に彼ら自身にさえ害を及ぼさずに、お互いにとって悦ばしい快楽の感情を作り出す。そうすると――例外的にそれを知りでもすれば――ここに国家権力が介入して「当事者」［訳注12］を留置する。あたかも何か悪いことをしたかのように！

われわれは同性愛行為のための宣伝をすることを原理的に断念するがゆえに、性的なことがらを私的なことがらと見るがゆえに、一七五条に対して純粋に法律的に闘うがゆえに、またわれわれが唱導するのは男性の友愛と男の団結以外のなにものでもないがゆえに、われわれの宣伝は純粋に政治的なものであり、ヒルシュフェルトのやり方よりも警察の介入に対してはるかに安全である。なぜなら医学理論に基づくと、あらゆる程度の性的な細部までも公衆にさ

らすことを強いることになるからである。（ヒューバート・ケネディ英訳）（注22）

運動の終結

ヒルシュフェルトの運動は、何年にも亘って一つのことを目指して闘い続けられた。成功が目前だと思われたこともあった。一九一一年には、一七五条の撤廃案が帝国会議の投票にかけられたが、敗北した。ワイマール共和国では新たに自由な精神がもてはやされ、楽観主義が再び支配的になり、ブラントの「共同体」や他のゲイの団体がＷｈＫと合同で、政策を打ち出すための行動委員会を結成した。一九二五年には、母性保護同盟を含めたいくつかの団体がＷｈＫに参加し、「性的犯罪を取り締まる法律を改正する連合会」を結成した。さまざまな制限があるために、最初の改正案の衝撃力は大幅に縮小されるおそれがあったが、一九二九年には帝国会議の委員会が二一歳以上の男性間の性行為は合法化すべきだとの答申を提出した（注23）。答申は、結局、投票には至らなかった。

一九二〇年代のベルリンでは、実際、ゲイやレズビアンの文化が大いに花開いた。それは一九〇四年にヒルシュフェルトが描いたような光景よりも遥かに解放されていて、目に見えやすい文化であった。それは、ドイツ国内の他の地域ばかりか近隣諸国からのゲイやレズビアンをひきつけた。このように国外からやってきた者の中でいちばんよく知られているのは、たぶん、クリストファー・イシャウッドで、彼は一九二九年から一九三三年までベルリンで暮らし、ヒルシュフェルトやギーゼと知り合うようになった（注24）。ジェンダー不適応は、この文化の心あるいは魂であり、この文化を創り出した多くの男女は、「第三の性」は彼らの同類を呼ぶのによくかなった名前だ、と感じていた。ヒルシュフェルトの同性愛の考え方は、これまでよりも自由な新世代のレズビアンやゲイ男性に支持されているように見えた。

ここではおそらくいくつかの要因がはたらいていた。まず、ヒルシュフェルトの考え方は、少なくとも部分的には正しかったのかもしれない。つぎに、彼の二〇年間の努力が、彼自身の理論のすがたをかりて一つの文化を創造するのを助けたのかもしれない。最後に、一九二〇年代のベルリンにおけるジェンダー不適応は、おそらく一部には、とりわけ世界大戦の大敗、また女性の職場や公共の生活での役割の増加によって、男性は男性らしく、女性は女性らしくというドイツの理想が蒙った一連の打撃への反動でもあった。

一九二〇年代が楽観主義の時代だとすると、同時に次第に恐ろしい兆候が現れてくる時代でもあった。一九二〇年九月、ヒルシュフェルトはナチの刺客に襲撃されて重傷を負った。その後すぐにヒトラーが彼を、政府の庇護のもとにある「ユダヤ人ブタ」と名指した（注25）。彼はヒルシュフェルトに「民族」の正義を語ることを要請した。ヒルシュフェルトが公共の場所に現れると、次第に、妨害や悪臭弾で演説が中断されるようになった。彼は攻撃に何年も耐えたが、一九三一年と一九三二年の政治情勢が悪化したために、世界旅行中だったヒルシュフェルトはついにドイツに帰国できなくなった。一九三三年五月、パリの映画館で彼はニュース映画を見たが、そこには彼のベルリン性科学研究所が略奪され、蔵書や資料が燃やされているのが映し出された。しばらくして、ヒルシュフェルトは、いつも行動を共にしてくれた同志のギーゼとタオ・リーの協力を得て、フランスに新しい研究所を設立する計画を立てた。しかし、国際情勢の悪化により、この企ては不可能となった。ヒルシュフェルトはニースに移り、一九三五年五月にそこで卒中により死んだ。

ドイツにおけるゲイの権利運動はナチスによって完膚なきまでに破壊された。一九三三年から一九四五年の間には、約五〇万人もの人が、ナチの裁判官によって同性愛のかどで有罪となった。この約五千人――事実上男性ばかり――は強制収容所に送られ、ほとんどはそこで死亡した（注26）。ＷｈＫや「自由精神共同体（Gemeinschaft der Eigenen）」などゲイの団体は法令で禁止された。アドルフ・ブラントは一九三〇年代初期にゲイの権利運動を断念した。彼は女性と結婚して、隠退生活にはいった。この年老いたアナーキストは、連合軍の空襲で殺されなければ、無事にナチの時代を生き抜いたかもしれない。

回想のヒルシュフェルト

歴史はこれまでヒルシュフェルトを丁重に扱ってはこなかった。第二次世界大戦後さらに一九七〇年代を通じて、心理学と精神分析学の分野では、心の多様性の生物学的な原因論にほとんど注意を払わなかった精神力動論が優位を占めた。とくにナチの優生学の極度の重圧のもとにあったドイツでは、ヒルシュフェルトの理論は実際には同性愛者を根絶やしにする道をひらいた、という考えがひろまった。マンフレート・ヘルツァー［訳注13］は、一九七〇年代中盤に西ドイツの二人の性科学者が書いた一文を引用している。

……（ヒルシュフェルトの）決定的な論点は、自然的なるものは道徳的基準では咎めることができないというものだった。ファシズムは、いかにこの論点が値打ちのないものか、実際にはいかにやすやすとまさにその逆の意味に転化できるのかを、同性愛者たちに教えた。なぜなら、同性愛が自然で生得的なものと考えられるとしても、あの支配的な社会的条件のもとでは、それは異常であり、奇形でさえあるというイメージにしかならなかったし――今でもそうなるからである。もし正常で奇形ではない本性が「健康」だとされるべきなら、民族主義的、国家主義的イデオロギーの枠組みの中では、病人や倒錯したものは根絶されなければならないことになる（注27）。

しかし事実としては、ナチは同性愛を生得的だとか退化のしるしだと、一般的には考えなかった。むしろ、道徳的に、感染症に対応するようなことだとして、彼らは同性愛を、ドイツで最もすぐれた若者が軍隊で誘惑されることにより簡単にひろまってしまうものだと考えた。ヒトラー自身がこの理論を信奉したことは、彼の司令部が一九四一年八月一九日に発行した覚え書きにはっきりと記されている。一部を引用すると、

昨夜、総統は同性愛の悪疫について、長時間話された。彼は、青年には性的感情がまちがった方向にむかって影響をうける時期があり、まさにその時期に同性愛者によって少年が堕落させられるのだから、われわれは同性愛を断固として訴追しなければならない、と言われた。同性愛者は多数の少年を誘惑する傾向が強く、現実に、疫病と同様、同性愛は感染性があり危険なのだ、とも（注28）。

このように、ナチスが「ゲイを受け入れることの正反対に方向を向け変えた」のはヒルシュフェルトの哲学ではなく、ブラントと「共同体」の哲学であったのである。

ヒルシュフェルトが根本的に反ゲイ的であるという考え方は、現代アメリカのゲイ・コミュニティの意識に浸透している。たとえば、ヴァッサー・カレッジの英語学教授ポール・ラッセルは、ヒルシュフェルトの生涯を描いた短い文章（注29）を出版しているが、その中でヒルシュフェルトが、個人情報を彼に委ねたゲイの男性を脅迫しようとした、と主張している。また、あるゲイの図書館司書は、ヒルシュフェルトが検挙のために、ベルリン警察にゲイのリストを定期的に手渡していた、と私に語った。これらの主張は両方とも真実ではなさそうだ。

アメリカにおける初期のゲイ権利運動に対するドイツのゲイの権利運動の影響が正当に認められていないのも一因となって、ヒルシュフェルトの思い出は不利益を蒙っている。しかし彼の影響は著しいものである。合衆国における、まさに最初のゲイの権利団体は、シカゴに本部のあった短命の「人権協会」だった。これはヘンリー・ジャーバーによって一九二四年に設立された。彼はドイツに三年間逗留した後、帰国してこの協会を設立したのだが、この逗留中にかの地のゲイ団体と接触を持った。ヒルシュフェルトの思想がジャーバーに及ぼした影響は文書となっている（注30）。

ヒルシュフェルトの考えがアメリカのゲイ運動に貢献したもう一つの道筋は、ルディ・ガーンライヒという人を通じたものであった。彼はオーストリア移民で、一九五〇年にマタシーン協会を共同で設立した人物の一人である。大部分をハリー・ヘイ［訳注14］への面接に基づいて、スチュアート・ティモンズが著わしたヘイの伝記によると、マタシーン協会を作る直接のきっかけは、ヘイとガーンライヒが一九五〇年の七月に出会ったことであり、そのときガーンライヒがヘイにヒルシュフェルトと彼の運動について語っているのだ（注31）。しかし、ヘイはこの関係を素直に認めていない。たとえば、一九八六年のドキュメンタリー映画『ストーンウォール以前（*Before Stonewall*）』（注32）でのインタビューでヘイは次のように言っている。「その時点では、われわれは知りませんでした。われわれのなかで知っているものなどいなかったのです。それ以前に世界のどこかにゲイ団体が一つでもあるということなど。われわれは、まったく、なんの知識もなかったのです」。このようにして、マタシーン協会には前例がないという神話が作られた（注33）。

ヒルシュフェルトは、ゲイの権利の根拠として科学を利用したことによって、科学自体を大いに疑念にさらした。フロイトの伝記の中で、ピーター・ゲイ［訳注15］はヒルシュフェルトを「同性愛者の権利運動の同志などでは、まったくなく、性の解放だけにしか興味を持っていなかった」とも述べている。さらに、フロイトは「（ヒルシュフェルトの）性的趣味を共有していなかった（注34）」ことをどうしても強調しておかねばならないと、いっている。ヒルシュフェルトの伝記作家でさえヒルシュフェルトの同性愛に関する考え方にさしたる評価を与えていない。シャルロッテ・ヴォルフはこの男を共感を持って描いているし、マンフレート・ヘルツァーは彼の社会的、政治的あるいは性科学的な業績に関して洞察に満ちた分析を提出している。しかし、彼らは、生物学が性的指向を読み解く鍵となる、という彼の信念は見当違いである、という点では一致している。

ヒルシュフェルトの見解のいくつかは、とくに同性愛者と異性愛者の身体的な差異に関する論述など、極端で、根拠のないものだったのは疑いない。しかし、彼の理論の別の側面は、もっとよく持ちこたえた。後述の章で、われわれはもっと近年の研究を議論して、「第三の性」という考えをもう一度とりあげることになる。ここでは、私のヒルシュフェルトへの思いだけを述べておくのが適切であろう。それは彼の人間性、考え方、そして彼が掲げた大義に対する心からの賛嘆である。

訳　注

［1］身体的接触を行う男性同性愛を意味する。旧約聖書の

ソドムが「人に言えない悪徳」の町であった、という「伝説」を利用して、「同性愛」は「口にすら出せない悪徳」として、それを直接名指さずに「ソドム」によって表現する、という含みをもつ。

〔2〕言葉に出せない悪徳の町ソドムの住人の意。

〔3〕ギリシア神話で世界の最初期にあった神。最初に闇があり、そこからカオスが生まれた。カオスはエロスとガイアを生み、この二人からウラヌスが生まれた。このあとクロノス、さらにポセイドンやゼウスが続く。

〔4〕プラトンの『饗宴』に登場する論者の一人。

〔5〕「間性」と訳されることもあり、雌雄異体の生物種で、ある個体に両方の性の形質がみいだされることをいう。ヒトの場合は伝統的に「半陰陽」と呼ばれてきた。

〔6〕本来ドイツ語、大文字ではじまるドイツ語の名詞 Weibling を英語化したもの。

〔7〕本来ドイツ語の名詞 Mannling。

〔8〕透明なつよい果実蒸留酒の一種、チェリー・ブランデー。

〔9〕肛門性交を意味する。

〔10〕ヒルシュフェルトの伝記を書いた女性の精神分析医。

〔11〕精子になる細胞を支持するための細胞。

〔12〕ドイツ語原文では「犯罪者」。

〔13〕性科学者でヒルシュフェルトの伝記を書いている。

〔14〕マタシーン協会の設立者の一人。

〔15〕文化史学者。『快楽戦争―ブルジョワジーの経験』（二〇〇一年、青土社）、『フロイトを読む：探求と逍遥』（一九九五年、法政大学出版局）など一九世紀ドイツを中心にした文化史研究で知られる。

2

同性愛の性質と出現率

前章では同性愛について多くの異なる見解を紹介したが、それらは二〇世紀の初頭にヨーロッパで発表されたものである。中にはその後、まるで何も変化がなかったかのように思われるものもある。ヒルシュフェルト、ブラント、フロイト、シュタイナッハが死んで久しいが、彼らの知的遺産はいまだにわれわれと共にあり、非常に激しい議論となり続けている。彼らが書いたずいぶん前の記録からそのまま取り上げることのできるような一節を、科学論文で読んだり、ゲイを支持あるいは批判する活動家たちの話で聞いたりすることがよくある。

しかし、決定的な変化もあった。まず性と性的指向の領域で、いくつかの重要な科学的発見があり、推測がある程度知識に置き換えられた。二番目は、ゲイとレズビアンにとっての社会環境が、ヨーロッパとアメリカ共に計り知れないほど改善した。このため、科学的発見の社会的意義が、今では、以前と大きく違っているように思われるかもしれない。そして最後に、ヒルシュフェルトの時代には男性に主導権があった議論に、女性たちが彼女たちの見方を加えた。本章と後の章で、ヒルシュフェルトらが導入したさまざまな主題が、それから何十年間でどのように再加工されてきたかをみることになるだろう。

本章で私は同性愛という概念そのものに関する問題を議論する。同性愛の人、異性愛の人などと本当にいうことができるのだろうか？　もしできるなら、彼らはどのくらいいるものなのだろうか？　性的指向を定義するための基準は何だろうか？　その基準は万国共通なのだろうか、それとも現代の西洋文化にだけ当てはまるのだろうか？

カテゴリーの問題

性的指向で人びとを分類することの妥当性について、数々の議論があった。この議論には科学的、倫理的、法律的、哲学的諸面がある。分類の問題は本書の中で何度もくり返されるので、分類とは何かというのを、まず簡単に考えておくことにする。

分類するには、宇宙を満たしているものごと――「現象」――と、精神とが相互作用する必要がある。客観的な現象の存在に疑問を持つ学派もあるが、私は「外部の」世界――われわれの意識とは無関係に存在するが、われわれは自分の感覚を通じて接することになる世界――を認める常識的慣例にとどまるつもりである。その世界はただ非人間的な自然だけでなく、人間のセクシュアリティなど人間とそれに関係するあらゆるものを含んでいる。

分類の過程は精神活動を伴うので、その過程で「カテゴリー」の実在について懐疑論が生じてきている。思いつくままに、この懐疑論の現れ方に関する例として、ある裁判官が人種で人を分類する問題を論じた一九八二年の法廷判決を引用する。彼は、「人種という概念は分類学的考案物であり、すべての同様な概念による構成物と同じように人の心の中にあるのであって、客観的世界における区分けとして存在するのではない」と書いている（注1）。

実際にははるかに不鮮明で主観的な事柄を「黒人と白人」の問題としている点は特にそうであるように、その裁判官が人種について疑っていたと思しいことはおそらく的確である。しかしその裁判官がどんな区分や分類を試みても、客観的世界に存在しない境界線を作ることになるという指摘は正しかっただろうか？　客観的な境界線にまったく基づいていない分類もあれば、不完全な境界線や、はっきりした境界線に基づいた分類もあるというのが、より公平だと私には思われる。

客観的な境界線を反映していない分類のよい例は、色――人種の色ではなく、一般的な色――による分類である。世界でそこに見えているものはなんでも、無限に段階がある光の波長の連続体であるが、われわれはある幅の波長を「赤」「緑」などと呼んでいる。この波長を色のカテゴリーに分けることは知覚的な解釈だが、それはさまざまな文化できわめて安定した解釈である。われわれが色のカテゴリーを形成する傾向は、かなりの部分、生物学的に運命づけられている。つまりそれは、われわれの目の光受容細胞群に備わった個々のスペクトルに対する感度と、その光受容体からの入力に基づいて網膜と脳がする計算に依存しているからである。この生まれつきの知覚装置があるので、われわれは色のカテゴリーを見て名付けるのだが、測定機器からの情報により、実は虹が波長のなめらかな連続体であることも知っている。

しかし多くの分類では、境界がはっきりしているにせよ、それほどでもないにせよ、確実に客観的な境界線を反映している。たとえば、地球表面の違った地域を「陸」あるいは「海」と分類するとき、われわれは境界線を認識しており、その実体を測定し、調査し、確かめることができる。もちろん川や湖などのどちらの分類にもうまく適合しない領域もあれば、二つのカテゴリーの中間的な地球表面の部分も存在する（間潮地域、海岸沼沢地など）。しかしわれわれは、たとえば塩水の存在に関して、地球表面のあらゆる小区画について調査をすることができ、そしてこの調査をたとえば一年間に何度も繰り返し、それから一〇〇パーセントの時間塩水で覆われている区画、九〇パーセントの区画などといったように、観察された区画の数からヒストグラムを書くことができる。もしこれを行ったら、一つの非常に大きなピークを一〇〇パーセントに（海洋）、幾分小さいピークを〇パーセントに（乾いた陸）、そしてずっと小さな値をこれら二つの間に（潮間領域）もつヒストグラムが最終的に得られるだろう。一言でいうと、そのヒストグラムは「モードを二つもつ」ものになる。この二モード性こそが、その程度を正確に測定することができ、世界を調べるときにわれわれの心が行う分類の、客観的基礎となるのである。

観察と測定だけでは「海／陸」の分類が、世界の表面を区分するための最も適当な方法なのかどうかわからない。つまりそれは、どんな目的でその情報を使おうとするかに依存しているのである。さらに、一年の経過を測定することにした結果、もしその測定が一分（潮が満ち引きするひまがない時間）、あるいは一千万年（大陸自体が動いてしまう時間）で行われていたらそうであったであろう結果とは、その二モード性の程度が異なったヒストグラムが得られる。ここでもまた、選ばれる期間はわれわれがその情報を用いようとする目的に依存している。そして最後に、測定のために用いる基準そのものが結果に影響を与える可能性がある――もし塩の存在が用いられれば、湖は陸地として勘定されるだろうが、もし堅い表面の存在が用いられれば、湖は、凍りきっている場合を除いて海として勘定されるだろう。しかし再び、適当な基準を決めるのは、われわれが鯨の保護に関わっているのか、空港の計画なのか、飲み水を探しているのかといった目的なのである。言い換えれば、人間の営為はカテゴリーをどう定義するかに影響を与えるが、もしその定義が十分はっきりしていれば、このカテゴリーが考慮すべき現象の客観的な区分に根拠をおいているかどうか、あるいはどの程度まで根拠をおくのかを、客観的に評価することができる。

性的指向――その基準

ある母集団における性的指向の分布を評価するために、きわめて多種多様の基準が用いられてきたが、それらを四つのおおまかな種類にグループ分けすることができる。最初の基準は、性欲をかき立てる可能性のある刺激に対する生理的反応が根拠となっている。たとえば、ある男性が裸の男や裸の女、あるいはその両者の写真を見たときに勃起するかどうかを調べることができる。同様に、同じ刺激に対する反応として、ある女性の膣が充血するかどうかを調べることができる。この種の生理的測定は、それぞれの人がほとんど意識的に制御していない、性欲喚起の非常に根本的な機構を明らかにする、という利点を持っている。たしかに、もし性的指向についての生物学的な基盤を探しているのなら、このアプローチが非常にふさわしいだろう。一方で、多数の無作為に抽出した母集団でこのように測定するのは不可能である。さらに、その結果から必ずしも人びとの情動や自分のアイデンティティなどの方向性は予言できないだろう。それとは別の問題により、この種の試験は限定されている。たとえば、次のようなものだ。視覚は男性と同様、女性でも性欲をかき立てる上で重要な役割を果たしているのだろうか？　嗅覚的役割の方が視覚的なものよりも「根本的」なのではないか？

もう一つの基準は、男性と女性のどちらに性的魅力を感じるか、性的空想において男性、女性どちらのイメージを利用するのか、といったことを人びとに尋ねることである。そのような「感覚に根ざした」基準は、われわれが性的指向という言葉で一般的に意図することを、おそらく最もぴったりと表現しており、したがって非常に頻繁に用いられてきた。これらの基準の欠点は、回答者が誠実であること、「性的」「魅力」といった言葉の意味を共通に理解していることの両方が必要となることである。

第三の種類の基準は、人びとの実際の性行動に基づいている。このアプローチで性的に惹かれる感情に根ざした基準の曖昧さをいくつか避けられる。つまり、「過去五年間に、あなたは何人の男性と性器的な接触をし、オーガズムに至りましたか？」といった非常に正確な質問を組み立てることができるのだ。行動に根ざした基準は、その調査の目的がエイズなどの病気を予防する戦略を開発する場合にとくに適当で、そのため、最近の大規模な調査の多くは行動に焦点を絞ってきた。性的指向を研究するという視点から心に留めなければならないのは、人びとの実際の性的行動は、その性的指向にはゆるくしか連関していない諸因子――道徳的信念、機会、あるいは金を稼ぎたいという欲求によってさえ――によって影響されうるということである。そのため、行動に根ざした基準は感情に根ざした基準ほど「第一義の」ものではないと考えることができる。それでも、とくにこの分野における研究において、なんらかの社会的意味合いを考える場合には、「感情に根ざした」基準と「行動に根ざした」基準が、お互いどれくらい相関しているかを知るのは大切である。たとえば、もしそれらが極めて厳密に相関していたら、同性愛行動を罰している法は、潜在的なセクシュアリティによって定義される人びとを、差別するものであると主張することができる。もしそれらの相関が不十分なものなら、その主張はそれほど説得力のあるものではない。

最後に、自分がどの分類に属していると感じているかを、人びとに尋ねることができる。自分自身を「同性愛」「レズビアン」「ゲイ」「両性愛」などであると考えるか？　この「自己にレッテルを貼る」アプローチは、同性愛、両性愛、そして異性愛が人類の客観的な分類なのかどうかという問題に対して、大した貢献をしない。しかし、これらの質問に対する人びとの反応は、同性愛の社会的、政治的諸面と大いに関係がある。このアプローチの結果を他の調査の結果と比較することで、ゲイ・コミュニティやゲイのアクティビズムへの参画が、どの程度その根底にあるセクシュアリティを実際に反映しているのか、ということが判明する期待ができる。一九七〇年代の「政治的レズビアニズム」——女性のコミュニティの採用——といった現象をコミュニティにおける団結表現としてのてのレズビアン・アイデンティティの採用——といった現象を考えると、この問題は決して取るに足りないことではない。

連続体かカテゴリーか？

性的指向による分類について、しばしば述べられてきた懸念の一つは次のようなものだ。ことによると、性的指向は性的欲望の方向で、波長のような幅広い連続体であり、その連続体の両端に（あるいはもし両性愛をカテゴリーとして含めるならば、連続体における三点に）、実際には人びとの集団はないかもしれないというものである。もしそうなら、性的指向の分類は完全に構成された概念——色の分類のような知覚構成概念、あるいはより可能性が高いのは社会的構成概念——である。本質的な違いは個々人にあり、ある人は同性だけに、ある人は異性だけに惹かれる経験をするのかもしれないが、同性愛、異性愛、両性愛という「分類」は、母集団の客観的な分類に対応していない可能性がある。

ヒルシュフェルトは同性愛と異性愛の間に中間的な段階があると明言し、（第1章で述べた）彼の初期の調査で、両性愛が実際には同性愛よりも人数が多いことを示していた。しかし一生の間に、ヒルシュフェルトはゲイとレズビアンは異性愛者とは不連続な人びとのカテゴリーであり、重複や境界線について大きな懸念なく確認できることにより確信をもつようになったようだった。彼は、さまざまな職業のゲイの人たちからの又聞きの報告で、さらに大規模な調査を行ない、その母集団における「同性愛者」の数を査定し、両性愛の存在はおおむね無視した。ヒルシュフェルトの研究は全体として、明らかに同性愛者が「人種」のようなものを構成しているという概念を強めるものとして理解された——彼はこの視点を信じていただけでなく、ゲイの人たちが社会的に進出するために有益だと考えていた。

この視点を覆そうとしたのが、一九四八年と一九五三年に出版された「キンゼイ・レポート」の筆頭著者であるアメリカの性科学者アルフレッド・キンゼイであった（注2）。キンゼイらは、数千人の男女に性的感覚と行動について聞き取り調査を行ない、性的指向は連続体だという結論に至った。その第一巻でキンゼイは以下のように書いた。

男性は、異性愛と同性愛という二種類に分離した個体群からなるわけではない。この世は善と悪にはわかれない。すべてが黒いわけでも、すべてが白いわけでもない。自然が不連続なカテゴリーとしてふるまうことがめったにないのは分類学の基本である。ただ人類だけが分類を発明し、事実をむりやり分類棚に押し込めようとするのだ。生き物の世界はあらゆる面それぞれが、それぞれに連続体である。このやっかいな人間の行動を早く学べば学ぶほど、われわれは性の現実について、信頼できる理解へと早く到達するだろう（六三九ページ）。

これは、先に引用した裁判官の人種に関する陳述に、まことによく似ているようだが、実際にはそれほど過激なものではない。あの裁判官は、彼の結論がなにより論理的な原理から導かれたものであり、普遍的に妥当性があると信じていたようだった。キンゼイが言ったのは単に、生き物を研究する人は概して不連続なカテゴリーを見いだすことはないということ、そしてそこから推測されることとして、生物学的な分類は普通、人間によって作られたものだということだけである。

キンゼイの実際のデータを見ると、男性の場合、それらは彼の結論をそれほど強く支持するわけではないことがわかる。被験者の性的指向は有名な七群のキンゼイ・スケール――「〇」は完全な異性愛を示し、「六」は完全な同性愛を示す――によって表現された。キンゼイは各群における被験者の割合についてヒストグラムを示さなかったが、私は表になったデータからそれをつくった（図2-1、パネルA）。その分布はもちろん異性愛側に偏っているが、両端の群が二つの最も大きい群で、この二つで全体の八〇パーセント以上を占めていることを考えると、それは間違いなく二モード性であるようだ。三番目の「両性愛」モードもあるかもしれない。しかしキンゼイのデータが示唆するところでは、女性の場合その数は、同性愛の方向に向かって徐々に減少している。すなわち、はっきりした「同性愛」モードが存在しない（図2-1、パネルB）。

データが実際に示すのがどのようなものであれ、キンゼイはヒルシュフェルトの理論に対する反証をあげた、とはっきりと感じた。「これらすべてから、異性愛と同性愛という単に二つのタイプの人間だけを認めるのは正当化できないし、第三の性として同性愛を位置づけるのは、まったく事実を記述していないのは明らかである」と彼は書いた（注3）。キンゼイが力説したのは、「同性愛」と「異性愛」という言葉は人を定義するために使われてはならないということだが、彼は自分の戒めから大きくはずれ、「同性愛男性」について偏見を喚起するよう

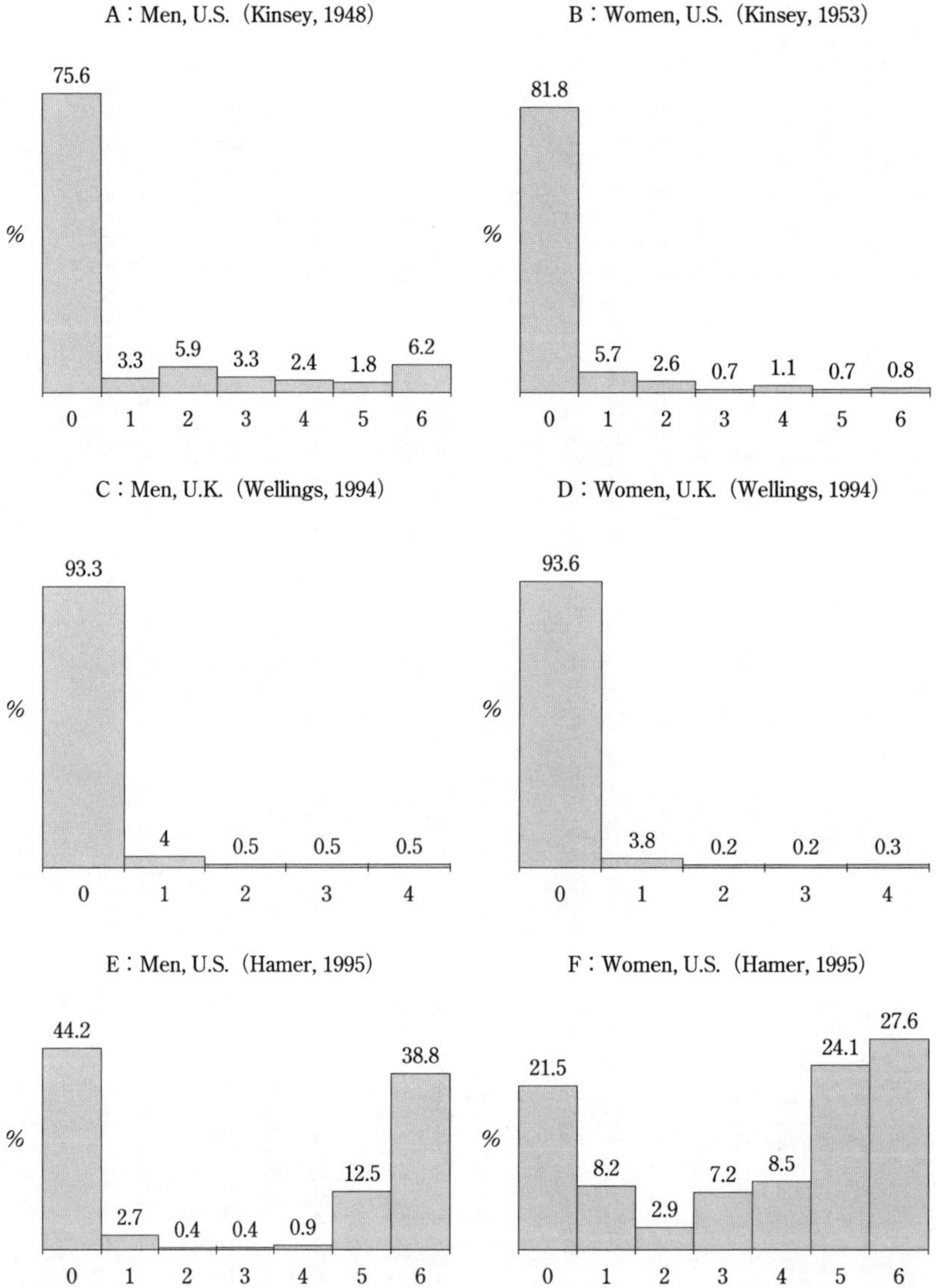

図2-1

七段階あるいは五段階の“キンゼイ・スケール”ヒストグラムによって示した、男性・女性における性的指向の分布。どちらの場合でも0番の棒は完全な異性愛者を、6番（パネルCとDでは4番）は完全な同性愛者を示し、残りは様々な程度の両性愛を示す。パネルAからDは一般市民の統計、パネルEとFは同性愛者を多数含むよう故意に選んだ母集団の統計である。それぞれのキンゼイ・スコアに人びとを割り当てる基準は、研究ごとに少なからず異なっている（次ページの注釈を参照のこと）。

注釈　A：16歳から55歳の合衆国の男性。16歳を過ぎてから、感情と経験の両者に基づいて、キンゼイが設定したグループのうち、少なくとも3年間あてはまった最も高いスコアをその人のスコアとしている（N＝4,275）。キンゼイらによる『キンゼイ報告　人間に於ける男性の性行為（*Sexual Behavior in the Human Male*）』の654ページ、表150の下列より引用。　B：30歳以上の女性が、30歳のときの「心理的反応とあからさまな経験」を報告しているもの（N＝2,061）。キンゼイらによる『人間における女性の性行為（*Sexual Behavior in the Hmuman Female*）』の499ページ、表142の6列、12列、19列より引用。　C：16歳から59歳の男性における、生涯での異性愛あるいは同性愛に惹きつけられる程度（N＝8,384）。ウェリングらによる『イギリスの性行動（*Sexual Behaviour in Britain*）』の183ページ、表5-1のカラム1に基づいている。　D：16歳から59歳の女性における、生涯での異性愛あるいは同性愛に惹きつけられる程度（N＝10,492）。ウェリングらの著書183ページ、表5-1のカラム2に基づいている。　E：ディーン・ヘイマーとアンジェラ・パタトゥッチによる未発表データ。標本は利き手の研究のために集められたゲイ男性と、その親族からなる（N＝522）。　F：Dと同じ集め方の女性（N＝892）。

な、いくつかの陳述をした（注4）。キンゼイ自身は異性愛男性であった。

奇妙にも、ある種の人びとにとっては自然な行動なのだから、同性愛行為は非犯罪化されるべきであるとウルリヒスとヒルシュフェルトが主張している一方で、キンゼイもまた非犯罪化を主張しているのだが、それは正反対の理由、すなわち、そのような行動をする人びとは何も特別ではないし、「同性愛」というものも存在しないという理由によっていたのだった。彼の報告では、男性全体の三七パーセントが、思春期以降に同性同士の性的接触を行なってオーガズムに至った経験が何度かあった。それゆえ、「同性愛行動によって逮捕された男性の事例を審判している裁判官は、街にいる他の全男性の四〇パーセント近くが、同様の行動で一生のうちに逮捕される可能性があること、そして街にいる独身男性の二〇から三〇パーセントが一年以内に行った同性愛行動で逮捕される可能性があることを、心に留めるべきである。また、その男性を送り込もうとしている刑務所、精神病院には、審判中の事例と同様な同性愛行動を行なっている収容者が、三〇から八五パーセントいるのも、裁判所は勘案してもよいだろう」と彼は述べた（注5）。

キンゼイ・レポートは、きわめて多数の人びとへのインタビューに基づいていたが、人びとを集めるのに用いた方法はかなりいい加減であった。その結果、キンゼイのデータの信頼性について、相当、論争がなされてきた。この論争を検討するよりも、現代的な標本抽出法を採用した最近の調査に目を向けてみよう。そのような調査の一つは一九九〇年代初期にイギリスで行なわれた（注6）。一万九千人近くの一六歳から五九歳の男性と女性に、性的感情と性的行動について徹底的に聞き取り調査を行なった。図2-1（パネルCとD）に、一生の性関心に基づいてキンゼイにならった棒グラフを書いた（五段階のスケールに単純化してある）。その棒グラフは男女どちらも二モード性ではない。すなわち、さまざまな程度で両性への魅力を感じる人も、もっぱら同性に惹きつけられる人もあまりいなかった。行動に基づいた質問で得られた棒グラフも非常によく似たものであった（データは示していない）。これらの結果は、性的指向が連続体であるというキンゼイの主張を支持するものである。しかし、その棒グラフはインタビューされる人の人生体験全体を単一の尺度につぶしているので、もし最近のできごとを質問したら、より明瞭であったはずの区別が、不鮮明になるかもしれないのを心に留めなければならない。このことがあてはまるのは、たとえばある程度、異性に惹かれる感情と行動を思春期や成人初期に経験し、壮年期に完全な同性愛指向になった人が、仮にかなりの数になった場合である（以下参照）。一九九四年に発表された合衆国における同等の研究でも、おおよそ同様の結果だった（注7）。

「同性愛」と「異性愛」というカテゴリーの不連続性に関する問題に答えようとする上での難問は、分布の非対称性を扱わなければならないことである。同性愛は異性愛よりもはるかに少ないので、連続体の同性愛側の端での分布の詳細はノイズの中に埋もれがちである。最近、研究者のなかには、ゲイの人たちが多い標本を用いて、不連続性の問題について考察している人たちもいる。よい例はディーン・ヘイマーらの研究であり、彼らは性的指向および関連する特性の遺伝学的な研究に参加した被験者のキンゼイ・スケールのダイアグラムを発表した（第9章参照）。図2-1（パネルE、F）に、これらのダイアグラムのうち二つを示したが、被験者は「ゲイ」本人の被験志願者と、その親戚数人で構成され、後者は性的指向とは無関係に選ばれた。ヒストグラムは高度に二モード性で、とくに男性のヒストグラムで真ん中の三つの群（二、三、四）になる人はほとんどいない。ヘイマーは「これは不連続あるいは二モード性に分布した表現型（観察される特性）に期待されるものである。もし性的指向が程度問題の表現型、あるいは連続的に分布した表現型であったなら、われわれは釣鐘型の曲線を見ていたはずだ」と論評している（注8）。

ヘイマーのようなヒストグラムは、性的指向の見かけの二モード性を誇張しているかもしれない。結局二モード性の代わりは、実際には「鐘型の曲線」ではなく、その曲線の片半分であり、ちょうどヒストグラムの「異性愛」端にその頂点をもち、尾部は「ゲイ」端に向かって落ちてゆくようなものだ。ヘイマーはゲイ男性を選んで尾部に加え、実際にはない谷間を見かけ上作り出したのかも知れない。いくつかの研究は、ボランティアのゲイ男性自身ではなくその親戚のキンゼイ・スコアだけを報告することで、この問題を回避している。たとえば、マイケル・ベイリー（ノースウェスタン大学）とリチャード・ピラルド（ボストン大学）は、ゲイ男性の一卵性（「同一遺伝子性の」）の兄弟が、異性愛か同性愛かの二つのグループに、くっきりと分かれると報告した（第9章も参照のこと）（注9）。しかし一般的には、性的指向の分布とこの特殊な母集団の関連は不明で、実際にベイリーとピラルドはこの点について何も主張しなかった。

ヘイマーもその他多くの研究者たちも、男性に比べて女性ではキンゼイ・スコアの分布がそれほど強い二モード性ではない、というのには同意するだろう。実際、「レズビアン」だと自認している女性でさえ、いくらか異性にも魅力を感じると述べることがしばしばあるのだ（注10）。

概していうと、さまざまな性調査の結果から、人びとの感情、行動、そしてアイデンティティを申告して評価された性的指向は強く相関していることが示唆される。調査の結果からは、現代の西洋文化では多くの男女が同性に性的に惹きつけられるが、その感情に基づいて行動することはない、という考えは支持されない。大多数の男女は異性とだけ性交を行うが、彼らがそうするのは単純な理由による。すなわち、彼らは同性を性的に魅力があるとは感じないのだ。

性的指向の生理学的検査

先に述べたように生理学的試験は、かなり直接的に性的覚醒を調べる手段となる。この分野の草分けは、チェコ生まれの生理学者クルト・フロイントで、彼は一九六〇年代に陰茎体積記録計と呼ばれる装置を考案した（注11）。この装置は、性欲をかき立てる刺激に反応して、陰茎の容積あるいは圧力が変化するのを測定する。それによって、被験者が自覚できるほど勃起する前に起こる、小さな変化を感知することができる。同様の装置が興奮時の膣壁の充血を測定するために作られたが、これは膣壁が血液で充溢するのに伴う色の変化に反応する、光感知性の装置であった（注12）。

フロイントによれば大多数の男性は、裸の成人女性か裸の成人男性どちらかの写真に対する体積変動反応を示すが、その両方には反応しない。実際、体積変動を基準にして、フロイントが両性愛だと同定した男性は、いたとしても、わずかであった（注13）。したがってフロイントの観察結果は、少なくともこういった基礎的なレベルの性欲喚起において、男性の性的指向に客観的なカテゴリーが存在するという考えを支持するものであった。しかし、それは全人口から広く無作為に選ばれた標本で得られた結果ではないので、フロイントの結果を一般化することには用心深くなってもっともだ。

ごく最近、アムステルダム大学のエレン・ラーンらによって、女性で同様の研究が行われた（注14）。彼女たちは、女性に対して男性あるいは女性が口で性交を行っている映像の一シーン（「異性愛」と「レズビアン」のシーン）に対する、レズビアンと異性愛女性の膣反応を調べた。男性でのフロイントのデータとはまったく対照的に、両群の女性は膣反応の測定のうえでも、主観的な興奮の感覚においても、異性愛とレズビアンのシーンにおおよそ同等に反応した。ラーンの知見の解釈は、そのシーンに二人の俳優がいたので、わかりにくくなっており、被験者がどちらを集中して見ていたか、あるいはどちらに一体感をもっていたかというような点について不明瞭な結果となった。さらに研究すれば、これらの点が明快になるかもしれない。しかしこれまでのところ、その結果が示唆しているのは、性的に興奮を引き起こすと認められた刺激の種類は、ある女性が女性と性交する方を好むかそれとも男性との性交をより好むかのよい標識ではないかもしれない、ということである。もしそうなら、通常定義されるような性的指向は女性では男性より、「高次の」人格の側面であるように思われる。

性的指向の安定性

同性愛と異性愛が客観的なカテゴリーであろうと（男性の場合そうかもしれない）、性的指向の連続体の恣意的な分割であろうと（女性の場合に当てはまるかもしれない）、性的指向が一生のうちで、どの程度安定なのかという問題がまだ残っている。一つの極に、性的指向は完全に固定していて、ある人に特定な社会保障番号の数字のように、ある人だけの永続的な身元を保証するデータになる、という想像ができるだろう。もう一つの極には、個人の性的指向は本質的に流動的であり、その関係が存続している間だけ「同性愛」あるいは「異性愛」に固定化する可能性もある。

これまでに見てきた通りヒルシュフェルトは、性的指向は一生続く特性だと信じていた。それは胎児期の発達の成り行きで決まり、性役割に関する性格から少年期に認識され、性的に成熟した時点より後には、たとえそれを変える試みに直面しても、ほぼ安定でありつづけると彼は主張した。

このような主張には、ヒルシュフェルトの頃から行われてきた研究によって、少なくとも部分的な支持を受けてきたものもある——これらの研究については後の章で述べることになるだろう。しかし、一生にわたって安定かという問題は、依然としてはっきりと分かっていない。この質問に答えるための理想的な方法は、一定の人の集団の成長、成熟、加齢に応じ追跡研究することであろう。今までのところ、まだこのような種類の研究はわずかしかなく、これらは小児期から青年期への過渡期に限られてきた（第4章参照）。安定性の問題に注意を向けた研究の大部分は、実際にはゲイの人びとを異性愛に変換する試みの成功や失敗に関心があるものであった。したがってそれらは、性的指向が長年の過程を経て自然に変化するものかどうかについて、情報を提供していない。

アンジェラ・パタトゥッチとディーン・ヘイマーは、最近の研究で、数百人の女性の性的指向を調査し（感情、行動、アイデンティティに基づいた調査を用いて）、この調査を一二から一八か月の間隔をおいて繰り返した（注15）。二つの時点で得られた結果は非常に似ていて、性的指向が明確に変化したのは、二〇パーセントほどの女性だけで、そのような変化のほぼすべては微妙なもの（キンゼイの分類では一段階）で、中央の両性愛の範囲でのものだった。キンゼイの〇群と六群が変化することはまずなかった。このように短い期間では女性の性的指向は、異性愛、両性愛、同性愛に関わらず、非常に安定しているようだ。

しかし、レズビアンだと自認している女性、数百人に、以前はどう考えていたかを質問した別の研究によると、相当数の女性が両性愛アイデンティティからレズビアンのアイデンティティへと、はっきりと変化している。そのような事例の大多数では、両性愛アイデンティティは同性愛アイデンティティへの変遷局面であるが、これら二つのアイデンティティの間を行ったり来たりしている女性もいる。女性において珍しいのは、ひとたび両性愛あるいはレズビアンのアイデンティティを選択した女性が、その後に異性愛アイデンティティを選択することである（注16）。

自分がゲイだと考える男性についての同等の調査でも、彼らの多くが（全体の約四〇パーセント）以前に両性愛としての認識を持っていたことを示した。大多数の事例では、両性愛の認識があった期間は若い年齢（一六歳から二五歳）であり、同性愛アイデンティティを受け入れるまでの過渡的なものであった（注17）。

このように「アイデンティティ」で計った性的指向は変化することがあること――通常、異性愛→両性愛→同性愛の方向――は明らかである。おそらくこれが「カミングアウトの過程」、つまり、ずっと経験していた同性に惹かれる感情ついて（自分自身と他者に対して）正直さを増していく過程をかなりの部分説明する。しかしとくに女性の場合これがすべての筋書きだとは思われない。成長後にゲイあるいはレズビアンだとカムアウトした男女と私が、ざっくばらんに議論してみると、男性は常に初めから「自分がゲイであると知っていた」と断言した。しかし、女性はその記憶に非常な多様性があった。ある人は初めから「自分がレズビアンだと知っていた」と語ったが、またある人は人生のうちごく最近までまったく同性に惹かれる体験はなかったと述べた。したがって「潜在的な同性愛」という厄介な概念を引き出さないことにすると、一部の女性たちは異性愛から同性愛へと性的指向を本当に変えるのだと結論せざるをえない。

　両性愛の存在は、性的指向は変化することがあるという事実とならんで、性的指向の生物学的学説——とくに遺伝学的学説——に対する反論としてしばしば使われてきた。そのような主張はほとんど理屈になっていない。第一に、遺伝子は必ずしも二者択一の効果を持つわけではない。遺伝子は黒猫と白猫だけではなく灰色の猫も生み出す。二番目に、遺伝子の効果は成長するまで、明らかにならないことがある。たとえば、男性型のはげは非常に強く遺伝子の影響を受けるが、大多数のはげの男性はかつてフサフサの髪の毛を持っていたのだ。そして第9章で見ることになるように、最近の遺伝子学説に傾倒する科学者は、遺伝子が性的指向に影響するとだけ主張しているのであって、決定すると主張しているのではない。最後にどんなものであれ遺伝子以外の影響が、疑いなく人間のセクシュアリティの多様性と順応性を増すということである。

本質主義　対　社会構築主義

　ヒルシュフェルトは、性的指向は安定で、客観的な人間の本質的側面だと信じていたので、今日では「本質主義者」と呼ばれることになる。しかし社会的、政治的、科学的なセクシュアリティに関する論争を経て「同性愛」と「異性愛」というカテゴリーが現われたのは、せいぜい前世紀のことだと主張するもう一つの研究伝統がある。その主張によると、これらのカテゴリーは何も知らない市民に対するレッテルとして利用され、結果として彼らを同性愛か異性愛に「してしまった」というのである。これが「社会構築主義」であり、「表象」「意義」「言語（ディスクール）」、そして「権力」といった概念が個人の成長の詳細よりも重要だという考え方の一派である。おそらくこの学派を先導する人物は、フランス人の哲学者ミシェル・フーコーであり、彼は一九八四年に死んだが（注18）、これらの思想をアメリカに伝えたのはMITの文学部の教授であるデヴィッド・ハルプリンのような著述家たちである。ハルプリンの『同性愛の百年（*One Hundred Years of Homosexuality*）』という小論がまさにその表題に要約している概念は、同性愛はそれを定義するために使われる言葉として一九世紀の後半に発明されたものだ、ということなのである（注19）。

同性愛が、それを記述する言葉が作り出されて、存在するようになったというのは、私にはとても人工的に思われる。哲学者のリチャード・ムーアは、言葉が無くても人は同義の概念を作り出すことができるし、またしてきた、と説得力のある主張をした（注20）。しかし、それでも十分ではない。というのは、その概念を作り出す能力さえも、同性愛があるないには関係ないからである。性的な誘引は自覚の一側面で、空腹、のどの渇き、赤い色が見える、おびえる、母親を愛するといった数え切れないほどの、精神状態の他の諸面と同様に、直接経験される。ちょうど自分自身に「おなかがすいた」とか「一日中食べなかったこのあいだの月曜日に感じたのと同様の感情をもっている」などという必要なく、空腹を経験する（そして実際に特定の種類の食べ物を切望する）ように、ある女性は「私はレズビアンだ」とか「私は他人とは違っている」などといったことを、自分自身にいう必要すらなく、男性ではなく女性に、繰り返し、一貫して性的に刺激されうるのだ。社会構築主義者、とくにハルプリンに代表される「強硬な」種類の人は、意識を自己意識に、しかも言葉で構築した高度な自己意識に置き換えようとしているようだ（注21）。

「強硬な」社会構築主義者によると、個人の成長過程の中に性的指向の決定因子を探してきた私などの科学研究者は、まったく想像力を欠く犠牲者である。つまりわれわれは、エデンの園が歴史的に位置していたのはどこなのかを見つけだすことが創世記を理解することだと考える、過ぎし日の聖書学者のようなものだというのである。実際のところ、この「強硬な」社会構築主義者のアプローチと生物科学のアプローチとの間にはほとんど共通点がないので、これら二者の対話はほとんど不可能である。

しかし「より穏当な」形の社会構築主義があり、それによれば、それぞれの人には、たしかに内因性の性的指向（おそらく生物学的に引き起こされる）があるが、この内因性の指向は人びとが接する「外因性の」指向に比べると、人間の行動への関与がはるかに少ない。この形の構築主義の代表的な提唱者は、スタンフォード大学の法律学者ジャネット・ハレーである。「異性愛の構造」という論文の中でハレーは次のように書いている（注22）。「異性愛という区分がまず前提とされる区分で、外部にはみ出さなければ、そこにいるということになる。異性愛は、それを大いに多様化、不安定化、暫定化する企てである同性愛者をあからさまに追い払うが、隠れた形で受け入れてもいる。このように、隠れている同性愛者は実際には同性愛であるが、社会は彼らを異性愛者だと見なすので、彼らが同性愛であるということには、ほとんど重要性がないのである。

穏当な社会構築主義は、性的指向に関する研究の知的妥当性を攻撃しているのではなく、むしろそのような研究がもつゲイの権利などの実際的な問題との関連に疑問を呈しているのである。この視点に対しては、いうべきことがたくさんある。色々な状況で問題となるのは、人びとが経験する内面の感情や彼らが関わる個人的な行動ではなく、彼らが自分自身を世の中に提示する形、あるいは世の中によって認知される形である。この提示と認知は、遺伝子、ホルモン、脳の発達がその組み立てを助ける心理学的構造からは大きく離れてしまう可能性がある。

穏当な社会構築主義のメッセージを受け入れたとしてもなお、生物学の妥当性を弁護することができる。第一に、社会状況と同様あるいはそれ以上に自身の内面生活は重要である。ゲイであることを最も隠している人でさえ、中枢神経は同性愛の経験をして、彼あるいは彼女の人生行路はそれによって拭いようもなく影響を受ける。同性愛は、まさに本当の意味で、逃れることのできないものなのだ。そして第二に、われわれの社会が性的な多様性に関してだんだん寛大になり、受け入れるようにさえなるにつれ、人びとの「内因的」指向と「外因的」指向は、いっそう一致するようになってきている。先述の調査が示しているように、現在では性的行動と自己認識は、ある人がどちらの性に惹かれるかにかなり緊密に一致してきていて、増加しつつあるゲイとレズビアンにとって「クローゼット」は過去のものなのだ。このように、ある人の性的感情の方向をどんな因子が決めているのかという研究は、ある人の行動と社会的状態の研究にもなりつつある。そのため、生物学と「穏当な」社会構築主義は収斂していく方向にあるのかもしれない。

文化間での比較研究

同性愛の関係は、さまざまな様式に分かれる。これらの中で、三つの様式が異文化間でも広く行われているようだ。それらをそれぞれ「トランスジェンダー的な」「年齢の離れた」「調和のとれた」関係と呼ぶことにする。トランスジェンダー的同性愛関係は、二人のうち片方が明らかに異性の役になっており、一方で、もう一人は多かれ少なかれ彼あるいは彼女自身の性の型にはまっている。たとえば、多くの伝統的なアメリカ原住民の文化では、「ベルダッシュ（男性）」、「アマゾネス（女性）」として人類学者に知られる人たちがいて、彼らは異性の服を身につけ、異性としての社会的役割や特性を、いくつか担っていた（彼らは「二つの魂の人」と呼ばれることがある）。しばしばベルダッシュとアマゾネスは、自分より一般的な同性と結婚した。これらのトランスジェンダー的関係は、ほとんど議論を喚起しない。それはおそらく、彼らが——一人の解剖学的構造の些細な事柄を除いて——あまりにも厳密に異性愛関係として社会的に規定された様式をまねているからである。年齢の離れた同性愛関係は女性よりも男性で一般的で、二人のパートナーの年齢差が関係の重要な特徴となっている。古代ギリシアや西洋化する前の日本での有名な同性愛文化は、ほとんどがこの種の関係に含まれる。調和のとれた同性愛関係は、年齢、性別に関する特徴などの特性が、お互いにそれほど顕著に違わない二人の関係である。このような関係は、歴史的、人類学的記録の上で、とくに一般的ではないが、われわれの文化ではしばしば見られるようになっている（注23）。

このようにさまざまな様式が存在するので、「同性愛」や「異性愛」がなにを意味しているのかについて、注意深く考察しなければならない。今日では、もし彼あるいは彼女が主に自分自身と解剖学的に同じ性の人に、性的に惹きつけられれば、通常その人は同性愛であるとされる。したがって、トランスジェンダー的関係にある二人は、どちらも同性愛だと考えられるだろう。しかしウルリヒスとヒルシュフェルトの著作には、異性的役割を担う人が自分の性にとって通常の役割を担う人に比べて、「より」同性愛的だという意識が、常にある。彼らの同性愛の概念は「倒錯」という概念が特色となっているが、これは、好まれる性行動（挿入するか挿入されるか）や精神的特性および社会的役割など、より広い性の非典型性と関連している、という考え方である。

私は現代の同性愛の定義に固執する。なぜなら、性的目標の選択とセクシュアリティの他の諸面とを区別することは便利だと思うからである。しかし、比較文化的な研究の示唆により、トランスジェンダー的な人の方が自分の性に典型的な人よりも、同性愛がより固定して永続する特性をもつ傾向にある。たとえばアメリカ原住民において、ベルダッシュと結婚した男性、アマゾネスと結婚した女性は（同性愛関係の前か後で）異性の人と結婚することもあった。他方でアマゾネスとベルダッシュ自身は、その人生の大半あるいはすべてにおいて異性愛関係を避ける傾向にあった（注24）。

年齢の離れた同性愛関係の時間経過は、各文化で違いがあるようだ。アリストファネスがプラトンの『饗宴』で描くところでは、成人男性を愛する青年は成長するにつれて、若者を愛する男性になり、同性愛アイデンティティのなめらかな連続性がある。おそらくこれは、理想化だろう。つまり、ある若者たちが成人男性と関係を持つに至ったのは、われわれが使う意味での同性愛指向から、というよりはむしろ、そのような関係から得られる利点と、異性愛の欲求のはけ口を見つけることの困難さのためであったと推測できるのだ。もしそうなら、彼らは成熟すると若者と関係をもつことはないか、その関係は妻を見つけられるまでのことにすぎないだろう。

ニューギニアのサンビア族でのもう一つの形態の、年齢の離れた男性同性愛について、ギルバート・ハートが述べているところでは、その現象すべてが小児期後期と一〇代に集中している。すなわち七歳から一〇歳に始まり、少年は年長の一〇代の少年に儀式的なフェラチオを行い、思春期あたりに役割を交代する（注25）。その年長者は男性だけの儀式の家を去った後、大多数が女性と結婚して男性との性交をやめるが、少数は続ける。サンビア族の男性は儀式の家を去った後に性的指向を「変える」というよりは、異性愛、両性愛、同性愛すべての一〇代の男性に同性愛的行動が制度化されているというのがより適切であるように思われる。同様にアメリカの社会では、異性愛と同性愛の両方の一〇代にとって、伝統的に「異性愛的」行動が制度化されてきた――高等学校のダンスパーティーなど、無数のあからさまな、あるいは密かな圧力によって（注26）。

性的指向の研究に対して科学的なアプローチをとるときには、異なる文化で観察される多様性には、きっと同一性が横たわっているだろうと仮定していることになる。社会学者のフレッド・ワイタムは、とくに青年の性的指向をある程度予期する小児期の特性について、文化を超えて一貫しているという証拠をいくつか提供した（注27）。しかし大部分では、この仮定はまだ検証を要するものである。研究のほとんどが合衆国とヨーロッパに限られてきただけでなく、しばしば全母集団中の狭いグループに焦点を当ててきた。精神分析研究は概して「患者」を対象としたし、脳研究はエイズで死んだ人に焦点を絞り、認識的研究は大学の学部学生に限られ、標本調査はしばしば「アウトな」ゲイとレズビアンについて選択的に報告し、遺伝子研究は病院、ゲイ団体、親睦ネットワークを通じて人を集めた。後の章で述べるように、これらの狭いグループの中でさえ、その結果はしばしば相反するものであった。どの知見が人類全体に普遍化できるかを決めることは大切であるが、気力をくじかれるような骨の折れる仕事となろう。

出現率

これまでに述べたことすべてを考えると、同性愛の出現率をどんな方法で見積ろうとしても、危険が伴うことは明らかであろう。少なくとも「同性愛者」を規定するために用いられる区分点、性的指向を考慮する時間の幅といった、性的指向を評価するために用いられる判断基準を詳細に説明する必要がある。

ヒルシュフェルトは同性愛の出現率を約一パーセントから二パーセント、両性愛の出現率を約四パーセントと見積もった（第1章参照）。対照的にキンゼイはこの種の全体的な評価を出すことを拒み、そのかわりに人生の異なった時期には、同性および異性への性的に惹かれる感情や行動が、異なった割合で出現するのを示す長々としたカルテを提示した。この注意深い方法は実に見事なものであったが、それは彼にほとんど利益をもたらさなかった。彼のデータは、大衆の想像力で急速に抽出され、歪曲されて、一つの単純な統計値、すなわちアメリカ人一〇人のうち一人は「ゲイ」であるという統計値として再び現れたのであった。キンゼイはヒルシュフェルト信奉者の枠組みに、実際には「超ヒルシュフェルト」として再加工されたのである。彼はヒルシュフェルトの見積もりよりも、ゲイの人びとが五倍多いということを発見したのだから。

この歪曲の責任の多くは、ゲイだと自認する人たちにあった。すでに一九五〇年にはマタシーン協会でのハリー・ヘイの声明書において、その一〇パーセントという数字は吹聴された（注28）。以来それは記事やポスター、組織や出版物、そして学問的なテキストの中にさえあらわれ、ゲイ文化の中心的な教義へともちあげられてきた（注29）。逆に、より低い数字を提出した研究は、偏りがあったり技術的に不備があるとして多くが退けられた。明らかに、同性愛の出現率は、ゲイの人たちの自尊心にとても直接的に訴えかける研究主題であり、彼らの感じていた（したがって彼らが実際にもつ）政治的な力に対しても同様であった。

一〇パーセントという数字がキンゼイ・レポートから引き出されたものであることは多くの人が知っているが、それが適用されるのは男性のみであり、成人後最低三年間もっぱら同性愛の（五群か六群の）男性の割合をいっているだけだ、ということを知っている人はほとんどいない。成年期が数十年に及ぶことを考えると、その数字は、ある任意の時点の男性の母集団で同性愛の出現率がずっと低いのと矛盾しない。実際キンゼイは、約四パーセントの男性だけが成年期を通じてもっぱら同性愛であると見積もり、女性についてのその値は更に低かった。すなわち未婚あるいは以前に結婚していた女性のうち一パーセントから三パーセント、既婚女性では〇・三パーセント以下だったのである。

最近の調査では、一貫して一〇パーセントよりも低い数字が出ている。先に引用した英国の研究では、男性の一パーセント、女性の〇・五パーセントだけが「主として」あるいは「唯一」同性の人に性的に惹きつけられると述べ、同じ割合の人がそれまで五年間で、同性と「性器的な接触」をもったと述べた。より高い割合の男女が（それぞれ三・六パーセントと一・七パーセント）、少なくとも一度同性との性器的な接触体験を持ったことがあると述べた。きわめてよく似た結果がフランス（男性のみ）（注30）とノルウェー（注31）で行われた調査で得られたが、ノルウェーの研究で違っていたのは、最近の同性愛経験について男性と女性の割合に性差が見られなかった（両性とも〇・九パーセント）ことであった。

合衆国での最近の調査もまた、出現率について一〇パーセントよりもずいぶん低い数字を出している。大部分の研究は、人口の約二パーセントがそれ以前の数年間に少なくとも一回の同性愛経験をしたということで一致している（注32）。一九九二年に国家世論調査センターによって行われた大規模な調査において、二・八パーセントの男性と一・四パーセントの女性が、「同性愛」あるいは「両性愛」であると明らかにした。それとは別に三・二パーセントの男性と四・一パーセントの女性は「異性愛」であるとしながら、ある程度同性に魅力を感じることを認めた。最近の無作為標本研究で最も高い割合が報告されているのは、市場調査会社であるヤンケロビッチ・パートナーズ社によるもので、そのなかでは五・七パーセントの回答者が「ゲイ／同性愛／レズビアン」であると認めた（注33）。しかしこの調査は「両性愛」の選択肢をまったく提示しなかったので、「同性愛」選択肢を選んだ人のかなりの部分が、もし可能であったなら「両性愛」に切り替えたであろう。ハーバード大学公衆衛生学部によって最近発表されたまた別の研究では、比較的高い比率の同性愛的な行動と感情が見いだされたが（たとえばそれは合衆国の六・二パーセントの男性、三・六パーセントの女性が過去五年間に同性と性的な接触をもったことがあると結論した）、その研究は質問の言いまわしが稚拙なため、問題のあるものとなっている（注34）。

同性愛は汚名をきせられた状況にあり、調査の回答者には、彼らの同性愛感情や行動について決して率直ではない人もいるということを勘案しなければならない。大抵の調査はこの問題を減ずるよう意図した手法を用いてはいるが（たとえば回答者が面接者に直接、セクシュアリティに関する申告をしなくてもよいなど）、この可能性があるため、大多数の研究が強調しているのは、調査結果の数字が最小の見積もりと考えられるべきであるということでもある。いくつかの研究については技術的な批判もあった（注35）。このように、一〇パーセントの数字に執着するゲイなどの人たちが、その数値を立証できる可能性は、依然としてある。

しかし、これらの研究が同時に明らかにしているのは、低い出現率を認めるのを、ゲイやレズビアンたちが非常に躊躇してきたのはなぜか、という問いに対する理由となる可能性があることだった。つまり非常に多くのゲイが、同性愛の出現率が標準よりもはるかに高い場所に住んでいるということだったのだ。たとえば英国の調査では、行動に根ざした基準（過去五年間に少なくともひとりの同性の性交の「パートナー」をもった）によってゲイとされた少なくとも四三パーセントの男性がロンドンに住んでいて、彼らの大多数は英国の他の地域から移住していた。対照的にゲイでない男性の中でロンドンに住んでいたのは一三パーセントだけであった。結果として、ゲイ男性はロンドンの男性人口のうち五パーセント近くをなすが、ウェールズやスコットランドの人口の〇・五パーセントでしかない。この現象はレズビアンではそれほど顕著なものではないが、それでもレズビアン以外の人と比べると、二倍の数のレズビアンがロンドンに移住していた。合衆国ではゲイ、とくに男性のゲイたちはことさら極端に集中しているかもしれない。ある「ゲイ地区」では——カリフォルニアのウエスト・ハリウッドの街——自認しているゲイとレズビアンが人口の約三〇パーセントをなしており（注36）、一方でアメリカの田舎の小さな街では九九パーセント以上が「ゲイではない人」なのである（注37）。このようにゲイの人たち、とくに男性は自分の周囲の環境にもとづいて、同性愛の出現率についてもっぱら大げさな意見を展開しがちである。

ヨーロッパと合衆国以外の国々での出現率のデータはきわめて不十分である。すべての人が同性愛であったり、同性愛者が一人もいない文化についての報告は、疑いなく想像上のものである（注38）。自分の文化には、外国人がそれをもたらすまでは同性愛は存在しなかったという、世界中に広まった信念もまたそうである（注39）。社会学者のフレッド・ワイタムは、自分の異文化に関する研究に基づいて、男性同性愛の出現率はどんな国でも、ほぼ同じであると述べた。つまり、サンフランシスコのような特殊な例を除いて、大都市の男性人口の約五パーセントが同性愛であると彼は見積もった（注40）。

両性愛および性的指向の安定性に関する話題と同様に、各文化における出現率の問題も性的指向の生物学的、遺伝子的基盤に関する議論で取り上げられてきた。同性愛はある国や民族では他より、はるかによくあることなので遺伝子に基づくものではあり得ない、という趣旨のことをしばしば耳にする。もちろん実際には、多くの遺伝子の出現率は異なった国、民族でまちまちである（これが民族の存在理由の一つである）。したがって、たとえ世界のある地域で他よりも、同性愛が有意に高頻度だと示されることがあったとしても、そのような知見から、何が人の性的指向を決定しているのかという質問に対して語られることはないだろう。純粋な遺伝子理論を棄却できる唯一の出現率データは、同性愛がある文化において、急によくみられるようになった、あるいは急にみられなくなったと示すものだろう。この種の長期的なデータはきわめて限られているが、ヒルシュフェルトのデータと最近の調査との比較は、西洋文化における同性に惹かれることの出現率は前世紀からどうやら安定に保たれてきたということを示唆している。劇的に変化したのは、同性愛であることを公にする人の割合である——この知見は驚くにはあたらない結論を導く。すなわち、ゲイの人びとがカムアウトする意志は、自分自身のいる文化によって強く影響を受けることである。

まとめ

概していえば、キンゼイ・スコアに基づいて性的指向の客観的なカテゴリーに人を割り当てることができるかどうかという問題は、やや不確かなままである。明らかにキンゼイ・スケール上のすべての位置に人は存在するが、男性の分布は二モードであるように思われる。したがって、少なくとも暫定的な基準として同性愛者と異性愛者を、大多数の男性を客観的に分類できる区分けである、というのは理にかなっている。女性については、現時点で客観的に分類可能だという確固たる証拠はない。したがって、女性に「同性愛」「レズビアン」あるいは「ゲイ」という言葉を使うときには、語っている女性群が性的指向に関する連続体の恣意的な区分けかもしれないということを、心に留めなければならない。キンゼイ・スケールや性自認に基づいた、恣意的な区分けを形作るものとして両性愛の男性と女性を定義することはもちろんできるが、「両性愛」は男女どちらでも客観的な分類ではないようだ。

さらに問題なのは、すべての文化、異なる歴史上の時点における性的指向様式の一貫性に関する問いである。われわれが自分の文化の中で見るような一般的様式——大多数の人がもっぱら異性に惹かれ、少数派がもっぱら同性に惹かれる——が、あらゆる文化にあてはまる、という考えを否定するものは歴史的、人類学的記録には何もない。しかしその記録はあまりにも不完全で、態度や信条が移り変わることによって、ゆがめられているため、この様式が普遍的であると確信することはできない。普遍性があるという仮定の下に進みつつ、新しい証拠で保証が得られたら修正をいとわないのが適当だろう。

最後に、さまざまな形の同性愛（たとえば年齢の離れた形、トランスジェンダー的な形、調和のとれた形）が発達上の仕組みを共通にもっているのか、それとも完全に異なった発達プログラムから生ずる完全に別個の存在として考える方が良いのか、われわれにはわからない。研究者は被験者のセクシュアリティについて（それが可能な場所で）詳細にわたる情報を得ることが重要であり、そうすれば、同性愛の発達における異なった経路が（もしそれがあれば）実際に明らかになるであろう。他方で、存在を過度に区分けすることは逆効果となる可能性がある。科学は、仮定が単純なままでいる時に最もたやすく進歩する。人びとを区分けする適当な方法はただ一つ——男性と女性——であるという仮定の下で、莫大な量の事柄が性に関して知られてきた。今われわれは、それがすべての筋書きではなく、性的指向もまた考えに入れなければいけないことを知っている。現在では、性的指向が性別以外の唯一の重要な分類であるという仮定の下で、多くの事柄が学ばれつつあるが、結局は、そのような分類の欠点もまた、明らかになってくるだろう。最初から、可能性のあるあらゆる多様性を考慮に入れておくことが、停滞への処方箋となるであろう。

3

言葉による治療

フロイト

一九一五年にジークムント・フロイトは次のように書いている。「精神分析の研究は、同性愛者を特別な種類の人間集団として、他の人間と区別しようとする試みには、断乎反対する（注1）」。この言葉をもって、フロイトはウルリヒスとヒルシュフェルト（あるいは彼が好んだ呼び方を用いるなら「倒錯者《スポークスマン・》の代弁者《オブ・インバーツ》」）の考えからきっぱりと手を引いた。つまりウルリヒスとヒルシュフェルトがその身を捧げていたのが、まさにこの試みだったのである。

なぜフロイトはこのような宣言をしたのだろうか？　彼は「あなたは同性に魅力を感じたことがありますか？」や「自分と同性の人と性交をしたことがありますか？」という問いに対する答えをもとに、人を二群に分けることができることは、もちろん分かっていた。しかし彼は、そのように定義されるカテゴリーは大した意味がない、つまりそれは人間の本質や個々人が抱える心理について重要なことを多くは語ってくれないと信じた。フロイトにとっては、心の重要な働きというものは目に見えないものだったからだ。彼は上の文章に次のように続けている。

必ずしもはっきりとは顕現しない性的興奮を研究すると、すべての人間は同性愛的対象選択を行なう能力があり、実際に無意識では行なってきていることがわかった。事実、同性に向いたリビドー的愛着は、異性に向いたものと同様に正常な精神生活に一役買っている一方、病気を引き起こす力として、より甚大な働きをする。対照的に精神分析では、幼児期、原始社会歴史の初期に見られるような、性別に関係ない対象選択、つまり男性と女性のいずれの対象でも平等に選べるような自由が、どちらか一つの方向へと制約された結果、正常型と倒錯型に発達していくというのがそもそもの基盤である、と考える。

一見したところ、これは早期の両性愛期の後に、同性あるいは異性に惹かれる心情のどちらかが選択的に排除されて異性愛か同性愛になるという、第1章で大まかに述べたヒルシュフェルトの発達理論と大差ないように思われる。しかしこの二つの理論は実際にはまったく異なっている。ヒルシュフェルトのモデルによると、早期の両性愛期には、片方は男性に惹かれ、もう片方は女性に惹かれる二つの異なった神経中枢が同時に存在する。さらに、これら二つの中枢は実際にこの早い時期に機能しているのかという問いに対し、ヒルシュフェルトははっきりそれを肯定したが、彼のモデルではこの問いはまったく本質的ではない。一方、フロイトの考えでは、そのような別々の中枢は存在しない。幼児にあるのは、性欲動すなわちリビドーであり、それはまだ特定の種類の対象と不可逆的に結びついてはいない。重要なのはリビドーが幼児期早期に確かに機能しているということなのだ。まさにこの機能していることが、発達を促すのである。

フロイトが『性欲論三篇』で定義したように、リビドーは性本能、つまり摂食の領域における空腹感と性の領域で等価なものなのである。したがって、それは一般的な駆動力ではなく、性だけに特殊化したものである。それにも関わらず、フロイトによれば、この対象についての特異性は私たちが普通に信じているほど固定されたものではない。成人が体験する意識的な性的感覚においても、ある程度は、性的欲望はその対象あるいは対象群とは別に考えられる。「一つの型（horniness）」という言葉は、少なくとも男性にとっては、なんらかの仕方で出口を見つけた、対象が特定されない性的興奮、という意味を帯びる［訳注1］。しかし、フロイトによると無意識ではリビドーははるかに自由に変化する。意識的には性的魅力があるとは認めない対象群に向けられることがあるだけでなく（たとえば異性愛の人が同性の人に向ける）、昇華などの過程を通して、芸術的創造や知的労働、慈善活動に、またつつましやかさや野心、さらには信仰心といった性格面に現れるかもしれない。フロイトの考えでは、リビドーの働きが（明らかに性的な）「倒錯」だけでなく神経症の原因となっており、その性的な起源は意識からの抑圧にあるとした。単に空腹の本能の障害と考えられがちな神経性食思不振症や過食症、そして肥満のような病気でさえ、おそらく無意識にリビドーの働きを抑圧した結果である。端的にいうと、フロイトは、リビドーが人間の本性の非常に大きな部分を形作り突き動かしていると信じていたのだ。

このようにリビドーを広く概念化することの問題点は、どのような例でも、その関連性を確かめることも反論することも、ほとんど不可能になってしまうことである。とりわけこれは乳児や幼い子どもの場合に当てはまる。このような問題に直面して、フロイトは小児性欲の例としてある特殊な行動——おしゃぶり——を取り上げた。おしゃぶりは幼児の記憶にある性的な快感、つまり主に母親の乳房を吸う際の快体験をくり返し感じるための試みだから性的なのだ、と彼は主張したのだった。

この解釈には二つの問題点がある。第一に、超音波画像の発明によって、乳児と同様、胎児もしばしば親指を口に含んでいることが明らかになった。胎児が積極的に吸っていようがいなかろうが、親指を口に含むことが明らかに母親の乳房を体験する前に何らかの満足をもたらしているのが分かる。

さらに重要なのは、飢えや渇きではなく（あるいは同様に）リビドーによって乳首を吸うということまで引き起こされるとした理由は何なのだろうか？　フロイトによれば、単純な観察で答えは得られる。「赤ん坊が乳房に十分満足して仰向けに寝そべり、頬を赤らめ幸福な微笑を浮かべて眠り込んでいるのを見れば、この姿は後年の性的満足の表現の原型となっているという印象を持たざるを得ないであろう（注2）」。しかし同様に、その乳児の乳を飲んだ後の行動は大人が心のこもった食事をとったり、数杯のビールを飲んだ後に見せる表情と似ているということもできるのではないだろうか？　それが性交後の行動にとくに似ているというのは明らかではない。

乳を飲んでいる乳児がペニスを勃起させたりヴァギナを充血または収縮させているのか、オーガズムの徴候を見せているのか、あるいは（少なくとも思考実験においては）性交あるいは性的な対象選択に関わる脳の神経回路が乳を飲んでいる間、活性化するのかと問われるのは当然のことかもしれない。しかし、これらのうちどれも起こらなくても、性的興奮またはオーガズムを身体的に表現する回路は幼児では機能していない、リビドーは性器段階までまだ発達していない、リビドーは脳のある神経繊維群の活動では表されないという議論になってしまうだろう。フロイトの理論はポパー的な意味［訳注2］では、必ずしも反証できないものではないが、しかしそれは（「性的」という言葉の定義があいまいなので）証明するのも論破するのも難しいほどつかみどころがない。

とにかく、フロイトは、口は乳を飲むことやおしゃぶりに携わっているので「性感帯」と考え、幼児は心理性愛的発達における「口唇期」にあるとした。しかし身体の他の部分も同じように性感帯となり得るであろう。というのは「性的な吸引に夢中になっている小児は自分の身体を探し、どこか一個所を吸うのに選ぶのだが、この個所がやがて習慣の力によってとくにお気に入りになる。その際、もしたまたま小児があらかじめ定められている個所（乳頭、性器など）にゆきあたるのなら、もちろん、そこをいつまでも好む」と彼は書いているのだ（注3）。

これがうそだというわけではないが、明らかに間違った仮定、つまり幼児が自分自身の乳頭や性器を吸うことが可能だという仮定を含んでいる。しかし、仮にそんな離れわざが可能な幼児がいたとして、どうして乳頭や性器を吸うことで、そこに性感が与えられることになるのだろうか？　ともかくフロイトは、吸われた結果、親指が性感帯になるとは決していっていない。フロイトは「生物学的な」解釈つまり（親指からではなく）性器や乳頭から性的興奮に関与する脳神経回路に至る特殊な神経回路がある、という解釈を強いられたくはなかった。それゆえ彼は、本書の後の版で「さらに熟考すると……、性感の特質は身体のあらゆる部分や、内臓の諸器官に備わっているとみなさざるをえなくなってしまった」といって、問題全体をまとめた。残念ながら、この結論はそもそもの問い、つまり親指や後頭部などではなく、なぜ性器や乳首が通常性感帯として感じられるのかという問いに答えていない。

男性同性愛を語る上で特に関連があることは、肛門の性的な役割である。フロイトによれば、幼児は排便で性的快感を得ている。やがてこの快感は禁じられ、幼児はそれに関連したリビドーを抑圧しなければいけなくなる、と彼は主張した。神経症の成人では、その抑圧されたリビドーが、便秘や秘密のスカトロ的行為など変形した形で再び現れる。リビドーのこのような面が抑圧されないでいると、それは成年期まで持続して、倒錯すなわち受動的な肛門性交への願望として現れることになる。フロイトはこれについて明言はしていないが、おそらく抑圧の失敗は男児と女児のどちらにも起こり得ることで、必ずしも同性愛と関係してはいないだろう。それでもフロイトの目には、肛門期を越えて発達できないのは一部の同性愛男性の性的発達における特徴と映った。さらに、リビドーがその人自身の体の一部に向けられる発達の時期に由来するので、このような成人のセクシュアリティは「自己愛的」である。

肛門性愛が（正常に）抑圧された後、小児のリビドーはペニスに集中する。これがいわゆる男根期である。唯一の問題は、女児は焦点を合わせるべきペニスを持っておらず、単なるクリトリスしかないということである。そのため女児は男児を羨むようになり、自分が去勢されたのだと信じてしまう。一方で男児は、自分はおそらく父親によって将来去勢されるのではないか、と恐れるのである（心理学用語でいう「去勢」とはペニスあるいは男性器全体の除去であり、精巣のみを意味するのではない）。

ここまででは、小児のセクシュアリティは自体愛的であった。つまり小児自身の体に向けられていた。次の発達段階は、男児の場合にはリビドーの方向が自分たちのように賞賛に値する男性器を持つ他者に向かう段階である。これが同性愛期である（ただし後に意識上で思い出すことのない幼年期の一時期に生じる）。ある者は単純にこの時期に留まる。「後年、同性愛になる人たちは選択の対象が自分たちと同じような性器がなくてはならないという束縛からまったく解放されていないように思われる……（注4）」とフロイトは一九一一年に書いている。

幼児期に（自己愛期や両性愛期に対するものとして）「同性愛」期がたしかにある、というのは疑問である。この考えを支持する観察可能な証拠はまったくない。フロイトは精神分析の手法により、同性愛期に抑圧された記憶と思しきものを明らかにしたことだけを証拠としている。さらに、ゲイの男性は自分の性行為の対象に男性器があることを要求せずにはいられなかったという考えは、前の章に挙げたフロイトの男性同性愛に対する非常に有名な説明、つまりゲイ男性の中心的な問題は自分の母親――すなわち男性器がない者――に性的に惹き付けられるのを打破できないことだというのと矛盾する。明らかに、フロイトは男性同性愛に二つの別の道筋、つまり「前エディプス期的」な道筋と「エディプス期的」な道筋があると考えていた。

異性愛者の母親に向かうリビドーは、だいたい四歳くらいの少年に現れ、多少なりとも潜伏した形であるが、思春期まで続く。そのとき、そのリビドーは、通常、他の女性に再び方向付けられ、さらに強く、よりはっきりとしたものとなる。この再方向付け（あるいはエディプス・コンプレックスの解消）の失敗こそ、フロイトのよく知られた理論では、男性同性愛の基礎となるのだ。母親と自分の間の性的な結び付きを再演することを求めて、成長期の少年は母親に自分を同一化し、性交の対象としてエディプス期の自分自身に相当する人、つまり男性を選ぶ。幼児期早期に父親の敵意や母親の行き過ぎた愛情によって引き起こされた去勢不安は、少年をこの同性愛への道に追いやる重要な要因と考えられている。

この理論が稚拙なのは、この理論で異性愛を説明するほうが、同性愛よりもどれだけたやすいかを考えてみれば、きわめてはっきりする。つまり、結局ストレートの男性は、女性と恋に落ちるときにはいつも、エディプス期の関係を再演しているとみることができる。一方でゲイの男性にとっては、性交の対象として男性を好むには、（自分自身のものから母親のものへと）アイデンティティを変換することが要求される。そのような変換が起こっている確固たる証拠はない。たとえば、ゲイ男性が女性的だという証拠は、ヒルシュフェルト流の生得的なジェンダー不適応説にも、フロイト流のエディプス期の変換説にも、同じように当てはまる。また、ゲイが惹かれる対象が、母親との関係における自分自身を象徴するということを示唆している事実は何もないようだ。たとえば、そのような性交の対象となるのは前思春期か、遅くても思春期までの男児だと考えるだろう。しかし、実際にはゲイの男性は一般に成人の男性に惹かれる。ある研究によれば、実際に、ゲイの男性が好む相手は異性愛の男性が好む相手より有意に年齢が高い（注5）。

フロイトは一九二二年の論文（注6）で男性同性愛についてさらに複雑な説明を打ち出した。ここでは、原因となる要因――強すぎる母親への執着――は彼のそれ以前の論文と同じである。しかし、男児に兄がいた場合、この執着は母親の愛情を求めて兄との間で熾烈な競争を引き起こす。この競争は、実際に兄を殺すという形では表現できないので、競争への衝動は抑圧、変形され、性的に惹かれるという形で再び現れる。このように、ゲイが男性に惹かれるのは、この論文以前の筋書きにあるように自分自身を誘惑しているのではなく、兄を誘惑しているのである。フロイトはこの機構が広く同性愛を説明すると信じた。

　フロイトの女性同性愛についての論文は極めて限られている。長期に亘る女性同性愛者の治療例が彼の一九二〇年の著作『ある女性同性愛の一症例の病因論（*The Psychogenesis of a Case of Homosexuality in a Woman*）』（注7）に収められている。フロイトによれば、この女性の人生の中で主要な原因となった出来事は、彼女が一六歳のときに弟が生まれたことだという。

　彼女は子ども、それも男の子が欲しいという願いを強く意識するようになった。つまり、彼女が望んだのは父親の子であり、彼の映し身であったが、彼女が意識の上でそのことに気付くことはなかった。そして次に起こったのはなんだったであろうか？　子どもを産んだのは、彼女ではなかった。彼女が無意識に憎んでいた競争相手、つまり母親だったのだ。彼女は激しく怒り苦しんで、父親や男性すべてから顔を背けた。このように最初に大いに倒錯してしまい、彼女は女であることを否定し、自分のリビドーの行く先を別のところに求めた。

　おそらく、弟の誕生はそれだけでは女性を同性愛に向かわせるほどの外傷ではないと感じて、フロイトは彼女の人生の早い時期を支配したほかの原因も探した。そしてフロイトは、子ども頃、彼女は「元気のよい少女で、いつも跳ね回ってケンカをしていた」こと、「顕著な『男らしさへのコンプレックス』の徴候があることを知ったのだ。兄の男性器を見た後では、彼女はペニスへの羨望に捕われるようになった。「実際に彼女はフェミニストだった。彼女は少女たちが少年たちと同じくらい自由にしてはいけないのを不公平だと感じ、女性に対しだれにでも反抗した。分析の時点では、妊娠と出産という考えは彼女には同意できないものだったが、それは、私が推測するに、部分的にはそれに伴い体型が損なわれるせいだろう」。このようにフロイトはこの女性の同性愛の重要な先駆症状として、幼年期のジェンダー不適応を持ち出してきた。この特性はヒルシュフェルトの性に関する非典型的な発達の概念によく当てはまるものだったが、この性質の起源を彼は説明しようとしなかった。この論文の終わりには、フロイトは主義を一変させて、実は先天的な同性愛の一例であると主張し、彼女の十代での出来事は同性愛を固定させはっきりさせるのに寄与したに過ぎない、とした。

幸いにも、問題のこの若い女性は、これらすべてに無関心であったようである。「かつて私が彼女にその理論のとくに重要なところ――彼女に深く影響する部分――を説明したとき、彼女は独特の調子で、まるで美術館に連れてこられて、鼻眼鏡を通してまったく関心のない作品を見ている貴婦人のように『とても面白いわ』と、返事をした」（注8）。結局、この分析は中断された。

フロイトがこの論文を書いたとき、経験していたと思われる両価的な感情は、女性同性愛同様、男性同性愛の原因にも範囲を広げられた。その論文の終わりで、彼は無意識の性的感情ではなく、人の明らかな性的指向だけを取り上げ、性的指向を生物学的要因に結びつけていた「偏向的な論文」（例としては、再びウルリヒスとヒルシュフェルトのもの）を攻撃した。同性愛の男性が異常に強い母親への固着を経験していることがわかると、フロイトは以下のように記した。「気まぐれな自然が『第三の性』を作ったという仮説は地に落ちた」。しかし、それに続く一節で彼は再び方向を変え、精巣を取ることで男性の性的指向を変えようとするシュタイナッハの努力を肯定的に評価し、彼はいくつかの例で、同性愛と「身体的な両性具有」の関連を認めている。

フロイトは、同性愛者は簡単に異性愛に転換できないという点では、ヒルシュフェルトと同じ考えだった。ゲイの息子を持つアメリカ人の母親に送られた、一九三五年の有名な手紙の中で次のように述べている。「われわれがどの同性愛者にもある異性愛傾向のしおれた芽生えを成長させることができる例も一定数あるが、大多数の例ではそうではない」（注9）。このように失敗してしまうことの理論的な説明は、同性愛は性的欲動の抑圧や再解放を伴う神経症ではなく、性的発達の失敗や停止した状態、すなわち倒錯である、というものだった。つまり精神分析で抑圧されたリビドーを暴くことはできたが、それ以前の長い年月「しおれていた」リビドーを正常に発達させることはできなかったのである（注10）。フロイトは同性愛やゲイの人たちに個人的な反感を持っていたらしいが、このように彼は、同性愛者に対する精神分析を通じて「治療的」攻撃を意図的には始めなかった。彼の個人的な影響がさまざまな形であるとしても、彼は病気としての同性愛を否定し、ゲイやレズビアンが正常で有用な人生を送ることができるとはっきりと認めたのだから、むしろ同性愛者にとって好ましいものだった。

アメリカの精神分析医たち

同性愛に対する精神分析からの本当の攻撃は、とくに合衆国で活動しているフロイトの後継者たちから始まった。最初、その攻撃は女性同性愛ではなく男性同性愛に向けられていた。この分野では、ライオネル・オヴゼイ（一九九五年に死去）、アーヴィング・ビーバー（一九九一年に死去）、そしてチャールズ・ソカリデスという三人の名前が突出している。ソカリデスは現在もニューヨークで診療にあたっており、今なおゲイを異性愛に変えることができると主張している。

同性愛を「治療する」という試みが理論的に正当化されたのは、精神分析における同性愛の位置づけが「倒錯」から「神経症」へ変わったからである。オヴゼイによれば、ゲイの男性はしばしば女性の性器を恐れるが、それは女性器で去勢の危険を思い起こしてしまうからである。このため彼は女性への関心を抑圧するので、この関心に関わるリビドーは他の出口、つまり男性への関心となるのである。したがって、多くの「同性愛の」男性にとって、その同性愛傾向は真の指向ではなく、単にすり替えられた性的欲求のはけ口なのである。だから同性愛もあらゆる神経症と同様、抑圧の原因になったものを暴き出して目に見えるようにし、患者に無意識の不安を取り扱うことで治療できる、ということになる（注11）。

オヴゼイの考えは実際にはフロイトのセクシュアリティ理論をより広く解釈した改訂版の一部で、リビドーや幼児期の両性愛の概念にも疑問を投げかけるものである。しかしその理論的根拠とは別に、見方を変えるのに寄与した現実的な側面もある。四〇年代、五〇年代のアメリカでは同性愛の社会的受容はどん底に達していた。ゲイ男性自身も、その家族も、社会も強く同性愛を排除したいと考えていた。したがって、精神科医がゲイ男性の性的指向を変えようとするのには、強い動機があったのである。この観点からは、同性愛の本質に関する専門的な議論はショーウィンドウに飾りつけられた衣装のようなもの、すなわち治療的介入を正当化する程度であった。

私たちは精神分析医の役割が、共感をともなった中立性にあると考えがちである。彼あるいは彼女は話を聞くのが上手で、患者の考えを導いて無意識の葛藤を明らかにすることができ、しかも批判や指示はしないと考えている。しかし同性愛に取り組んでいたアメリカの精神分析医たちはまったく中立的ではなかった。マーチン・デュバーマンという精神分析体験のあるゲイの男性は、一九五〇年代から六〇年代にかけて東海岸の分析医を何人も渡り歩いた経験を語っている（注12）。最初の分析医は、デュバーマンが分析を続けるためにはボーイフレンドとの関係を断ち切るよう主張した。二人目は彼に、同性愛者であることを隠して女性と性的な関係を持ってみるのを勧めた（「結局、同性愛は君にとっていずれ過去のものになると思うよ。いつまでもそれにこだわっていると可能性のある将来を棒に振ることになるからね」）。三人目の分析医は二年間、実りのない面会を続けた後で、デュバーマンが同性愛をあきらめると決心しないなら、彼が同性愛であることについて口にすることさえ禁じた。他の治療者（分析医ではなかった）は異性同士が交流する集団療法を行なっていた（「君が自分で言うように女性に対して性的な興味が持てないのかどうか本当に知りたかったら、ジョアンと一緒に部屋に入って、ジョアンにのしかかってもらったらいいよ」）。

　このような治療者たちのやり方が適切かどうか考えるとき、心に留めておかなければならないのは、デュバーマンも彼の受けた苦しみの自ら望んだ共犯者であるということである。異性愛になろうとは決して望まず、両親を喜ばせるためだけに分析を受けたフロイトのレズビアンの患者と違い、デュバーマンは絶望的なまでに同性愛を「治療したい」と望んでいた。当時の多くのゲイと同様、彼も同性愛者同士の安定した関係の可能性を信じていなかった。幸いなことに、デュバーマンは今では能弁なゲイの歴史家・教育者である。

　この分析医たちの中には、不幸な同性愛者たちを助けて、彼らの望む異性愛者として適応させてやりたいという単純な動機以上のものを持った者がいたことが指摘されている。その中には、同性愛者がその性的指向で幸福なのか不幸なのかを考えず、同性愛やゲイの人びとに対し低い見識しか持ちあわせない者もいた。その中でもアーヴィング・ビーバーとチャールズ・ソカリデスはアメリカ精神医学会の『精神疾患の診断・統計の手引き（DSM）』（第11章参照）から同性愛を削除するのに反対するキャンペーンを活発に行なった。ソカリデスは、同性愛者たちは責任ある仕事につくのに不向きで無能力な病理であると主張した（注13）。彼の一九七八年の著書『同性愛（*Homosexuality*）』で、ソカリデスは前エディプス期の男性同性愛に病的性質があることの証拠となる特徴を一五項目も書き並べた。以下に挙げる。

一　女性性
二　女性に呑み込まれることへの恐怖
三　心的過程の原始的状態
四　身体の統一性が崩壊してしまう恐怖
五　洞穴にいる夢などに見られる呑み込まれることへの恐怖
六　同性の相手とだけ行なわれる性行為（明らかに、これがゲイであることの当然の結果とは見なされていなかった）
七　攻撃衝動の損傷。「通常、恋愛感情や愛情は激しい攻撃性を覆い隠すうわべだけの合理化と考えられる」
八　不安を軽減させるために性行為を行なう
九　同性愛行為の嗜癖的（中毒的）性質
一〇　男性への関心は実際には父親からの愛を求め、父親

に復讐したいという気持ちを表す
一一　強い劣等感と罪悪感。これは社会の偏見がもたらすものではなく、同性間の性行為が解剖学的に不適当だと自覚することによる
一二　精神的マゾヒズム
一三　前エディプス的及びエディプス的不安
一四　同性愛的行動をやめようとすると起こる強い不安
一五　同性愛はしばしばフェティシズムや女装症、露出癖を伴う（注14）

一九九二年のインタビューで私はソカリデスに、どうして彼の息子のリチャードは同性愛になったのかと聞いたら（注15）、彼はひどく怒り出して他の言葉にはさんで「私が君に、君がＨＩＶに感染しているかどうか聞いたら、君はどんな気持ちがするかね」と言った。彼が認めようと認めまいと、彼は明らかに、同性愛を死に至る可能性のある感染症と同等のものと考えていたのである（注16）。

いまだ活発に同性愛者を異性愛に変えようとしているもう一人のフロイト派の治療家は、ジョセフ・ニコローシである。彼はカリフォルニア州のエンシノ・トマス・アクィナス・クリニックを中心に活動している（聖トマス・アクィナスは子孫を残すためにするセックス以外は罪悪だというキリスト教の教義を打ち立てた人物である）。ニコローシは「ゲイでない同性愛者」、つまり同性には惹かれるがゲイ・コミュニティには参加したくないと思っている人びとの性的指向を変えるよう主張している。しかしニコローシが、本人がゲイになりたいかどうかに関係なく、明らかに同性愛を病理学的に問題があると考えていることは、彼の著作『男性同性愛の代償療法（*Reparative Therapy of Male Homosexuality*）』の次のような文章に示されている。

二人の男性が、すべてを完全にあけっぴろげにして、お互いを受け入れることは決してできない。そこには生来の解剖学的な不適合だけでなく、もともと心理学的に適合しない面もある。相方が同じ不足を抱えて寄り合っている。それぞれが相手の中に、その性の不足を満たすものを、象徴的かつ性的に見出そうとしている。しかし相手もその点で完全ではないので、関係は幻滅のうちに終わることになる。

同性間の関係にもともと無理があることは、粗探し、いらいら、息苦しい感じ、あるいは権力闘争、独占欲、優越感、さらには倦怠、幻滅、感情的引きこもり、そして不誠実などに見られる。彼は男性に欲情しているのだが、その

同性愛者はそうしたことを不安に思っている。この両価性に捕われた結果、同性愛の関係は真の親密さに欠けることとなる（注17）。

ビーバー、ソカリデスら分析医たちは、少なくとも症例のかなりの部分については、同性愛を「治療する」ことができると強硬に主張していた。ビーバーは一九五〇年代の終わりに、ゲイの男性を扱う精神分析医の経験を大規模に調査した。集まったデータによれば、治療の結果、最初は完全に同性愛であった男性の一九パーセントが完全な異性愛者に変わり、また別の一九パーセントは両性愛になった。初めに両性愛だった者の中では、五〇パーセントが完全に異性愛になった。ビーバーは高い確率で性的指向が変わるゲイの患者のある特徴を強調した。すなわち、異性愛になりたいという願望を表現していること、患者と父親との関係が良好であること、異性間の性交を試みた履歴があること、異性愛的内容の夢を見た履歴があることである。また若年者の方が、より年齢が上の人達と比べて異性愛になる確率が高かった。子どもの頃、著しくジュンダー不適応だった人や、患者の母親が夫よりも子どもを好んだ場合には、変化は望めなかった（注18）。同様の、しかしもっと規模の小さい調査が精神分析を受けているレズビアンについて行なわれたが、結果はほぼ同様であった。一九人のレズビアンのうち八人が治療の結果完全に異性愛になったと報告された（注19）。

これらのデータの妥当性を評価するのはほとんど不可能である。その「治療」の真実性や効果の持続性を確かめるような独立した追試はこれまで行なわれてこなかったし、関係した個人の身もとは、もちろん、医療機密として隠されている。精神分析の世界では、同性愛者の中には精神分析により異性愛に変わる者がいると、いまだに広く信じられているようである（注20）。しかし、精神分析的な方向性を持たない精神科医の間ではそのような信念は一般的ではないだろう。精神分析によって異性愛になることができたというゲイの男性からの、マーチン・デュバーマンの自叙伝と対になるような体験談は出ていないのだ。ある程度両性愛的である人たちの性的なエネルギーを、もしその人たちが極めて強く望むなら、彼らが持っている異性愛的な面に向けるよう手助けすることはできるかもしれない。これが単に行動上の適応に過ぎないのか、人の根底にある性的指向の本当の変化なのかは答え難い。

精神分析は、もちろん金と時間のかかる過程であり、一般的にごく一部の人しか受けられないものである。しかし、精神分析医の見方は彼らの診察室を飛び出して広がり、同性愛に対する一般の人びとの見方にまで影響を及ぼした。一例が一九六八年の『ストレートへと成長すること（*Growing Up Straight*）』という本であり、これはビーバーの考えを大衆化した（注21）。おそらくこの本で最も注目すべき箇所は国立精神保健研究所の当時の所長であったスタンリー・ヨールズによる熱烈な序文であり、次のように結ばれている。「親の理解が広がり、科学的な調査が進めば、おそらく、誰の子どもでも同性愛の犠牲になる機会が次第に減ると思われる」。これが、アメリカ精神医学会の公式な精神障害のリストから同性愛が削除されるわずか五年前に書かれたものなのだ（第11章参照）。

ヨールズの言葉は、不当な評価を受けている同性愛に対して精神分析が取りうる方法論が、どのくらいゲイやレズビアンの親に影響を与えたかということに光を当てた。ビーバーらは、このような親のほとんど全員、とくにゲイ男性の父親が息子に対して敵意や疎外、拒絶などの明らかな病理を示していると主張した。ビーバーによると、この研究ではゲイ男性の父親で「はっきりと正常な親」と考えられる者は一人もいなかった。六〇年代と七〇年代に、精神分裂病やその他多くの精神障害の原因がそう思われたのと同様、一般に、欠陥のある親が同性愛の原因と考えられていた。こうして分析医によって病的とされたのはゲイやレズビアンだけでなく、その親たちも、であった。そしてついに親の中から反撃の声を上げる者が出てきた。一九七〇年代には親の支持団体が立ち上がり始め、一九八〇年代初めにはいくつかの団体が一緒になって、ゲイとその家族の精神衛生のための全国組織「レズビアンとゲイの親と友人の会（PFLAG）」を結成した。

ゲイを肯定する精神分析医たち

精神分析は一般にアメリカの精神衛生学界の中でも最も保守的で、反ゲイ的な分野だったが、その中からゲイを肯定する声が聞かれ始めている。一人の精神分析的方向性を持った精神科医でUSC（カリフォルニア州立大学）とUCLA（カリフォルニア大学ロサンジェルス校）のジャド・マーマーは、多くの精神科医と違って、彼の個人的な友人の輪にゲイが何人かいたということもあり、一九六〇年代終わりにゲイに代わって発言し始めた。彼がフロイトの病因論を捨てたわけでは決してないのだが、マーマーは同僚の多くより、性的指向についての生物学的な見方をいくらか受け入れる態度をとっていた。七〇年代初め、彼は同性愛を精神障害からはずすための運動で重要な人物となり（11章参照）、それ以来彼はゲイの権利が絡んだ訴訟事件で、ゲイにとって好意的な証言もしている（12章参照）。マーマーはこれまでに同性愛に関する話題を広く書いてきている（注22）が、私の印象では彼の貢献は、新しい理論を発展させたというよりも、その議論に人間性と懐疑論を注ぎ込んだことにあると思う。数年前のエリック・マーカス［訳注3］とのインタビューで彼はこう振り返っている。

その頃、われわれはまだ家族力動ですべてが解釈できると考えていた。父親と競争することへの恐怖。近親相姦の壁。去勢恐怖。ああ、われわれはその去勢恐怖の神話をどれほど利用したものか！　人びとに去勢恐怖がないといっているわけではなく、今では私はまったく違う表現でそれを理解している。それは実際のできごとではなく、象徴なのだ。その頃、われわれはその言葉がほとんど、文字どおりの意味を持つと信じていたのだ（注23）。

もう一人の精神分析医、コロンビア大学のリチャード・C・フリードマンは同性愛とその原因について中立的な見方をとることの重要性を強調した。フリードマンは異性愛者だが、彼は性的指向を、心的構造の水準（病気か健康か）の軸や人格のサブタイプ（演技性、強迫性、被虐性など）の軸と直交する（したがって、それらとは独立な）性格の軸として示している。多くの分析医と違い、フリードマンは性的指向の生物学的な理論に積極的な興味を持ち、彼自身、この話題に関する生物学的研究に関わってきた。

フリードマンは幼児期のジェンダー不適応――ヒルシュフェルトが認めたとおり、同性愛に先立ってよく見られる特徴（第4章参照）――に関しては中立とはいえない。フリードマンは、彼の一九八八年の著作『男性同性愛（*Male Homosexuality*）』で次のように書いている。

家族の病理に加えて、女の子っぽい男児は、しばしばさまざまな精神病理を表す。これは女っぽさという徴候がより大きな精神医学的な障害の一部であることを示している（注24）。投影法的な心理テストでは、しばしば特徴的な形で異常となり、その症候が反対の性の社会的行動だけではなく、その子供の内にある自己-対象世界をも含んでいることを示している。女の子っぽい子どもたちについての経験主義的な研究の結果、有力な分析医たちが、ほとんどの成人した同性愛者の背景にあると仮定してきた症状が、多くの患者やその家族においてはっきりと見られるようになってきた。これら精神分析医のデータベースには、幼いときに完全にあるいは部分的に女の子っぽかった子どもたちのデータが異常に多いというわけでもなかろう（注25）。

フリードマンは幼少時に明らかにジェンダー不適応だった既往があるゲイ男性の一群を切り離して、彼らに「病気」の人たちというレッテルを貼るか、少なくとも彼らの同性愛は病理学的な起源を持つ、としたいようである。これはジェンダー不適応の男児たちについての明白な事実を無視している、と私には思われる。つまり、より世間並みであるが同性愛者に成長する男児たちと違い、彼らが敵意に満ちた非難など、心的外傷となる「矯正術」に非常に早い時期から曝されているということだ（第4章参照）。幼年期のジェンダー不適応が全般的な精神病理に関係していることを示すためには、女性的な男児に寛容で受容的な家庭や社会でもそのような病理が現れることを証明しなければならない。一方、現れない証拠ならある（注26）。

フリードマンの考えた同性愛に関する中立性には実際に疑わしいところがある。デューク大学の英語学教授イヴ・コゾフスキー・セジウィックが指摘するように、フリードマンはかなりステレオタイプな男らしさを信奉する男性（ゲイであれストレートであれ）だけが、完全に精神的に健康であるとしている。不幸にも、ゲイの男性やゲイのセラピストはこの点で、しばしばフリードマンの先導に付きしたがってきた。つまり、彼らはしばしばゲイが成長する際のジェンダー不適応に有益な重要性があるのを、隠そうとしたり、軽視しようとしてきた。「成人したゲイの言説から、女の子っぽい男児のことが抜け落ちているのは、致命的な理論上の欠陥を意味するだけに止まらないだろう。それは、ゲイを肯定する精神分析にとって中心に据えられるべき、内面化された同性愛恐怖的、女性恐怖的、小児恐怖的憎悪を無視してしまうことを示している」とセジウイックは書いている（注27）。

男性同性愛の精神分析学的考察に関する重要な調査論文の著者、ケネス・ルイスは性差別（あるいは「女性恐怖」）が歴史的に見てその分野の反ゲイ的な偏見の基礎となっていると結論付けている。ルイスによれば、精神分析医はゲイの男性について貧しい考え方しかできない。なぜなら、ゲイの実際のあるいは目に見える女性的な特徴が「欠陥のある男性」という烙印を押すからである（注28）。もしそうだとすると、フリードマンは、彼が（そして他の多くの人が）ゲイを不公平に見てよいとする性差別を打ち破る決定打を出せなかったのである。

コーネル医科大学のリチャード・アイゼイは、ゲイの精神分析医であることを公にしている稀有な例である。実際、彼はアメリカ精神分析学会を説き伏せ、ゲイやレズビアンが分析研修生となるのを認めさせる一助をなした。アイゼイは診療の中で多くのゲイの男性を診てきたが、その中には早い段階で異性愛に変えるよう努力がなされ、重篤なトラウマを受けた患者もいた。一九八九年に彼は男性同性愛についての自分の考えを、非常に読みごたえのある一冊の本『ホモセクシュアルであるということ（*Being Homosexual*）』（注29）にまとめた。

アイゼイは、彼がフロイト派理論の核心だと考えていたこと、すなわち成人後の生活での心理学的問題の前駆として幼年期における無意識の葛藤が重要である点と、その葛藤を解決する手段としてそれを明らかにするのが有用であるという点だけを残して、その理論の細部の多くを切り捨てていった。ゲイの男性にとって、同性愛を「定め」として受け入れ、ゲイの男性がたどる独特な発達過程を認識するような雰囲気においてだけ、この治療法はうまく行うことができる、とアイゼイは議論している。

同性愛の少年の発達過程は、エディプス期（つまり、ほぼ三歳から六歳）が始まるときに異性愛の少年と枝分かれする。彼は母親に性的感情を抱くのではなく、父親にこのような感情を向けるのである。その少年は、父親は異性愛者だと思っているから（あるいは少なくとも母親の伴侶であるから）、自分が魅力的な性的対象になろうとして、女性的な振舞いを身に付ける。このように、アイゼイのモデルでは、異性愛の少年において母親の愛情から父親を締め出すための努力の結果、ジェンダーが適応的であるのとまったく同様に、ジェンダー不適応は母親を父親の愛情から追い出そうと少年が努力した結果なのである。

父親自身の無意識の同性愛的な感情による部分もあるのだが、不幸なことに父親が息子が自分を誘惑しようとする努力に対して否定的に反応してしまうことはよくあることである。彼らはその息子と距離を置いたり、敵意を示したり、兄弟のうちの他の子どもを好むようになる。こうしてアイゼイは有名な「敵意のある父親とゲイの息子」の関係を取り出して、その上下を入れ替えた。父親の敵意が息子の同性愛を引き起こすのではなく、息子の同性愛に対する反応だとしたのである。この父親の拒絶によって、こんどは成長しつつある少年が自己を低く評価するようになるのかもしれない。

アイゼイは、多くのゲイが語る父親との敵意に満ちた関係が、少なくとも一部はゆがんだ記憶であるとも考えている。この歪みの目的は、幼年期の近親相姦的な欲望の過去を意識から締め出すことにある。アイゼイは、患者が話すことは何でも文字どおり受け取るのを普通は嫌う精神分析医たちが、この嘘についてだけはそのまま呑み込んで、それを従来の同性愛を分析する理論の中心に据えたことを皮肉と考えている。

『ホモセクシュアルであるということ』を書いてから、アイゼイの考えは、同性愛者の発達についてより広く「生物学的な」見地に移ってきている。近刊予定の著書『ゲイになるということ（*Becoming Gay*）』（注30）［訳注4］に書いているように、同性愛と幼年期の女の子らしさは共に、胎児期の発達を共通の基盤とするジェンダーの多様性の一部だ、という考えに重きを置いている。彼は、ゲイの息子に対し否定的に反応する父親は、息子の誘惑的な努力を拒んでいるというより、この生来の女の子らしさを息子としては不適当な性質だとして拒絶しているのかもしれない、と示唆している。

つい最近、レズビアンの性的発達についての精神分析理論に新たな関心が起こっている（注31）。レズビアンを肯定するこの新しい業績は、アイゼイらがゲイ男性の発達に関して行なった議論を、部分的に反映したものである。たとえばレスリー・ドイチェは（他の人たちと共に）、レズビアンの少女はエディプス期に、ゲイの少年とは反対の経験をすると提唱している。つまり、レズビアンの少女たちは母親と恋に落ち、誘惑的な努力を行なって、しばしば母親に拒絶される、というのだ（注32）。もう一つ共通する主題は治療環境の中での同性愛指向に対する受容的な態度が重要だということだ。しかし、レズビアンを肯定する精神分析の考え方には独自の道筋もある。中でも強調されているのが、レズビアンの幼年期の発達において両性愛の傾向がみられること（注33）、性別に関するアイデンティティ、性対象選択およびレズビアンとしての自己認識に関連がないこと（注34）、概して諸カテゴリーの価値や詳細な原因論の価値が低く見積もられていることである（注35）。

まとめ

直接的な治療技法としては、精神分析はそれ相応の需要しか得てこなかったが、分析医たちの影響力は、良かれ悪しかれ、彼らの患者側が示唆するのより、いつもはるかに大きいものだった。分析医たちは、心理学的発達上の主な経路を図示し、精神的外傷を永続的に治癒する方策を示してくれる深遠な思索者だと考えられてきた。しかしこの二〇年間で、生物学者が分子遺伝学や神経薬理学、脳の画像診断などの新しい技術で武装し、精神活動をより還元主義的に見て、驚くべき成果をあげていくにつれて、精神分析の知的権威は次第に損なわれていった。

けれども結局のところ、フロイトが予言したように、遺伝子、シナプスあるいは神経伝達物質といった水準と、意識・無意識の精神的過程の水準など異なった段階の研究成果を再び統合する必要があるだろう。唯一、親密かつ長期に亘り、剝き出しの不調和な精神的働きを観察する機会を持つ精神分析医だけが、この困難な統合に接近するための独特な立場にあるのかもしれない。フリードマンのように精神分析医の中に自分で生物学的研究に関わるようになった人が出てきたことで、この可能性はさらに高くなっている。そのような統合された結果が、最終的に性的指向についてどんな答えを出すか予言するのは難しい。しかし、こういう風にいえそうだ。この新しい出発は精神分析における反ゲイ的な伝統の終焉を画するものでもある。

訳注

［1］英語の horniness には「角の形をしたもの」と「むらむらした」という両方の意味がある。
［2］哲学者カール・ポパーのこと。科学と非科学の境界を

「反証可能性」によって定義づけた。彼の見解では、科学理論とは反証可能でありながら、いまだ反証されていない理論である。その理論によりポパーは、精神分析を「反証不可能」だとして科学とはみなさなかった。
[3] 歴史学者。ゲイの歴史を研究している。
[4] 一九九六年にアメリカでPantheon Books社から刊行済み。

4

同性愛の学習・脱学習

フロイトとその後継者たちが心の中の回路を明らかにするために、精神分析の方法を用いていた頃、心理学者たちのもう一つの学派は根本的に異なるアプローチを取っていた。この心理学者たち――行動主義者たち――は心を入力と出力の機能だけに還元しようとしたのだ。彼らは、心の知覚と行動のシステムは、初めは二～三の基本的な反応を媒介する生まれつきの反射経路によって結び付けられていると提唱した。関係を形成し新たな反応を学習する機構が一式揃っているため、これらの反射経路は経験の影響により、のちに修飾される。行動主義者たちの思想の先駆けは一七世紀の思想家トマス・ホッブスとジョン・ロックであった。彼らは、心はそこに入力される感覚によってできあがると信じていた。しかし心の科学的研究にこの概念を応用するきっかけとなったのは、ロシアの生理学者I・P・パブロフ（一八四九－一九三六）とV・M・ベクテレフ（一八五七－一九二七）だった。彼らは、条件付けを通して行動が変化するのを示した。

二人の最もよく知られたアメリカの行動主義者――J・B・ワトソン（一八七八－一九五八）とB・F・スキナー（一九〇四－一九九〇）――は、性的指向やその起源についての疑問にはあまり注意を払わなかった。それにもかかわらず、彼らの仕事はさまざまな面でフロイト派のアプローチに挑戦した。つまり、彼らは測定、実験、検証可能な仮説を強調したし、動物の行動と人間の行動の直接的な関連性を主張し、心について広い見方でなく極端に狭い見方をしたのである。ワトソンとスキナーが発展させた形での行動療法は、今やずいぶん時代遅れとなっている。精神活動のどんなものでも、それを遂行する方法を調べるには、脳の複雑な内部の働きを研究しなければならないという合意が広く得られているのだ。しかし、この行動主義者たちが決めた厳格な基準は、心理生物学のすべての分野に浸透している。その結果、脳や認知に関する科学者たちは精神分析学の理論の最も厳しい批判者となる傾向がある。

古典的条件付けでは、既に反応を引き起こしている刺激と引き起こしていないもう一つの刺激が同時に起こると、新たな反応が学習される。パブロフの有名な実験では、最初、犬は食物に対し唾液を分泌し、ベルの音に対しては分泌していなかったが、食物とベルの音が繰り返し同時に与えられると、犬はベルの音だけでも唾液を分泌し始める。オペラント条件付け――この大部分はスキナーの成果であるが――では、行動はうまく時期を得た「強化（報酬と罰）」によって変化させられる。

行動療法は、性的指向について精神分析の提案より、はるかに単純な説明の可能性を提示した。ある人が性交の相手に男性または女性、あるいはその両方を求めるなら、それは彼または彼女がさらされてきた特殊な一連の強化の結果と考えられるだろう。最も明確に正の強化をしているのは、もちろん性行動そのものに伴う快感、とくにオーガズムである。このように、最も単純な行動主義者のモデルでは、人の性的指向は、彼あるいは彼女が最初にオーガズムに至る性的接触を持った初めての相手の性別に依存していた。その相手が異性なら異性愛が強化され、同性なら同性愛が強化される。逆に初めの頃の性的接触が苦痛であったり、恐ろしいものだったら、それは負の強化として働き、ある一群の人びとに性交の相手としての魅力を感じなくなってしまう。最初の性体験が男性に辱められるかレイプされてしまった女性は、この筋書きによれば、最後はレズビアンになりそうである（もちろんこの理論には、最初の性交の相手の職業や服装などではなく、「性別」がその人の最も重要な特徴であることが必要である。そうでないと、結局いつもタクシーの運転手とデートする人や、ジーンズをはいた人とは性交をしない人が出てきてしまう）。

この理論は一九六〇年代にウェインライト・チャーチル（注1）らによって提唱され、一見、非常にもっともらしい。それは私達の毎日の経験と同様のことだ。というのは、喜びを感じる活動は習慣になりやすいし、私達は苦痛を伴うことはやりたくない。今でも、これが性的指向の重要な決定要因だと信じている人達もいる。その主導的な唱導者は、科学的データを改ざんして一九八三年にアメリカ心理学会を除名された心理学者ポール・キャメロンである。キャメロンによると、多くのゲイの男性は、最初の性体験を他の男性（多くは兄弟）と行なっており、生涯を通じた同性愛のきっかけはこのでき事であった、というのである（注2）。キャメロンはゲイの権利に反対する法廷証言でこの論拠を使い、反ゲイ的なドキュメンタリー映画『ゲイの問題（*The Gay Agenda*）』でも使った。

この理論を受け入れ、同性愛は間違っているという多数派の立場をとり、ゲイになるのをなんとか防ごうとすれば、そのために扉は開かれている。たとえば、男女別の教育や、男女別の若者の団体はやめさせ、早期から異性愛を実践させ、いかなる同性愛的な実践もやめさせる、あるいは子どもたちや一〇代の者から同性愛者を遠ざける、などである。

しかし、この理論には多くの問題がある。まず、多くの人びとが、彼らの最初の性交渉の性質から予想されるものとは違った性的指向を持つに至っている。たとえば、多くのゲイやレズビアンは同性愛の経験をする前に異性愛の性交をしている。これはおそらくは社会的な期待の圧力か、思春期に入ってから数年間は同性に魅力を感じると、彼らがはっきりとは気付いていなかったせいだろう。ゲイやレズビアンが、同性と性的に接触する前に、あるいはどんな性体験も経ないうちに、自分が同性愛者だと気付いていることもよくあることだ。そして逆に、最初の性的接触（その時は心地よかったもの）が同性とだったという異性愛の女性や男性も多くいるのである。おそらくこれについて最も衝撃的な証拠は、第2章で述べたニューギニアのサンビア族における性行為の実践だろう。サンビア族の一〇代の少年はすべて、文化的な強制の下で同性愛行為を行なう。しかしやがて彼らは異性愛優位の成人文化に加わることになる。同様に、伝統的なイギリスの私立寄宿学校は、それぞれの性別に分かれているが、ここでも少年や少女の間で広く同性愛行為が行なわれている。しかし、そのような学校に在籍したからといって、成人後の同性愛指向の傾向が増えるわけではない（注3）。

たとえゲイやレズビアンの最初の性的接触は同性と行なわれる傾向にあり、（この問題についての信頼できる統計は手に入れにくいが）異性愛者は異性と関係を持つ傾向があると認めたとしても、この相関は性的指向についての他の多くの理論と矛盾しないだろう。たとえば、性的指向は完全に遺伝的な機構により決定されると信じれば、生まれつきの性的指向にしたがって最初の性交の相手を選ぶのを期待するのは当たり前だ。最初の出会いが合意によるものでない事例は参考にならない。なぜなら行動主義の理論家はそのような出会いを正にでも負にでも強化するものと解釈でき、どんな仮説にも当てはめることができるからである。

しかし、この理論のより大きな問題は、ほとんどのオペラント条件付けの例で一回だけの行為で正に強化しても、その後の行動を固定させるには十分でないということだ。生物学的には、なぜそうなるのか理解することができる。つまり、知覚体験の世界には多種多様なでたらめな雑音《ノイズ》があるので、一度の快適なエピソードを生涯にわたる行動の基礎に置くのは不利になるであろう（一回きりの学習は、生命をおびやかすできごとの場合、負の強化についてより強い意味を持つ）。この問題を処理するために、R・J・マクガイアとJ・M・カーリスルそしてB・G・ヤングは次のような巧妙な仮説を打ち出した（注4）。最初の出会いだけで性的指向は固定しないかもしれないが、人は性的覚醒を助けるために最初のできごとの記憶を利用する傾向があるから、その後の一人で行なう自慰行為でその繋がりが強化される、というのである。以下に「症例」を示す。

三二歳の完全に同性愛の男性が一五歳の時、電車の中で年上の男性にどのように誘惑されたか、そしてその時どれほど恐ろしかったかを思い出した。数か月後、彼はそのでき事を想像しながら、生まれて初めて自慰をした。やがて海軍で、彼は公然と性的活動を実践し始めた（一八九ページ）。

この記述は、まさに精神分析の理論と同じように、行動主義者の理論をほとんどどんな症例にも合うように、どれほど操作できるかを示した例である。不快な異性愛体験（たとえば男による少女の凌辱）によって人は同性愛者になるが、不快な同性愛体験（ここに描写したような）によって若者は異性愛者にはならない。なぜなら、彼はその出来事の後、自分で正の強化をするからである。

いずれにしても、この「自慰を通した強化」理論からマクガイアらは同性愛を予防や治療するための単純な技法を思いついた。それは、患者に自慰のとき同性愛を想像せず、代わりに異性愛を想像するよう勧める、というものだ。もちろんその患者がゲイなら、自慰が成功するには同性愛の想像が必要であろう。しかしマクガイアらの理解では、オペラント条件付けの世界ではタイミングがすべてなのである。つまり、報酬（この例ではオーガズム）の直前に起こった行動だけが強化されるのだ。こうして彼らは、患者が同性愛を想像しながら自慰を始め、オーガズムの五秒前に異性愛の想像に切り換えることを提唱した。その時間なら、絶頂が接近しすぎているので、想像を急に変えても脱線することはないと考えたのだ。

マクガイアらは、その新しい治療法を試すのに、自分のファンタジーを十分にコントロールできる患者を見つけたかどうかについては詳しく語っていない。また、（成功すれば）彼らの理論に対する劇的な支持になっていたはずの実験、つまり彼らがこの同じ技法を使って、自分たちがゲイになるかどうかを試みたかどうかも明らかではない。そのような理論にもかかわらず、行動主義的な精神科医たちは、同性愛は異性愛ほどにはしっかりと固定されたものではなく、ストレートの男性や女性を同性愛に変えられるとは誰も思わないような取るに足らない正または負の強化プログラムで、同性愛は崩れるものと常に考えていたようである。

「取るに足らない」というのは行動主義者の武器庫にある最大の武器、嫌悪療法を言い表すには適当な言葉ではないだろう。この方法では、患者を実験室に連れていき、たとえば、裸の男性の写真スライドなど（ほとんどの患者はレズビアンではなくゲイの男性だった）性的刺激となる可能性のあるもの一式を患者に見せる。心理学者は、これを見ることと組み合わせて患者に何か不快なことを行なう。性的な興奮と不快な体験が結びつくことで、患者の同性愛的欲動は減少すると考えられたのだ。

ある嫌悪療法では、その不快な刺激は吐き気や嘔吐を引き起こすアポモルヒネという薬物の注射であった。一九六〇年に発表されたクルト・フロイントの研究では、いくらか成果があるが、その効果は長く続かないと主張している。治療後五年間に、患者は全員再び同性愛の感情を経験していたし、八七パーセントの患者が同性愛行為を行なっていたのである（注5）。

一九六二年には、イングランドのブリストル在住の精神科医が、精神療法やホルモン療法など他の治療には反応しなかったゲイの男性が「完全治癒」した例を報告した。アポモルヒネで吐き気を誘発されながら、彼は裸の男性の写真を見せられただけでなく、ある音声テープを繰り返し聞かされた。そのテープは、彼の同性愛が学習による行動であり、父性の剝奪や最初の同性愛体験から学習されたことを説明していた（その精神科医は、明らかに、患者が理論を学ぶことに次第に嫌悪を示す可能性を心配してはいなかった!）。たった四日この治療をしただけで、その患者は「あらゆる面から見て性的に正常な人物」になった（注6）。しかし追跡調査はわずか五か月間だけであった。

興味深いことにこの研究は、少なくとも一部に政治的動機があったようだ。その数年前、イギリス政府の委員会が同性愛行為を犯罪としないよう勧告する報告（ウォルフェンデン報告）を発表した。委員会が挙げた理由の一つは、同性愛者たちを異性愛に転換することはできないというものであった。迅速・簡便で効果的な「治療」が実現したと主張することで、この精神科医はその報告に反論し、委員会の提案の妥当性を失わせようとしたのは明らかだ。しかし、一九六七年にイギリス議会は二一歳以上の人同士の同性愛行為を合法化した。

一九七〇年代にも治療が成功したという報告は引き続き発表されたが、それに対する懐疑の念と道徳的な怒りが高まっていった。オーストラリアの精神科医ナザニエル・マコーナフィは同性愛者へのアポモルヒネを使った嫌悪療法についての論文を数本発表していたが（注7）、彼自身が一種の嫌悪療法の対象となることとなった。というのは、彼の論文の一つにはジョンズ・ホプキンス大学の性科学者ジョン・マネーの鋭い編集者評が添えられていて、マネーはマコーナフィを大法螺吹きと責め立てたし（注8）、また一九七〇年にサンフランシスコで開かれたアメリカ精神医学会の総会でのマコーナフィの講演は、ゲイの活動家の大声で中止になった（注9）。その治療は効を奏した。一九七六年にはマコーナフィは嫌悪療法を強く批判した論文を発表し（注10）、それ以来彼は異なる年齢層における同性愛感情の現れ方（注11）といった無害な主題について研究している。

同性愛者を治療するために使われたもう一つの嫌悪刺激は、電気ショックだった。この治療には、患者は裸の男性の写真を見せられている間に電気ショックを与えるだけのものもあった。これは（先述のアポモルヒネ療法と同様）古典的条件付けの一例だった。しかし電気ショックは非常に短い時間で終わるので、オペラント条件付けの手順にたいへん役だった。これらの治療では、患者はボタンを押してショックを止めることができるようになっており、そのボタンを押すと裸の男性の写真が消えて裸の女性の写真か、特に特徴のない写真に置き代わった。患者がボタンを早く押せば、ショックを受けることを完全に回避できた。典型的には、一回のセッションは三〇分続き、治療の全過程ではおよそ二〇回程度のセッションが数か月に亘って行なわれた。

一九六〇年代に嫌悪療法はアメリカ合衆国でも他の国々でも広く実践された。どうみても結果は一貫していなかった。一九七一年にM・P・フェルドマンとM・J・マクロークが発表した研究（注12）には七三人の同性愛者（女性二人を含む）の治療が記載されているが、その内数名は裁判所の命令で参加を強制されたものだった。彼らは、治療過程の「成功」「不成功」は患者のそれ以前の性的履歴によると報告した。以前に異性愛の経験や想像をしたことのある患者の多くは、同性愛の欲望や行動は治療終了後少なくとも一年は止まったとされ、治療により明らかに「改善した」。異性愛の感情や行為を経験したことのない患者たちは治療で変化しなかった。フェルドマンとマクロークは前者のグループを、ある種の学習により同性愛を獲得した「二次的な」同性愛者であり、このためそれを脱学習することができるのだと主張した。そして残りのグループは「一次的同性愛者」であり、おそらく胎児期の「異常な」内分泌環境の結果、ゲイに生まれてきたとした。

フェルドマンとマクロークの研究は他の研究者により追試された。彼らの非常に控え目な成功の主張ですら誇張されたものであり、実際に嫌悪療法で治癒したと思われた男性は数か月以内に同性愛に戻ったと主張する研究者もいた（注13）。また、フェルドマンとマクロークは最良の技術を使ったわけではなかったという研究者もいた。いくつかの治療施設では、患者の生理学的な反応はプレチスモグラフによってモニターされ、勃起が始まると必ず患者にショックが与えられた。たしかに、これは患者が治療環境にあるときには勃起するのを妨げたが、その「学習」は、通常、実生活までは広がらなかった。ある研究では、治療後に同性愛者との性行為の場面で勃起しなかったのはたった一人であり、この患者ですら性交の間、相手の男性に「異性愛者の乱交の話をするように」ただ頼むという、単純な技法でその問題をすり抜けられたとした（注14）。アトランタの「行動変化センター（Center for Behavior Change）」での別の研究は、単純にショックの強さをあげることで、よりよい結果が得られたと主張した（注15）。

嫌悪療法を特別な熱狂を持って利用した機関は、ユタ州プローヴォのモルモン教の学校、ブリガム・ヤング大学（BYU）である。モルモン教会はマッカーシーの時代までは同性愛に比較的無関心だったが、そのころ教会指導者は同性愛を非難し、それを根絶やしにする計画を開発しはじめた。たとえば、BYUでは、ゲイとして生活しているのがわかった学生を特定し排除するために、学外での学生の行動を監視する計画を制定した。同性に惹かれる感情の経験があると述べた学生に対するカウンセリングが始められ、やがてそれは嫌悪療法を含むものに広げられた。一九七〇年代にBYUの心理学クリニックで使用されたプロトコールは、M・F・マクブライドによって書かれた（注16）。

BYUで嫌悪療法を受けた一人のモルモン教徒の学生、ドン・D・ハリマンは彼の経験を書き記している（注17）。ハリマンは当時熱心なモルモン教徒だったが、大学に入学し、日本に伝道に行く準備をしていた一九七〇年の終わり頃、同性愛についての教会の教えに気付いた。「同性愛は究極の悪であり、同性愛につい改めない者は皆、魂の暗黒と挫折に満ちた使命を帯びることになる、と警告された。私は彼らの言うことは正しいと確信し、心臓を高ぶらせて、伝道寮の寮長と話すことができるよう申し出をした。私の告白を聞くやいなや、彼は私がいろいろな罪の中でも最も暗いものに巻き込まれていると言った」。それでも、彼はまだその感情を行動に移していなかったため、ハリマンは伝道に行くことを許可された。BYUに戻ってきた彼は、前にも増して自分が同性愛者だと確信し、それを変える決心をさらに強めていた。彼は心理学療法のカウンセリングを求め、嫌悪療法のプログラムへ入れられた。そこで彼は一年間の過程で八五回の電気ショック治療を受けた。つまりこれは、アメリカ精神医学会がDSMから同性愛を削除した後の、一九七四年から一九七五年にかけて行なわれたのだ。さらに彼は催眠療法も受けた。催眠下で彼は、男を性的に考えるといつも吐き気を抑えられなくなると告げられた。

この治療は身体的外傷（火傷）と感情的外傷の両方を引き起こしたが、ハリマンは耐えた。「人びとが、手が血で真っ赤になるまでドアを叩き続けるべきだと、私に何度も言うのを思い出した。私は絶望しながらも苦しんでおり、それゆえ受難者である。そうであるからには、私がしてきたことはやはり正しかったと証明できた、と感じ始めた」［訳注1］。一年後、彼は治癒したと診断されたが、数か月後彼は男性のルームメートと恋に落ち、その出来事によって彼はゲイやゲイに友好的な人びとと交流するようになった。BYUでの最後の年、彼は管区長（司教）と話をしようとした。「怒りとともに不満が膨らんで来たのは、彼が専門家として――彼は教育心理学の博士号を持っていた――同性愛は治療できず変えることもできないことが分かっていると私に告げた時だった。しかし教会の指導者としての立場では、公式な教会の立場を支持せざるを得ないと彼は感じていたのだ。そのうえ彼は、教会も本当は治療できるということではなく、ただ同性愛者が自分の感情のままに行動すべきではないといっているのだ、と言った。私は憤慨した。……ようやく、私は自分自身の答えを見つけなければならないことに気付いたのだった」。そうしてついにハリマンは自分の同性愛を受け入れ、ゲイ・コミュニティの活動的な一員となった。

さらにゲイを治療するのに使われた条件付けには、「暗示的感作法（covert sensitization）」と名付けられたものがあった。前述の方法と同様、この技法も性的覚醒刺激と嫌悪刺激を結びつけたものだった。その違いは、両方の刺激がまったく患者の想像の中で起こるということである。つまり、患者は同性との関係が最終的には不快な結果に終わる様子を心に思い描かなければならない（注18）。ここに一九七三年の論文でこの技法に関する記載がある。

たとえば、ある男性が同性愛の相手のアパートに行き、相手の寝室に入り、性行為を始め、次第に吐き気がこみ上げてきて、ついに相手やシーツや自分全体に嘔吐する場面を想像するように言われる。この場面には他にも、同性愛の相手に梅毒による皮膚のただれを見つけるとか、性交の間、相手が下痢をしていることなどがある（注19）。

この論文の著者は、暗示的感作法は電気ショックによる通常の嫌悪療法よりも効果があると主張しているが、患者は両方の治療を受けているので、たとえそのような変化があったとしても、長期にわたる行動の変化にどちらの治療に原因があったかを確定することはできない。

同性愛を「脱学習」する試みを説明するとき、暴力的な方法で同じ結果を得ようとしたもう一つの方法を抜きで終わるわけにはいかない。これは頭部に電気ショックを与えるかメトラゾールという薬を投与して、てんかんの「大発作」を引き起こすやり方である。痙攣療法は、「エングラム」――反復される思考や習慣により脳についた痕跡――を断ち切ることで効果を現すと信じられていた。今日、この種の治療は、ほとんど重症のうつ病の治療だけに限定して使用されており、それに対してはしばしば非常に効果的である。しかしかつては、利益があるとしてもごくわずかであるような、あらゆる種類の症状に使われたのだ。

一九四〇年、アトランタのある精神科医が、メトラゾールを使った痙攣療法による、男性、女性両者の治療における驚くべき成果を報告した（注20）。ここに病歴を示す。

一九歳の白人男性が道徳にもとる行為（同性愛）のため、逮捕され刑務所に入れられた。彼は治療を条件に仮出所が認められ、その倒錯が矯正されれば釈放を約束された。家族歴では何もわからなかった。同性愛経験は彼が一四歳の時に始まり、それ以来続いていた。振舞いが女性的なのは明らかだった。一五回のショック（痙攣大発作）を引き起こすまでメトラゾールが投与された。九回目のショックの後、同性愛的な欲望はすべて消失したが、治療は女性的な振舞いがまったくなくなるまで続けられた。正常な性的関係が築かれ、一八か月後にも同性愛傾向が戻ることは一度もなかった。彼は釈放を許された。（六五ページ）

その若い男性が収監を避けるために、異性愛になったとただ嘘をついたのだと考えることに、とくに懐疑的になる必要はない。実際カリフォルニアの州立病院の受刑者を対象にしたその後の研究では、治療を受けた男性のただの一人も異性愛になってはいない。ただし、一人は明らかに同性愛者から病的盗癖者に転換してしまったが！（注21）

この否定的な結果にもかかわらず、ゲイの男性に対する電気痙攣療法（ＥＣＴ）の実施は続けられた。歴史家ジョナサン・ネッド・カッツは一九六四年に一七回のＥＣＴ治療を受けたゲイの男性へのインタビューを発表している。その治療は、彼が精神病院に強制入院させられた時に行なわれたので、この症例はとくにやっかいだった。その入院は彼の同性愛を認めなかった両親に強要されたのであった。その男性自身は性的指向を変えたいとは思っていなかったし、実際、治療の結果、彼は変わらなかった。彼は新任の医師が来て彼に「ゲイであることは何の間違いでもない」と告げた時、ようやく退院できた。彼は退院後の数年間、記憶障害と抑うつ感に苦しんだ（注22）。

幼児期の学習

同性愛の男性や女性は幼児期にジェンダー不適応になる傾向にあるというヒルシュフェルトの主張（第1章参照）は、数多くの研究で確認されてきた。これらの研究のなかには、成人したレズビアンやゲイ（および対照群として異性愛の男女）に幼児期について尋ねる遡行的な調査を行っているものもある。最近ではマイケル・ベイリー（ノース・ウェスタン大学）とケネス・ズッカー（トロントのクラーク精神医学研究所）がそのような研究のデータ四一報分を総括している（注23）。それによると、ゲイとレズビアンは以下に挙げる性差の特徴について、異性愛者と比べて有意にジェンダーに適応していないことが分かった。（一）乱闘遊び、運動競技への参加、あるいは攻撃性、（二）玩具と活動の好み、（三）なりたい社会的役割や職業（男性のみに有意差あり）、（四）異性装、（五）同性または異性の遊び友達の好み、（六）「めめしい」または「おてんば」などの周囲の評判、そして（七）性同一性、である。

別の研究（これまで男性のみを対象としてきた）で逆の方法論をとるものもあった。ジェンダー不適応の子どもを探し出して、彼らの性的指向がどう発達するかを成人になるまで追跡したのである（注24）。このような追跡的な研究の最も広範で詳細なものは、UCLAの精神科医リチャード・グリーンによって行なわれたものである。彼の研究では、とくに女の子っぽい男の子の約五分の四が、まさに型通りの同性愛か両性愛者になり、一人は性転換者に、そして残りは異性愛者になった（実際にはその少年たちの多くは、最近の面接の時点でもまだ一八歳以下であり、今後彼らが同性愛者になったり、同性愛者とカムアウトする可能性もある）。ジェンダーの特徴を考慮に入れず選ばれた対照群の男の子では、一人も同性愛にならず、ただ一人だけは両性愛になった。他の研究でも似たような結果が報告されている。

こうして、幼児期のジェンダー不適応と成人後の同性愛の関係は、とくに男性については明確に確立された。同性愛になる子どもと異性愛になる子どもには重なり合う部分もあるので、幼児期のジェンダーと関連した行動を見ても、個人の最終的な性的指向を、確信を持って予測できるというものではない。それでもなお、この関係は発達心理学において最も際立った堅実な発見の一つとなっている。

幼児期におけるジェンダーの特徴が性的指向の先駆けとなることが示されたことにより、同性愛の原因を思春期やその後の性体験や、その他の学習過程に帰する諸理論は弱められていった。こうして性的指向（あるいは少なくとも同性愛）が学習されたものだと信じる人びとにとって、関心はこの学習が幼児期のジェンダーに関連した特徴が発達する間に実際に起きるのかどうかに、集約されていった。

ジェンダーは学習されたものであるという考えに最も密接に関与している人は、長らくジョンズ・ホプキンス大学の性科学者だったジョン・マネーである。一九五七年、マネーらは、ジェンダーが刷り込みの過程で確立されると示唆した（注25）。自然学者コンラッド・ローレンツが子鴨をだまして、その母親であるかのように後をついて来させた有名な実験を引用して、人間でも若年者は自分がさらされたジェンダーなら、どんなものにでも適応するのだろうと、マネーらは考えた。彼らはこの結論を半陰陽の子どもたち、つまり胎児期の内分泌異常で、男女どちらとも決め難い性器を持った子どもたちの研究から導き出した。マネーによれば、この子どもたちは初めの二年間に彼らが扱われた性別に応じたジェンダーを身に着け、その後そのジェンダーは固定され、修正はできなかった。

実際には、刷り込みのモデルはマネーが提唱したものにふさわしいアナロジーではない。というのは刷り込みには強化の必要はなく、ただ刺激に曝されること（曝露）だけが必要なのだ。しかし二歳以下の子どもは、父親でなく母親のことをはるかに多く目にする。ジェンダーが刷り込みによるものであるとすると、どうしてほとんどの男の子が女の子っぽくならないのだろうか。実際には、オペラント条件付けの方がマネーの考えにはよりよい説明であるように思える。その考えとはつまり、数え切れないほどの些細な賞罰によって親は子どものアイデンティティや行動を形作っていくというものである。

マネーと共に教育を受けたリチャード・グリーンは、子どもと成人におけるジェンダー不適応の要因を探した。一九七四年の自著『小児と成人における性的同一性の葛藤（*Sexual Identity Conflict in Children and Adults*）』（注26）で、彼はジェンダー不適応の男の子とその親に広範なインタビューを行ない、この要因を探った。グリーンは因果関係があるとするのには慎重だったが、男の子の女の子っぽさに関係していると彼が考える要因をいくつか挙げている。女の子っぽい振舞いを親がやめさせることができなかったこと、女の子っぽい振舞いを親が積極的に勧めたこと、男の子っぽい振舞いを親が積極的にやめさせたこと、母親の過保護などである。彼は親たちに、彼らが自分たちで無意識のうちに息子の女の子っぽさを引き起こし、助長したかもしれないこと、そしてもし積極的にそれをやめさせて、代わりに男らしさを奨励することを始めれば、問題を解決できる見込みは大いにあると説明した。とくに父親は、男の子の生活でもっと積極的な役割を果たすべきである。「このような母親は引き離さなければならない。女の子っぽい子どもの周りに母親は必要ない」とグリーンはある一七歳の少年の両親に告げた。

グリーンの一九七四年の著書は、幼児期のジェンダー不適応と成人後の同性愛の関係が、今ほどはっきりと確立していなかった頃に書かれたものである。どちらかといえばグリーンは、彼が調査した際立って女の子っぽい男の子たちが、成人後性転換者となるのを期待していたが、実際にそうなったのはその中のただ一人だけに過ぎなかった。それにもかかわらず、同性愛への怖れが何人かの男の子の親にのしかかるように現れたのは明らかであり、彼らが息子たちを精神科医のもとへ連れていったのは、まさにこの運命から息子を遠ざけたいとする願いからなのだ。そのような症例の一つをとくにここに詳しく挙げることにする。これは「クレイグ」または「カイル」とさまざまに呼ばれ注目された子どもに関することだが、彼は行動主義者たちの広告塔となり、その後彼らに天罰を与えることとなった。

カイルの女の子っぽさは、彼が二歳の時には両親にははっきりとわかった。彼はお人形遊びに強い興味を示し、四歳から五歳には、僕は女の子になりたい、そして大きくなったらお母さんになるといっていた。カイルが五歳の時、両親は、グリーンが子どものジェンダー不適応について話し、また成人したゲイの男性が、自分は子どもの頃どれほど人形で遊んだかを語るテレビ番組を見た。カイルが同性愛や異性装者になるのではという心配から、両親は彼をグリーンのところへ連れて行き、今度はグリーンが彼をジョージ・レカーズというＵＣＬＡの心理学の大学院生が行なっているオペラント条件付けプログラムに紹介した。

　レカーズによるカイルの治療は一〇か月間続けられた。彼と両親は定期的に研究室を訪れて訓練を受け、両親は男らしい振舞いを積極的に強化し、女の子のような振舞いには負に強化することを学んだ。彼らは家庭でも同じようなしつけを実行した。それは、カイルが男らしい振舞いをすると青い記章を、女の子のような振舞いをすると赤い記章を与えるというものだった。そして、青い記章があるとカイルはアイスクリームや他のご褒美をもらうことができ、一方で赤い記章では青い記章を取り上げられたり、閉じ込められたり、お尻を叩かれたりした。後に、カイルの学校の先生もそのプログラムに参加した。

　明らかにカイルは、このやり方で大きく行動を変化させた。レカーズらが発表した論文によれば、八歳までにカイルの女の子っぽさは完全に消失した（注27）。一五歳では彼は「他の正常な十代の少年と区別がつかなかった……正常な男らしい役割を身に付け、正常な男性としての同一性（と）大人になって結婚し家庭を持ちたいという正常な希望（を持っていた）」（注28）。カイルが一七歳の時、母親が再びグリーンを訪ねた。「私は、先生をテレビで見て、受け入れてくださった日のことを今でも本当に感謝しています」と彼女はグリーンに言った。「何か手を打たなければ、問題となることが起こるだろうと私にはわかっていましたから……あの子が同性愛にならなくても、きっとあの子はすごく、すごくフェティッシュな子になっていたでしょうから」（フェティッシュというのは彼女の言葉で「女性の下着やその他持ち物を身に付けて楽しむこと」）。

　しかし、一八歳の時にカイル自身にグリーンが行なったインタビューでは、まるで違う有り様が浮かび上がった。彼は女の子っぽさが出てしまうのが非常に恐くて、友達を作ることができないとこぼした。長い面接の間、自分は同性愛の方が強いが、それを深く悩んでいるとカイルは認めた。彼の最初で唯一の同性愛経験は、トイレで見知らぬ人にフェラチオをしたことで、明らかに「栄光の穴《グローリー・ホール》」［訳注2］を通してのものだった。したがって彼はセックスの相手にさえも自分がゲイだとあかす必要がなかったのである。この経験のすぐ後、彼は自殺を試みた。彼は同性愛が罪深いと信じ、自分の同性愛を主に父親の愛情不足のせいだと考えていた。「なぜならあなたが子どもだったら、目に見えるものの真似をするでしょう。僕には強い男性の影響がまるでなかったんだ」と彼は言った。彼は、レカーズの治療のお蔭で少なくとも百パーセント同性愛にならなくてすんだと感謝の気持ちを示した。もっと無慈悲な解釈では、その治療はカイルに女の子っぽさを出せなくするような恐怖を植え込む以外には何もしていない。その恐怖は思春期を通じて彼の中に住みつき、芽生えつつあった同性愛にも影響を与えた。実際、グリーンの挙げた数によると、行動変化療法を受けたジェンダー不適応の男の子一二人のうち九人が、ゲイか両性愛になっている。つまり、この治療を受けなかった男の子に見られるのと差はないのである（注29）。

一九七三年にDSMから同性愛が削除されたことや、ゲイ解放運動とゲイを肯定する心理学の高まりにより、ジェンダー不適応の子どもたちにオペラント条件付けを受けさせて同性愛に向かわないように試みることの、倫理的な根拠が疑問に付されるようになった。サンフランシスコの二人のゲイ活動家スティーヴン・モーリンとスティーヴン・シュルツは一九七八年、将来、同性愛者になる子どもが紋切り型の性の観念に合わせず、自分自身の発達過程を歩む権利を主張した独創性のある論文を著した。彼らは、レカーズのプログラムは「有害で誤った考え」であり、「幼児のゲイへの同一性の発達を踏みつぶす最もずるがしこい企みである」と主張した（注30）。レカーズらは、幼児期の顕著なジェンダー不適応は、成人になって性転換症、異性装、女性的な同性愛など自殺や自己去勢の危険があるような悲惨な結果を招くと主張して、活発に自分たちの主張を擁護した。「ジェンダーに関して悩む少年が治療を受けなければ前途の希望はわびしくなってしまうという強力な証拠があるからには……心理学者として、その親を助けないのは倫理にもとることであり……現在、最も大きな治療の可能性があると支持されている介入の技法を提供することで……（注31）」。やがてレカーズは同性愛に対する悪意に満ちた反感をあらわにし始めた。彼の一九八二年の著書『子どもの性同一性形成法（*Shaping Your Child's Sexual Identity*）』で、レカーズは同性愛を「相手を選ばない倒錯した性行為」として描き、「同性愛が大人の合意の上での権利として軽率な大衆に売られてきた」事実を嘆き悲しんだ（注32）。

ここで現代の心理学者や精神科医に、非同性愛嫌悪の立場から子どもの「性同一性障害」の治療をしている人もいることを強調しておくべきであろう。ケネス・ズッカーとスーザン・ブラッドリー（クラーク精神医学研究所　the Clark Institute of Psychiatryとトロント小児病院　the Hospital for Sick Children in Toronto）はジェンダー不適応の子どもたちの中には、成人した時、同性愛者になっている可能性が高いというのとは別の理由で、治療することが可能であるもの、また治療すべきものもいる、と主張している（注33）。

グリーンは中立的な立場を取り続けている。彼は今でも、親の強化の類型が子どもの性的な行動に大きな影響力を持ち、温かな父親や兄弟や男の遊び友達がいないこと（彼が「男性の愛情への飢餓」と呼ぶ状態）が成人後の同性愛の下地となると信じている。しかし彼はまた、生まれつきの要因が重要な役割を演じているらしいということも認めるようになってきている。興味深いことに、グリーンの妻であるメリッサ・ハインズは、ジェンダーや性的指向についての生物学的な理論を、相当、支援してきた発達心理学者である（第5、6章参照）。この二つの理論の間で、この夫婦は中道的な立場を進んできたように見える。たしかにグリーンの記述に見られるように、ゲイであることが次第に明らかになってきた一〇代の少年たちへのインタビューの記述に見られるように、グリーンの同性愛に対する態度は、これまで一貫して肯定的であり、彼らを支持してきた。後知恵で、彼がその少年たちの幼児期の女の子っぽい振舞いをやめさせようとしたことを問題にできたとしても、彼らの成人後の性的指向を葛藤の場にしない選択をしたことだけでも評価されるはずである。

「カイル」が行動主義者の広告用の少年なら、その「少女」版は実に運の悪い人だった。彼女は「ジョアン」または「ジョーン」とさまざまに呼ばれ、人生を通じてジェンダー理論家たちの論戦の的となった。その子どもは、一卵性双生児の片方の正常な男の子として生まれた。七か月で割礼をする時に、彼はペニスを誤って傷つけられた。ペニスを再建する見込みはなさそうだったので、両親は外科的な転換手術を受けさせて女児にする選択をした。手術の第一段階――陰嚢と精巣の除去――は彼が一七か月のときに行なわれ、その子には女の子の名前がつけられた。ジョン・マネーが両親に、その子を女の子として社会に適応させる方法について助言し、彼女は女性の性同一性を発達させるだろうと保障した。

初めの数年間は、すべてがうまく行っているように見えた。ジョン・マネーとアンケ・エールハルトは、一九七二年の著書『男性と女性、少年と少女（*Man & Woman, Boy & Girl*）』で、七歳までにジョアンがいかにほどよく女の子らしくなったかを記載した（注34）。「彼女は私に顔を拭いてもらうのが好きなんです。彼女は汚いのが嫌いでして、息子とはまったく違います。どうしても彼の顔を洗うことはできないんです」と母親は語っている。「そんなことにちっとも関心のない」兄弟とはまるで違っていて、ジョアンは髪を整えるのが好きで、フリルのドレスを好み、クリスマスには人形を欲しがり、母親の家事を手伝うのを楽しんだ。しかしジョアンはとてもおてんばで女の子のグループではしばしば先導役となった。「もちろんこれまでも、あの子には乱暴にしないように教えようとしてきました……あの子は男の子ほど乱暴には見えませんし。……もちろん私はそれをやめさせようとしました。私はあの子にもっと礼儀正しく静かにするよう教えています。私はいつでもこういう慎ましさを望んでいます。今までのところうまくいっていませんが、私の娘がより静かでおしとやかになるように心がけるつもりです」。

このような男の子っぽい特徴があったものの、この子どもを女の子に変える努力は成功したと判断され、この事例は、ジェンダーは社会のなかで決定されるもので、生物学的なメカニズムによるものではないという理論の大きな弾みとなった。一九八五年になっても、権威ある神経生物学の教科書であるカンデルとシュワルツの『神経科学原理（*Principles of Neural Science*）』はこの事例が、「人生経験において、人の性的指向を型にはめることの非常に重要な役割」を例示していると主張している（注35）。

しかし幼児期の資料を基にしたとしても、この事例は行動主義者の見地から見ると貧弱なものだった。少なくとも明らかに男の子っぽいという一つの特徴がある（乱闘遊びを楽しむ）というだけでなく、この事例の履歴は少女自身に密着した研究によるものではなく、母親の主張によっていた。母親は結局なにがなんでも性転換がうまく行ったと信じたかったのだ。もっと重要なのは、その子供が解剖学的、内分泌学的に女の子に変えられていたということを考えると、この事例はホルモンの影響と学習とを切り離してはいなかった。出生前および出生後初めの一七か月だけ、彼女は内分泌学的に男性だったのである。

思春期は一二歳でエストロゲン［訳注3］の投与により引き起こされた。この時点でマネーとエールハルトはその少女との付き合いをなくしていたと主張している。しかし一九八〇年、双子が思春期になったとき、BBCテレビのドキュメンタリーで、その少女はとても男の子っぽい歩き方をして、見た目にもまったく男の子のようで、からかわれたり、「原始人女（cave-woman）」と呼ばれたりしていると、その事例に詳しい精神科医によって報告された（注36）。ハワイ大学のミルトン・ダイアモンドによる調査では、ジョアンは思春期になるとすぐに服装・生活が男性のようになり、「ジョン」という名前を使い始めた。一四歳のとき、彼女は乳房切除術を希望し、施術された。一五歳と一六歳にはペニスと陰嚢の再建術を受け、こうして彼女は一生の内に二回も性別を変えた珍しい人となった（注37）。ジョンはいつでも男の子ではなく女の子に惹かれていて、一八歳からは器具の助けを借りて、女の子と性交をした。ジョンは今では女性と一緒に暮らし、養子をもらっている。最終的にこの極めて特異な事例により、性が社会的だとする理論が勝利したわけではまったくなく、実際には正反対のことを示すこととなった。すなわち、解剖学や出生後の内分泌や社会的事象を重ねて別の結果にしようとしても、胎児期のでき事がジェンダーと性的指向をそれに打ち勝つほど強固に決めるということである。

マネーとグリーンの理論は、ジェンダーの発達に関する「社会学習」理論の一例である。多くの同様の理論が提唱され、そのそれぞれが親たちにそれぞれの助言とメッセージを伝えてきた。その理論の中には、男の子はより支配的で、より愛情過多な親の真似をする、とするグループもある。このため母親のほうが父親より力が強いと、男の子は女の子っぽく（そしてさらには同性愛に）なる可能性がある（注38）。明らかにこのような理論は、密着した母親と不在または敵対的な父親が同性愛の原因とするフロイトの考え方を強めてきている。

社会的学習理論に対して、別の学派は、幼児はある生まれながらのメカニズムで自分が男性か女性か認識するのだと唱えている（注39）。このように確認した上で、幼児はその性別の人物の行動を模倣する。この「認知発達」理論を部分的に支持するのは、一歳児が既に自分の性別がどちらか分かっているかのように振舞うという研究である（注40）。また社会学習と認知発達理論の見方を結びつけた理論もある。このいわゆる社会相互作用論者のモデルでは、幼児の自身の性別についての感覚は「生まれつき」のものだが、ただしそれには両親や兄弟などが適切に反応して確認することが必要である（注41）。

まとめ

人の一生の中で幼児期ほど長く、また重要な出来事や強力な特徴が氾濫しているように見える時期は、たしかにない。しかし、幼児期が正確には性的指向に対して、どういう影響を与えるのかというのは、いまだに私たちを悩ませている。たしかに、私たちは何かを学んでいる。しかしその何かとは、単に、私たちがたまたま置かれた環境に適応するための手段に過ぎないのだろうか。つまり私たちが外国で上手く生活していくために学ぶ作法のように、言葉や地域の習慣を身に付け、知人の輪を広げたりするが、そもそものアイデンティティには手をつけず私たちの中でそのままにしておく、むしろそういったものなのだろうか？　あるいはまさにその私たち自身が、この「人格形成」の時期にさらされた環境の産物なのだろうか？

この章と前章で私は、人が経る人生経験の面からジェンダーと性的指向を説明するために提唱された理論のほんの一部を、例として示してきた。もちろん読者がこれ以外の独自の理論を考え出すことは可能である。ジェンダーや性的指向は人のアイデンティティの根底をなすものなので、これらの理論は人間の本質に関するより広い見地の一部と考えられる。つまり、自己の発達における「構成要素」の重要性を最小に見積もっているのだ。

これらの理論ほとんどに当てはまる問題は、それが検証されていないということである。偶然もたらされたのかもしれないある結果に関する、単なる推測なのである。しかし、ある人の人生を振り返り、その人が幼児期の出来事や家族関係、性的体験などから、どのようにしてある生き方に至ったかを「説明する」のはいともたやすい。フロイト自身がいつになく率直に書いているが、「因果関係の鎖は、（遡行的に）分析の線をたどっていくと常に必然的に認識され得るが、一方で前向きにたどってそれを予測することは不可能である」（注42）。しかし予測がなければ、説明はない。

グリーンとレカーズの研究は、他のほとんどの治療法より、その問題について科学的に根拠のある治療に近づいてきている。彼らは、同性の親からの正の役割モデルや影響を含む、性同一性（gender identity）の発達についての非常に明確な学習理論を持っていた。この理論によると、そのようなモデルのない男の子は女の子のようになり、この女の子っぽさが後に成人の性転換症や女性的な同性愛につながるのだという。彼らはこの理論による予想を二つのやり方で検証した。一つ目のやり方では、幼児期のジェンダー不適応を治療せずにおいた場合の経過を観察し（グリーン）、二つ目のやり方では、成人の性意識が発達する前に、女の子のような男の子にそれを逆転させるような学習をさせることの効果を調べた（レカーズ）。結果は予想に反するものであった。最初の調査では、ほとんどの男の子は多かれ少なかれ型通りのゲイ男性になり、性転換症や極めて女性的なゲイにはならなかった。つぎに、行動療法は男の子の女の子のような特徴（あるいはその目に見える表現）はたしかに取り除いたけれども、成人後の同性愛の出現を防ぐことはできなかった。このように、最も単純な解釈では、成人の同性愛は実際にしばしば幼児期のジェンダー不適応が前兆となるが、彼らの理論により予想されたように因果関係があるものではない。むしろ、幼児期のジェンダー不適応と成人の同性愛はなにか共通の先行する原因から別々に発達したものかもしれない。

もちろん、さまざまな留保や混乱がある。レカーズが治療した男の子たちはその治療にもかかわらず「内なる」女の子っぽさを持ち続けることが非常に多かった。おそらく成人の同性愛に必要な前兆となるのは、外向きの女の子っぽさの表現ではなく、まさにこの内なる女の子っぽさであろう。また、その男の子たちが明らかに彼らの女の子っぽさを「脱学習」したという事実だけでは、それが最初に学習されたものであることを証明することにはならないし、さらには成人の同性愛の治療で行動療法が失敗したからといって、性的指向が生まれつきのものだとも言えない。しかし重要なのは、ここには理論と予想があり、そして予想ははずれてしまったということである。これまで提唱されてきた理論のほとんどのものは、何も予想せず、それらを試す何の実験もなされなかった。それゆえこの分野全体が実りのない空論に左右されるところがあった。

予想を立て、それを何十年にもわたって確かめることは難しいことであり、人間、とくに子どもたちで検証することには倫理的な問題がある（私の判断では、治療を装ったレカーズの実験は決して行われるべきことではなかった）。これは、本章に続く5章で述べる生物学的方法論には非常な利点のあるところである。人間も動物であるという認識から始めることによって、ネズミやサルで手に入れた証拠で人間についての物語の隙間の多くを埋めることができる。だからといって性的指向の発達における人間の文化の役割を否定するわけではなく、現状では、生物学的方法論が私たちの理解を進める最良の視点を提供してくれそうであるということに気づかせてくれるのである。

訳注

［1］この部分の直訳は「手から血が出るまでドアを叩くことについて、これまでに聞いた数限りない言葉が、私の耳の中で鳴り響いた」となる。「手から血が出るまでドアを叩く」というのは、おそらくモルモン教会で成句的に使われている表現で、「どんなに苦難に満ちていても、最終的な目標を求めなければならない」といったほどの意味だと思われる。それを勘案し、原著者（ルベイ）と相談の上、この訳とした。

［2］ハッテン場の公衆トイレの仕切りに開けられた穴。ここからペニスを隣の個室に突き出せるようになっている。したがって、相手にも自分がなにものか知られないままに相互にフェラチオをすることができる。

［3］発情ホルモンの作用を持つ物質の総称。脊椎動物において主に卵巣から分泌され、生殖腺付属器官（子宮など）を発育させて、その機能を営ませる。

5

ホルモン

第1章で、初期の内分泌学者の一人、オイゲン・シュタイナッハが異性愛の男性から得られた精巣をゲイの男性に移植して、彼らを異性愛の男性に変えようとした方法を述べた。シュタイナッハの初期の報告は突発的な熱狂を引き起こした。あるドイツの外科医までもがヘルニアの手術の際に体内に精巣片を滑りこませることによって、同性愛の男が気づかないうちに「治療した」と主張したのだ。数週間のうちに、その男は「正常な」性的欲望を発達させ、結婚まで望んだと、その外科医は報告した（注1）。しかし、一九二〇年代中盤にこれらの実験が失敗だったことがはっきりして、しばらく、ホルモンと性的指向は関連しているという考えは活気を失った。

この話題は性ホルモン自体が分離された数年後、再び取り上げられた。単離されたこれらのうち最初のものは、卵巣ホルモンのエストロゲン類［訳注1］の一つエストロンだった。エストロンはヒトの尿から一九二九年に純粋な形で単離された。卵巣ホルモンのプロゲスチン類［訳注2］の一種、プロゲステロンが一九三四年に同様に尿から精製された。次の年、アンドロゲン類［訳注3］の主要なホルモン、テストステロンが雄牛の精巣から精製された。ホルモンはステロイド——炭素原子の環状構造が四つ結合した物質群——だと分かった。

しばらく、性ホルモンの医療や研究での使用は、それが入手困難なため制限されていた。というのは、数ミリグラムのテストステロンを作るのに、初期の研究者たちは一トンもの雄牛の精巣から出発しなければならなかった。しかし、製造法は次第に改善されていった。一九三五年に、ペンシルバニア州立大学の有機化学者ラッセル・マーカーは新しいホルモン源を探し始めた。誰も予想しなかったが、メキシコのベラクルス付近の山で育つ野性のヤマイモの根に簡単に性ホルモンに転換できる化学物質を見つけた。この発見でメキシコの製薬会社であるシンテックス社（Syntex）が創立され、さまざまな性ステロイド群が利用可能になった（注2）。

一九三五年にロサンゼルスの精神分析医クリフォード・ライトは、ゲイ男性の尿中のホルモン濃度は異性愛者で見られる濃度と異なると報告した。ゲイ男性では尿中にアンドロゲン類は少量で、多量のエストロゲン類があったのだ（注3）。ようするに、ゲイ男性たちの尿は女性化していて、血中のホルモン濃度も女性化しているのを示唆していたのである。ライトの発見はすぐに再現され（注4）、薬学的方法——「臓器療法」といわれる技法――でゲイ男性を異性愛に変える運動の舞台が設定された。

この方向での最初の試みはテストステロンを脳下垂体の抽出液と同時に、あるいは単独でゲイの男性たちに与えるというものだった（後者の物質は、精巣からの分泌を促進すると信じられていたホルモンを含んでいた――第6章参照）。この実験の論理ははっきりしている。もしその男性たちでアンドロゲンが不足しているのであれば、その不足を埋め合わせれば治癒するだろう。ライトはこの治療を一四人の「保護観察下」にある（すなわち、監獄にいたり、刑法上精神錯乱として病院に収容中の）ゲイ男性たちに行ない、多くの治癒例を報告した（注5）が、囚人以外の母集団ではライトの結果は再現されなかった。たとえば、尿の諸研究でライトと共同研究をしたS・J・グラスとR・H・ジョンソンは、彼らの対象群のほとんどはテストステロンを服用している間、同性愛の衝動が実際には活性化したと訴えた（注6）。グラスとジョンソンは保護中の患者たちは「医師をだまそうとしたか、少なくとも彼の宣言に偏向が見られる」と注意を促がした――これは、この分野の多くの研究者が心に抱くべき認識であった。他の諸研究でもテストステロンはその方向性を変えることなくリビドーの強さを増すことが証明された（注7）。アルフレッド・キンゼイのあげた証拠によると、合衆国軍のある部隊が第二次世界大戦中に三〇〇人の同性愛の男性たちにテストステロンを注入して治療しようとした。この治療の結果「そうするとそのような男たちの衝動を増したのだから、それまで持っていた中でも最悪の同性愛の問題を抱えることになったのが分かるだろう。それは彼らの行動の方向を変えることはまったくなかったのだ」（注8）。

同性愛に関する科学研究の歴史の最暗部は、ブッシェンヴァルト強制収容所［訳注4］にいたデンマーク人の内分泌学者カール・ヴァーネットが一九四四年に行なった一連の実験であった（注9）。ヴァーネットは、一旦皮下に移植されたら長い期間血中にテストステロンを供給する低速放出性カプセルの「人工男性器」を開発した。彼はナチスの医学的権威者たちに、この人工臓器はゲイの男性たちを異性愛に変えることができると提案した。ナチス親衛隊の長官ハインリヒ・ヒムラーの激励と収容所の医師ゲアハルト・シードラウスキーの支援を得て、ヴァーネットはそのカプセルを少なくとも一〇人の男性同性愛の囚人たちに移植した。少なくとも一人の囚人が実験中に死亡したが、ヴァーネットは他の数人での成功を報じた。ナチスの権力者たちへの手紙でヴァーネットは最初の五例を次のように記述している。

主題：ワイマール・ブッシェンヴァルトにおける「人工男性器」の移植の報告。報告番号六、一九四四年一〇月三〇日まで。
ワイマール・ブッシェンヴァルトで一九四四年九月一三日に五人の同性愛者たちに手術が行なわれた。このうち

二人は去勢されていた
一人は不妊手術を受けていた
二人はそれまでに手術を受けていなかった

当手術の諸目的

1　「人工男性器」の移植によって同性愛の者たちの性的指向を正常化できるかどうかを調査する。
2　適正投与量を決定する。
3　「人工男性器」の規格化をすすめる。

ホルモンの吸収量が1a、2aおよび3a〔訳注5〕となるように、この「人工男性器」をさまざまな用量で移植した。

研究は完了にはほど遠いが

I　予備的な結果から、3aの用量では同性愛から正常な性衝動へと転換したことが示された。
　2aの用量では七年前に去勢された人で性衝動を再び活性化する。この再活性化には同性愛の要素はまったく見られない。
　1aの用量では去勢された人で勃起が再び現れるが、性衝動は現れない。

II　この「人工男性器」によって与えられる吸収量は、1a、2a、3aのいずれでも、重症の鬱や緊張状態を楽観的で穏やかで自信に満ちた状態に転換した。どの量でも、肉体的および心理学的に望ましい状態をもたらした。

性的指向が明らかに変化したというのはおそらく被験者たちが収容所から放免されるために、そのふりをしようとしたのだろう。一九四五年初め、ヴァーネットはブッシェンヴァルトを去った。大戦終了時に彼は逮捕されたが、彼はアルゼンチンに逃れ、そこでブエノスアイレス市の保健業務の職を得た。シードラウスキーはブッシェンヴァルトで犯した他の罪で死刑に処せられた。

アンドロゲン類に望んだ効果がないのがはっきりした時、精神科医の中にはエストロゲン類に向き直るものもあった。報告では、ゲイ男性たちではエストロゲン濃度が低すぎたのではなく、高すぎたのだから、エストロゲン類の投与によってゲイ男性たちがストレートになるという予想に、科学的な根拠はほとんどなかった。目的は、ゲイの男性たちを異性愛に変えることではなく、彼らが性的な関心をまったく抱かなくすることだっ

たのかもしれないし、あるいは医師たちは単に、なんらかの作用が記録されているすべての薬剤を試すというとんまを犯していたのかもしれない。この例としてマサチューセッツのワースター州立病院に入院していた一人の不運な男の事例がある。彼は、テストステロン、ゴナドトロピン類［訳注6］、甲状腺粉末とともに、脳下垂体抽出液の三つの異なるエストロゲン調剤を、一九三九年と一九四〇年の半年間にわたって立て続けに処方された。彼の同性愛は、「男に頼りっきりの女のような癖」などの他の性質と同じく影響されないままだった（注10）。

それにもかかわらず、エストロゲンは一定の効果を持っているという報告がいくつかある。一九四〇年にアメリカ人の精神科医C・W・ダンが、エストロゲン治療で異性愛の性犯罪者のリビドーを完全に消すことができたと発表した（注11）。一九四九年に英国の精神科医たちがよく似た報告を出版した。彼らは、エストロゲン類の大量投与で、一三人の男たちの性衝動や不特定の性的指向を消滅させることができたのだ（注12）。これらの結果からエストロゲン治療が法的に認められることになった。そこには人びとを異性愛に変えることではなく、同性愛行動を阻止しようとする意思があった。この治療において最も名高い犠牲者は、ひどくみだらな行為で一九五二年に有罪となったイギリス人の数学者アラン・チューリングだった（彼の罪は一九歳の男と合意の上で性交を行なったことだった）。彼は禁固刑の代わりに、一年間のエストロゲン治療を言い渡された。彼は治療の結果、小さな乳房もできたものの、明らかに性衝動や性的能力が減退することはなかった。ところが、一年後治療が終わって、彼は自殺をした（注13）。

同性愛を根絶するのに使われた、もう一つの医学的な戦略は去勢だった。この手術の結果、血中テストステロンの濃度は低下した。ただし、量的には一定ではないがテストステロンや他のアンドロゲン群は副腎から依然として分泌されていた。一七七九年の昔から、ペンシルバニア州は同性愛の罪や他の性犯罪の罰として去勢を課してきた（注14）。一九五〇年まで、一一の州が法廷に去勢を命ずるのを許可しており、アルノ・カーレンによると五万件の法廷命令や法律で是認された去勢の事例が記録されている（注15）。おそらく、これらの去勢のうちほんの一部だけが同性愛の罪によるものだろう。

ナチス時代のドイツでは、ゲイ男性たちの去勢は普通に行なわれていた。最初は「自発的」なものだったが、後に監獄や強制収容所で強制的な去勢が行なわれた。去勢によって同性愛の衝動や行動が減退もしくは停止するという主張で、ほとんどの場合、正当化されていた。完全な効果が現れるようになるには年数がかかるだろうが、去勢はたしかに（性的指向に関係なく）多くの事例で性衝動の減退や消失に導く。ナチスは、ゲイの男性たちを去勢すると、次世代で同性愛の件数が減るだろうと信じたが、それを「ゲイ遺伝子」の排除によるとは考えなかった。むしろ彼らは、若い男性たちが年上のゲイ男性たちに誘惑されて同性愛が「感染」する頻度が減ると予測したのだった（注16）。

臓器療法の誕生に寄与した科学研究――ゲイの男性たちでホルモン濃度の異常を報告したもの――には、実のところ方法論的問題が付きまとっていた。その中でも主要なものは、当時利用可能だった測定技術の感度不足だった。戦後、ラジオ・イムノ・アッセイ法［訳注7］やマス・スペクトロメトリー法［訳注8］など、より改善された分析手法が開発された。さらに医科学者たちは、適切な対照群（比較するグループ）、「盲検」、適切な統計的手法が必要だということに、はっきりと気づき始めた。一九六八年から一九八四年の間に、二五報ものゲイ男性たちの血中テストステロン濃度の研究論文が出版され、結果は注目すべきものだった。つまり、その研究のうち二〇報はゲイの男性と異性愛の男性で（あるいはゲイ男性と両性愛の男性で）違いがないと報告していたし、二報ではテストステロン濃度は異性愛者たちよりゲイ男性で高いと報告しており、わずか三報だけがテストステロン濃度がゲイにおいて低いという、もともとの主張を支持していた。さらに、これら三つの研究には結果を混乱させたであろう方法論的な問題があった。したがってゲイとストレートの男性たちでテストステロン濃度に一貫した違いはない、と結論を出してよさそうだ。エストロゲン濃度も違いはないようだ。というのは、二つの研究が微妙に高いエストロゲン濃度を報告しているが、四つの研究ではなにも違いが見つかっていないのである（注17）。換言すれば、臓器療法を通じてゲイ男性たちを「治癒」させる努力は、性ホルモンの濃度と性的指向の関係に関する正しくない仮定に基づいていたのだ。

女性について行なわれた研究は、詳細さにおいて男性よりはるかに劣る。それらは概して、性ホルモン濃度はレズビアンでも異性愛の女性たちでもほぼ同じだと示唆している。ある研究では、レズビアンの約三分の一が、男性で見られる濃度よりは低いが、異性愛の女性たちにあてはまる幅を超えたテストステロン濃度を示したと報告した。もしそうだとすると、この発見が有意かどうかは研究されるべきである（注18）。

ゲイの男性の「治療」は、不幸な――またときどきは悲劇的な――結果となってしまったのだが、このように成人のホルモン濃度の研究は袋小路だったようである。しかし、とくに胎児期のような、人生のもっと早い時期のホルモン濃度に関する問いは開かれたままである。初期発生に焦点を合わせる根拠は動物実験に多くみられるから、ヒトの研究を振りかえる前にこれらの諸実験のうちいくつかを述べる必要がある。

第1章で述べたように、シュタイナッハはヒトでの実験の前にラットとモルモットで移植実験を行なった。動物実験でシュタイナッハは、発生の早い時期に手術を行なえば行なうほど、性行動への効果は大きいというのに気づいた。この知見自体は、成人に精巣移植を行うことで人々の性的指向を変えようとする試みについて、彼によく考えさせたはずである。

さらに最近の研究はシュタイナッハの発見を補強している。発生の初期に性ホルモンの濃度を操作すると、成体の動物が顕わす性行動の種類を変化させることができる。一方で成体で同じことを行なうと、動物が顕わす性行動の量を変化させることはできるが、行動の種類を変更することはできない。前者のタイプのホルモン効果によって、後の人生での行動を規定するように脳を組織しているようであるから、「組織化」効果である。二つ目のタイプの効果は、前もって決まっている行動様式を活性化する（あるいは逆に、ある行動の発現を阻止する）ので、「活性化」と呼ばれる。

この分野で最も重要な発見をした研究室は、カンサス大学のウィリアム・ヤングのそれであった。一九五九年の研究で、ヤングのグループは、胎児期にある雌のモルモットをテストステロンで処理したところ、成獣になってからの雌の典型的な性行動、とくにロードーシスと呼ばれる行動――雌に雄がマウントできるように尻を上げること――を示さなくなった。さらに、これらの雌たちに成獣になった後ふたたびテストステロンで処理をしたら、他の雌の個体に対して、雄で典型的な性行動であるマウントをした。言い換えると、胎児期にテストステロンに曝露すると、少なくともこれらの性に関連した行動の点では、明らかに脳の発達を脱雌化し、また雄化する（注19）。

去勢によって雄からテストステロンを取り除く逆の実験は、母親の体内にいる間の胎児に対する手術が必要なので、技術的に施術が難しい。しかしヤングのグループは実験対象を、モルモットから極めて早い発生段階で生まれるラットに替えることによって、この問題を克服した（妊娠期間がモルモットの六八日と比べて、ラットでは胎児期は二二日しかない）。そうすることによって、ラットの新生児を去勢するとモルモットの胎児を去勢したのと同じことになるのである。これらの去勢された雄のラットは成獣になって、注射でテストステロンを補助しても、正常な型の雄の性行動を示さなかった。研究者たちは、初期発生の時期にテストステロンが欠乏すると、雄ラットの発達中の脳は脱雄化し、雌化すると結論した（注20）。さらに妊娠中の雌にフルタミドなどのアンドロゲン阻害剤を投与したラットで、同様の結果が得られた。こうした胎児期を経て生まれた雄のラットは、同様に、性行動の面で脱雄化および雌化した（注21）。このように雄か雌かの方向に脳を分化させる主要な要因は、発生の臨界期に、その動物の血中テストステロンが高濃度で存在するか否かなのである。一方で、卵巣ホルモンは初期発生では重要な役割を果たさない。たしかに卵巣は、影響を与えるのに十分なほどのエストロゲン類やプロゲスチン類を思春期になるまで分泌しないのだ。

これらの先駆的な研究は内分泌学研究の分野全体への扉を開いた。一連の研究は、全部ではないものの、ほとんどラットで行なわれた。それは初期のホルモン濃度によって影響を受けた諸行動の種類を研究するというものだった。すべての種類の行動が影響されていることが分かった。交尾に直接関係している行動だけではなく、さまざまな雄と雌で典型的に異なる行動にも違いがみられたのである。これらの中には若い時期の遊び、探検やマーキング行動、迷路を解く能力、親としての行動、攻撃行動などが含まれる（注22）。人間なら、これらはどれも「ジェンダー」と呼んでまとめられるだろう性質の全配置が、出生前あるいは周産期のアンドロゲン濃度の影響下で分化しているかのようだ。

もう一つの問いは、「齧歯類の発見が霊長類にもあてはまるか？」というものである。この問いに答えるために、ウィスコンシン大学のロバート・ゴイらは胎児期にテストステロンに曝露してきたマカク属の雌ザルを何年にもわたって研究しはじめた。これらのサルたちは、まだ思春期の間に、他の雌たちとは違う振る舞いを始めた。彼女たちはケンカ遊びをより多く行ない、思春期の雌は決して行なわないような行動、すなわち「遊戯性交」での雄の役割を行なった（注23）。彼女たちが性的に成熟したとき、彼女たちは処理していない雌たちと比べて、雄に典型的な性行動を高い頻度で示すようになり、雌に典型的な性行動の頻度は低くなった（注24）。このように、霊長類でも性別で類型化される行動が組織されるには臨界期があるように思われ、アカゲザルではこの時期は出生前にある。サルの胎児期は長いので、マディソンのグループは、性心理学的分化の別の側面が、異なる時期のホルモン濃度に影響されることを示すことができた。言い換えると、臨界期は一回だけではなく、お互いにところどころ重なりつつ数回あるのである（注25）。

テストステロンが性行動を組織化する効果に関して、それが複雑になっているひとつの要因は、一旦テストステロンが脳に入ったら、それにどういうことが起こるのかということだ。最も単純なモデルでは、ホルモンは脳細胞の核の標的分子——アンドロゲン受容体——と結合し、この結合が引き金となって男性に典型的な発達の「組織化」の原因となる発生上のできごとを引き起こす。しかし、脳は、「アロマターゼ」と呼ばれる酵素を持っていて、テストステロンを主要な発情ホルモン「エストラジオール」に転換することができる（図5-1参照）。テストステロンが組織化する効果のいくつかが現れるために、このホルモンはこの転換をまず起こさなければならないことが分かる。その結果できたエストラジオールは、それから、独自の受容体分子「エストロゲン受容体」に結合し、それから組織化の諸効果を誘発する。この概略を支持する主な証拠は5-α-ジハイドロテストステロン、あるいはDHTと呼ばれるもう一つのアンドロゲンに関する実験である。DHTはアンドロゲン受容体に結合できるが、アロマターゼでエストラジオールに転換されない。DHTを初期発生の段階にある動物に与えると、テストステロンのように組織化する諸効果がまったくなくなる。起こらなかったこれらの諸効果は、アロマターゼによる転換で形成されるエストラジオールによって媒介されていると推測される。

アロマターゼの転換がどれくらい重要かということは種によって大きな違いがあるようだ。しかしそれが重要ならそれだけ、次のような困難さに直面してしまう。つまり妊娠中の女性の血液は高濃度のエストラジオールを含んでおり、このエストラジオールが胎盤を通り抜けて胎児の血流に入る。そうすると、どうしてすべての胎児の脳が母親のエストラジオールで男性化しないのだろうか？　その理由は、胎児は特殊な機構を持っていてこうなるのを避けている、というものである。その機構には母親のエストラジオールが胎児の脳に届くのを妨げる特殊なタンパク質や酵素が含まれている。したがって、脳の中でテストステロンから局所的に形成されるエストラジオールだけに組織化の効果がある。

この動物での研究すべてがヒトの性的指向に当てはまるのだろうか？　長年に亘り、ある一人の内分泌学者 ギュンター・ダーナーが声高に肯定していた。一九六〇年代後半から一九七〇年代にかけて、ダーナーらはマディソンのグループによって始められたラットの研究を追認し、発展させてきた。ダーナーは、出生時に去勢された雄のラットはヒトの男性同性愛のモデルであり、出生時にアンドロゲンで処理した雌のラットはレズビアンのモデルだと主張した（注26）。ダーナーは、同性愛を「中枢神経の擬似半陰陽」――男の体に女の心（逆も成り立つ）というウルリヒスに起源のある概念の専門用語を再提起した――の一例と呼んでいた。不幸にしてダーナーは学問的な伝統をシュタイナッハにまでさかのぼっており（注27）、同性愛はなにか治療できたり、避けることができるものだとも、長年にわたって信じていた。そのような流れで、彼は同性愛を「機能的な奇形」――平易な英語でいうと、心理学的な怪物（a psychological monstrosity）――の例と位置付けた。一九七〇年代に、彼は妊娠中の女性の羊水の性ホルモン濃度を測定したり、同性愛が出現しやすそうな場合のホルモン濃度を修正したりして、同性愛を駆逐する公衆衛生の計画案を打ち出した。次の一節は彼の一九七六年の本『ホルモンと脳の分化（*Hormones and Brain Differentiation*）』からのものである。

> ……性的指向障害を予防する重要な治療は、生殖器や、とくに脳の分化の臨界期にあるアンドロゲン欠乏の男の胎児にアンドロゲン類を注入することで、将来、可能になるかもしれない……一方で、アンドロゲンの濃度が生理的な範囲以上に高い女の胎児は、抗アンドロゲン剤での治療が考えられる。
>
> 　最終的には、生まれながらの性倒錯を予防する治療を開始するかどうかが議論されるかもしれない。世界史の中で傑出した人物の本当に多くが同性愛者であったというのは、たしかなことだろう……一方で、三パーセントの同性愛者が自殺をしたと報告され……二五パーセントもの同性愛者が自殺を図るといわれている。これらのデータを見るところ、非常に多くの性倒錯のある男女が性-心理的［訳注9］な抑圧をうけている。

　ダーナーは、助けを求める不幸な同性愛者たちやトランスセクシュアルからの手紙を受け取り、医療従事者はそうした人びとの生活をやわらげる責務があると続けた（注28）。もちろん、羊水を検査する計画はすでに同性愛である大人たちにはどうしようもないが、次章で見ることになるように、ダーナーはその大人たちに対しても腹に一物持っていた。

　他の人びとはダーナーの主張に大いに反対した。一九八二年にドイツ性学会（the German Society for Sex Research）はダーナーの研究を技術的、倫理的観点の両面から批判した公式声明を提出した（注29）。一九八四年にアメリカで出版された総説で、その著者（H・H・フェダー）はダーナーの考えの倫理的な危険を強調し、人の性的指向を研究するために有用だという考えに対する二つの批判を並べた（注30）。まずフェダーは、ヒトの行動はヒト以外の動物で起こる「機械的な」発生過程とは別物である、と議論した。動物たちではホルモンで引き起こされるような諸性質はヒトでは学習、文化、自由意思によるものであることが多い。第二にフェダーは、マウンティング［訳注10］、ロードーシス［訳注11］など動物で研究されている行動の諸性質は性的指向とはまったく関係ない、と論じた。フェダーは、この二つを混同するのは「性的に惹かれるのはだれか？」という質問と、「性交するときにどのような役割を果たすのか？」という質問を混同しているのと同じだ、と論じたのであった。

　第二の議論には相当な利点がある。ゲイ男性の中にそういう嗜好を持つ人がいるにしても、ゲイであるために、ある人が肛門性交で受身の役割を好む必要は必ずしもない。同様にレズビアンであるために、そのような欲望を持つ人もあるにしても、性交の時、いつも「男」の役割を果たすのを欲望する必要もない。逆に、すぐに他のラットにマウントする雌のラットが、必ずしも性交の相手として雌を好むわけでもなく、マウントされる行動を示す雄のラットが、必ずしも性交の相手として雄を好むという事実もない。事実、ダーナーはホルモン操作をした雌のラットがホルモン操作をした雄のラットにマウントしている写真を公表した。つまり、この場合、両方の動物はその性に特徴的でない行動をとっているが、性別の組み合わせは疑いなく異性愛なのだ！

このように、一九八〇年代初期までに、性的指向の内分泌学的な理論は信用性の低い地点に落ちたようだったし、それをまだ信奉していた人びとは、技術的な方法で同性愛を排斥する使命を帯びた「悪人」とレッテルを貼られた。ダーナーの場合には、レッテルを貼られて当然だった。しかし主流となるものがまた変わった。新しい発見がホルモン理論を再び舞台に押し上げたのである。

まず第一に、ホルモン操作をした動物での新しい実験で、典型ではない性的指向が本当にあることが示唆された（注31）。これらの実験はラット（注32）、ハムスター（注33）、フェレット（注34）、「ブタ」（注35）とゼブラフィンチ（注36）で行なわれ、性交の相手を選択させる調査も行なった。たとえば、三つ腕の迷路の一つの腕に実験動物を入れ、残りの二つには発情した雄と発情した雌をそれぞれ入れた。実験者は、実験動物がどちらの腕に入っていったか、雌や雄とどれくらい長く過ごしたか、そのどちらと交尾をしたかを観察した。臨界期にアンドロゲンで処理した雌は交尾の相手を雌へと移行させ、逆に、去勢されたり、抗アンドロゲン剤、アロマターゼ阻害剤で処理した雄は、交尾の相手として雄を好むようになった。全体として、これらの諸実験は、動物のホルモン操作がヒトの性的指向の研究に確かなモデルを提供する事例を大幅に補強した。

しかし、研究者たちが出生前にホルモン操作をされていたヒト・トを研究しようとしたとき、彼らは本当に掘り出し物に当たった。もちろん、彼らの子どもたちがレズビアンやゲイになるかどうかを見るために、実際に妊娠中の女性にテストステロンやテストステロン遮断剤を注射したりしたわけではない。しかし、もし意図的に行われたら、まったくもって非倫理的な実験も、ときに自然の条件や人為的な災難で起こることがある。ホルモンと性の発達の場合には、二つのタイプの状況で十分なデータが得られている。一つは先天性副腎過形成症（ＣＡＨ）という自然の遺伝性疾患で、もう一つはジメチルスティルベストール（ＤＥＳ）と呼ばれる薬学的な悪夢だった。

ＣＡＨに罹患した胎児では、遺伝的な欠陥で副腎皮質（副腎の外枠）でのホルモン合成がかく乱される。コルチコステロイドや鉱質コルチコイドといった普通のホルモンを分泌する代わりに、その臓器は多量のアンドロゲン群を分泌する（図5-1参照）。副腎は性腺より遅く発達するので、胎児の一次性徴は

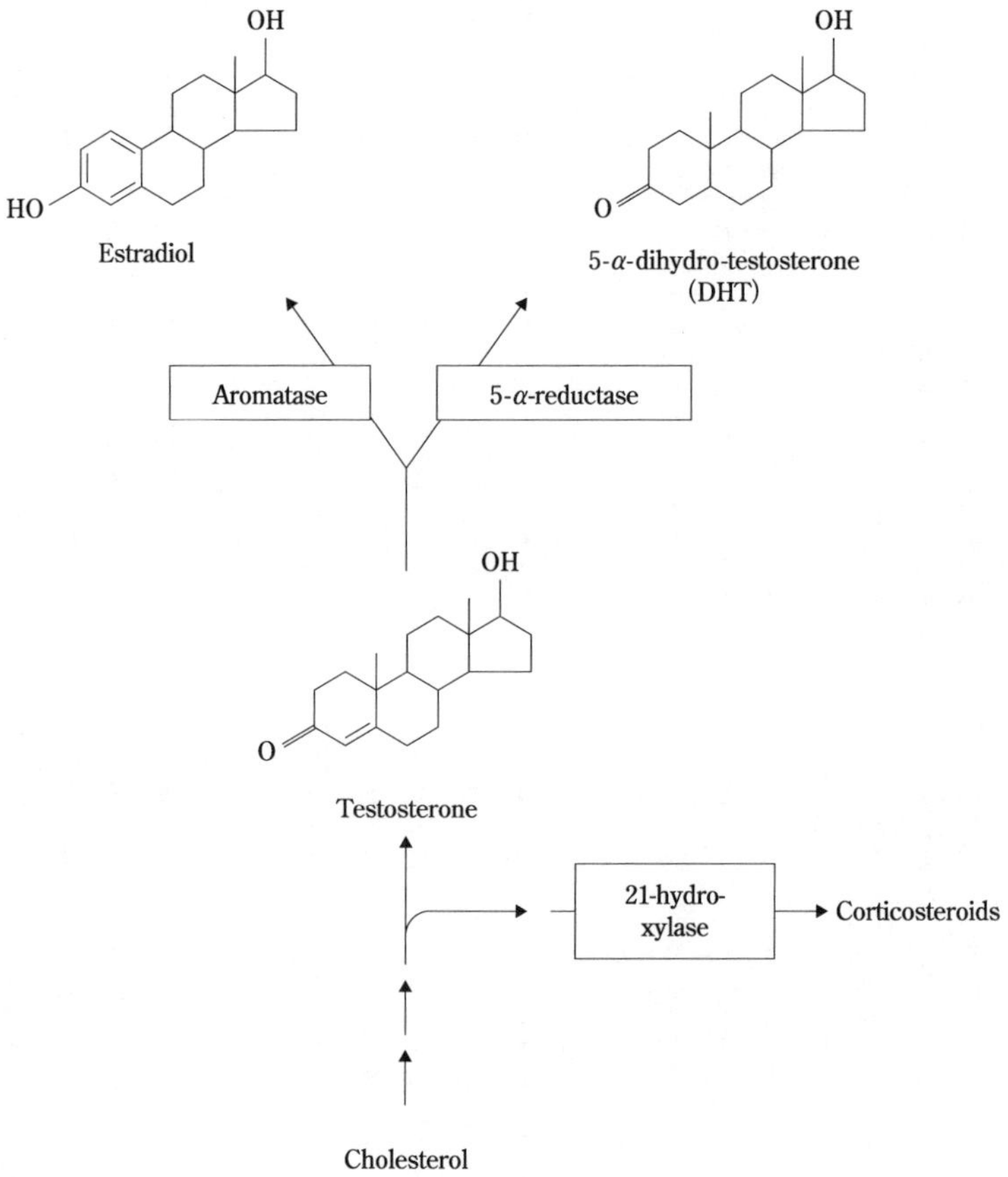

図5-1
性腺ホルモンステロイドの合成経路。テストステロンの合成（精巣や卵巣）にも、コルチコステロイドの合成（副腎皮質）にもコレステロールが使われる。21-ヒドロキシラーゼが欠損していると（先天性副腎過形成症（CAH）の場合）、副腎皮質はコルチコステロイドの代わりにテストステロンやそれに似たアンドロゲンを分泌する。皮膚ではテストステロンは、男性器の発達をつかさどる5-DHTに変換される。脳では、テストステロンは（アロマターゼという酵素によって）エストラジオールに変換される。テストステロンとエストラジオールは、それぞれアンドロゲン受容体、エストロゲン受容体を活性化することで、胎児期の脳の男性方向への分化に影響を及ぼす。卵巣では、大部分のテストステロンは血中に分泌される前に、すぐにエストラジオールに変換される。性ステロイドの4個の環状核構造は単結合あるいは二重結合（これは二重線で示している）で結ばれた17個の炭素原子からなる。

正常に進む。しかし、CAH症候群の女の胎児では通常、男の胎児でみられるのより低いものの、アンドロゲン濃度が通常よりはるかに高い濃度にまで上昇する。これらのアンドロゲン群は外性器を男性化する効果があり、ときどき正常な女性に見えるようにするために、転換手術が必要な場合もある。その症候群は子どもが生まれた後すぐに分かるので、失われた副腎皮質ホルモンの代わりをし、アンドロゲンの副腎皮質からの分泌を抑える薬剤で治療される。したがって、ほとんどの場合、異常なアンドロゲンに曝されている期間は胎児期と出生後数日間に限られる。

CAHの女の子たちの研究で、他の女の子たち（たとえば、彼女たちの罹患していない姉妹）との有意差が示された。幼少期に、これらの女の子たちはトラックのような、普通はしばしば男の子が遊ぶおもちゃで遊ぶことに非常な興味を示すのである。逆に、彼女たちはお人形や台所用具のような伝統的な女の子のおもちゃにあまり興味を示さない。これらの違いは単なる逸話というだけでなく、厳密に対照群をおいた、子どもたちの行動観察でも確認されてきている。典型的に男の子が女の子より優れている空間的な能力検査でも、彼女たちの姉妹より、より良い得点をあげる。CAHの女の子たちは罹患していない女の子よりも母親になることにあまり興味を抱かない（注37）。

CAHの女の子たちが成長したとき、他の女性たちより、女性あるいは女性と男性両方に性的に惹かれる経験をすることが多い。これは違う対象群および分析方法を使ってなされた多くの研究で報告されている（注38）。この効果の機構に関してはいくらか見解の不一致があるが、最もよくある説明は、胎児期にアンドロゲン濃度が高ければ、性的指向に関する脳の回路が男性に典型的な方向に組織される、というものだ。すべてのCAHの女の子がレズビアンになる訳ではないし、実際に大多数は違う、というのは強調しておくべきだろう。これには多種多様な説明が可能である。たとえば、アンドロゲン濃度が十分に高くなかったのだろう、アンドロゲン濃度が上昇する時期が性対象を決める臨界期と同時ではなかったのだろう、その女性たちは彼女たちの同性愛感情が明らかになるほど長い時間にわたって追跡調査をされなかったのだろう、あるいは（これはたしかに説明の一部をなすだろうが）出生前のホルモン濃度は唯一の大人の性的指向の決定要因ではない、というものだ。しかしその結果は、ホルモンが重要な役割を果たしているというのを強く支持している。

DESは一九四〇年から一九七一年までに流産の恐れのある妊婦に広く処方された合成女性ホルモンである。総計四〇万人から二八〇万人の妊婦がこの薬剤による治療を受けたといわれていて、現在、生存している（二五歳から五五歳）およそそれくらいの人数の人びとが胎児期にDESに曝されていることになる（注39）。重症の副作用を引き起こす場合が認められたので、妊娠中におけるDESの使用は一九七一年に禁止となった。とくに、この妊婦の女性の子どもに子宮頸やヴァギナに珍しい型のガンを引き起こす。前述の効用があるのかどうかも怪しい。

DESはステロイドではなく、そのため母親のエストロゲンが脳に届くのを避けるために胎児が使う機構で、不活性化を受けない。それはエストロゲン受容体に結合し、活性化する。しかし、それはアンドロゲン受容体への結合および活性化をせず、外性器を男性化もしない。外見上どこから見ても、DESに曝された女の子たちは曝されていない女の子たちと区別できない。

このようにDESに曝された女の子たちの研究によって次のことを問えるようになった。胎児期におけるテストステロンの組織化作用は、CAHの患者に見られるが、テストステロンが脳のアンドロゲン受容体群に直接作用した結果なのだろうか、あるいはテストステロンがまずアロマターゼ経路でエストラジオールに転換されなければならないのだろうか？　もし前者なら、DESはアンドロゲン受容体に結合できないので、DESに同様の効果があるとは思われないだろう。しかし、もし後者ならDESに効果がある――それは単純にアロマターゼの段階を短絡して、本来の標的であるエストロゲン受容体群に直接結合する――と予測するだろう。

コロンビア大学のハイノ・マイヤー・バールバーグ、アンケ・エールハルトらは、DESに曝露された女性たちは彼女たちの姉妹などの対照群と比べて明らかに有意に、同性に惹かれる経験をしやすいことを示した（注40）。たとえば、そのような比較研究の一つで、非DESの姉妹たち二〇例のうち一例しかそのような魅力を感じなかったのに、DESの女性二〇例のうち八例（四〇パーセント）は、成人後（ある程度男性にも惹かれていたのに加えて）ずっと女性にかなりの程度、性的に惹かれていた。この結果は、エストロゲン経路には性的指向に関与している脳の回路の組織化も含まれていることを示唆している。DESへの曝露の効果は、CAHの女性で見られるものほど大きくないようである。とくに、子どもで、ある性別に典型的に見られる行動のような、もう一方のジェンダーに関連した性格への効果は弱かったようだ。このように、エストロゲン経路と直接のアンドロゲンは両方ともこれらの性質に一役買っている可能性がある。つまり、アンドロゲン類が両方の経路を活性化するから、CAHはDESへの曝露より大きな効果を引き起こすのである（注41）。

以上をまとめると、CAHとDESの研究から、胎児期のホルモン濃度がある人の最終的な性的指向に影響している、という結論を出すのは説得力がある。しかし、それ以上に、それらは多くの不確かなことを残した。その影響はどれくらい強いのだろうか？　臨界期は正確にはいつなのだろうか？　ヒトの研究は「ずさん」であるしかないので、これらの問いに答えるのは難しい。つまり、胎児期において各個人はどのくらいのホルモン濃度に、いつ曝されているのかまったく分かっていないのである。また、その後の人生が詳細にわたって分かるわけでもない。これらの女性が同性に魅力を感じるようになるのにこれらのホルモンが一役買っているからといって、われわれは、すべてのレズビアンや両性愛の女性が胎児期に非典型的なホルモン濃度に曝されている、と結論付けることはできない。たしかに、ゲイたちやレズビアンたちがほとんど異性愛の男女と似ている（それにたしかに両性具有の外性器を持っていない）という事実から、非典型的なホルモン濃度が同性愛の単純かつ唯一の原因であるという考えには懐疑的になるべきなのである。

　しかし、もう一つの問題はこういうことだ。もし胎児期のホルモン濃度の差違が性的指向の決定になんらかの役割をはたしているのなら、これらの差違はどうやって起こるのだろうか？　いろいろな機構を想像できるだろうし、そのうちのいくつかは、もし役割をはたしているとわかったら、同性愛に対する大衆の態度に重要な影響を与えるだろう。

　それらは個人個人の遺伝的な差違から起こる、というのが一つの可能性だろう。実際にＣＡＨは遺伝的に起こる病気だが、私はもっと微妙なことを考えている。つまり思春期において、急速な成長が起こる時期、および程度に影響を与える遺伝的機構と同様なことというよりは、胎児の発生のある時期にアンドロゲン類の産生を増加させたり減少させたりする遺伝的制御の微妙な違いのことなのである。われわれは単にそのような遺伝子があるかどうかを知らないだけなのだが、そう宣言するのが無理な要素はなにもない。もしこの機構が重要な役割を果たしていると分かったら、もちろん、この本の別の個所で議論した文脈で「生まれつき」学派を支持するだろう。

　しかし、出生前のホルモン濃度が、妊娠している母親が消費した食料の量や質、妊婦が浴びた日光の量や他のなんらかの要因のような、環境による過程の結果である可能性も同じくある。この種の環境理論の一つはある特定の関心を引く。これは一九八〇年にダーナーによって提出された考えだが、妊娠中の女性のストレスにより、これらの妊婦が産んだ男の子どもが同性愛になるというのだ。この理論は第8章で議論することになる。

　同性愛になる胎児と異性愛になる胎児でホルモン濃度が違っている必要がない性的指向の「出生前ホルモン」理論もある。たとえば、性ホルモンの受容体が、数や性質あるいはこの両方ともについて、違っていると仮定することもできるだろう。このような違いは、ホルモンそのものの濃度差と同じくらい深く脳の性分化に影響を与える可能性がある。

ある有名な症候群は、まさに、この種の効果によって生じる。アンドロゲン不感受性症候群（androgen insensitivity syndrome）なわちＡＩＳと呼ばれる状態である。ＡＩＳでは、アンドロゲン受容体をコードしている遺伝子の変異によって受容体が完全に機能を失う。もはやアンドロゲンはそれに結合できないか、もし結合できても普通の発生事象の引き金を引くことができない。したがって罹患した胎児は、たとえテストステロンの中を泳いでいたとしても、テストステロンがまったくないかのように発生する。これらの胎児は遺伝的には男でも、女の外性器に発達する。言い換えるなら、普通の定義にしたがうと彼らは女性なのだ。これらの女の子たちが成長したとき、彼女たちは男性に惹かれる。アンドロゲンのシステムが非機能的であることから、男性に性的に惹かれるようになるので、この発見は出生前のホルモン理論と矛盾しない。しかしこれらの人びとは女性の脳だけでなく、（少なくとも外見は）女性の身体を持っているので、そこから分かることは多くない。

しかし、身体のある部分にだけ影響を与えるような、もっと微妙なアンドロゲン受容体の変異もあるかもしれない。実際に、一例が知られている。脊髄と脳幹の奇形が見られるケネディ氏病といわれる稀な病気がある。この病気は、脳幹以外の脳や体全体ではなく、神経系のその部分の機能にだけ明らかに影響するアンドロゲン受容体の変異によって引き起こされる。それでは、性の機能に関する脳の一部において選択的に機能に影響するアンドロゲン受容体遺伝子の変異があるのだとすると、どうだろうか？

第9章でさらに述べることになるが、この考えをテストする諸実験は否定的なものとなっている。そうであったとしても、性ホルモンのシグナル伝達に関与している調べられていない遺伝子は多数ある。エストロゲン受容体の遺伝子、アロマターゼやほかにもおそらく多くの遺伝子があるだろう。最初の井戸が乾いていたからといって、見こみを諦める特別な理由はない。

これまでに、出生前のホルモン群が性的指向の確立に一役買っているという証拠があがっているが、この役目の正確な性質と強さは、確定されていないままだ。さらに、出生前のホルモンの諸理論は、本質的に遺伝的なのもあれば、環境によるものもある混合物である。出生前のホルモンは、性的指向に影響するさまざまな種類の諸因子のための「最終的な行路」となりうる可能性がある。それらすべてに共通している唯一のことは、それらは生まれる前に操作されており、それゆえ精神分析や社会-学習理論によって構想された過程とはかけはなれたものである、ということだ。

この章で、私はホルモンと脳の関連を、あたかも一方通行の道であるかのように語ってきた。セクシュアリティに関係しているいくつかの脳の回路について議論した後で、脳と生殖器は実際に繊細な双方向のコミュニケーションをしているのをみることにしよう。これらの相互作用から、同性愛の起源に関するさらなる理論が導かれる。それはこれからみることになるだろう。

訳　注

[1] 発情ホルモンの作用を持つ物質の総称。脊椎動物において主に卵巣から分泌され、生殖腺付属器官（子宮など）を発育させて、その機能を営ませる。

[2] 主として卵巣の黄体から分泌されるホルモン。子宮壁を肥厚させ受精卵の着床を促す。また、エストロゲン類と拮抗的に働き発情を抑え、妊娠を持続させる。

[3] 雄性ホルモン作用を持つ物質の総称。雄性生殖器（輸精管、精巣、前立腺、外部生殖器など）を成長させ、その機能を営ませる。

[4] ドイツのワイマール近郊にあったナチス強制収容所。

[5] 投与したホルモン量の段階。1aが一番少なく、3aが一番多い。それぞれが正確にどれだけの量なのかは、原著者にも不明だということだった。

[6] 生殖腺の活動を支配するホルモンの総称。脊椎動物では脳下垂体から分泌される濾胞成熟ホルモン、黄体形成ホルモン、哺乳類の胎盤から分泌される柔毛膜性生殖腺刺激ホルモンの三種がある。性ホルモンの分泌、生殖腺の成長など一切の生殖腺の活動を支配しており、これらのホルモンがないと生殖腺は萎縮してしまう。

[7] 放射性同位元素で標識した抗原あるいは抗体を用いて、抗体あるいは抗原量を測定する技術。非常に感度が高く血液中のホルモン量など微量な物質の定量ができる。

[8] ガス状の試料を電子衝撃などでイオン化した後、このイオンを質量数（原子団の大きさ）の順番に並べたもの。ここから試料の分子構造を知ることができる。

[9] 原文ではpsychosexualという語。性に関する心理的な特性のこと。

[10] 交尾の時に雄がとる、雌に乗りかかる行動。

[11] 交尾の時、雌がとる交尾姿勢。雄が腹を押すのに応じて、姿勢を低くすると同時に、背を反らして腰部を上げ、膣口が後ろに突き出すようにする。

6

脳

これまでの章では、脳について、そしてそれと性および性的指向との関わりについて、多くの相反する考え方のことを述べてきた。ある一派の考え方では、脳は汎用学習機械である。それによると、出生時には脳は重要な点において個人ごとに差はないが、成長するにしたがって違いが現われる。異なった人生経験の結果として脳には違った記憶が蓄積する。異なった報酬と罰の結果、脳は違った反応のすがたをとるようになる。そのうちにこういった違いがあまりにも根深くしみこんでしまうので、個性や行動の諸面（性的指向もその一つ）は生得的な性質であるように見える。

別の一派の考え方では、脳はそれぞれがあるやりかたで機能するように設計された特定の目的にあわせた部品の集まりである。この理論によれば個人間の主な違いは、脳が最初に組み上がる際の部品のなりたちの違いによって生じる。ある人の記憶力が別の人の記憶力よりいいことがあるのは、それだけ多くの神経細胞、あるいはそうした神経細胞同士の結合が、記憶に関連する脳の部分にあるからである。同様に、ある人が男性に性的に魅力を感じ、別の人はそうでないことがあるのは、性的に男に惹かれることに関連した脳のシステムに形成される細胞やその結合の数の違いのためかもしれない。

これらの二つのモデルは思うほど正反対の考え方ではない。たとえば、新しい脳細胞は増えることはないが、新たなシナプス結合ができるという意味で、脳の発達は出生後も続く。そのために、脳の発達に影響を与えるような学習や、脳が環境と相互作用する機会はあるわけだ。実際、おそらくすべての学習は個体発生・胎児期にその大筋がつくられたシナプス結合の微調整が延々と続くことによるものだ。さらにこの点については第8章で、少なくともラットの場合、出生前でさえ環境因子（ストレス）がどのように個体発生に影響しうるのかをみることになるだろう。

これらの理由により、「何が人をゲイやストレートにするのか」といった質問に答えようとするなら、脳についての概論に逃げ込むことはあまり役にたたない。われわれが知る必要があるのはその詳細なのである。脳のどの部分がセクシュアリティや性的指向の規定に関わっているのか。性的なパートナーとして男性あるいは女性を好むためには、どのような構造的、機能的相違がその根底にあり、これらの違いはどのようにして、いつ形作られたのだろうか。

性中枢

第1章では、ヒルシュフェルトが、脳には二つの神経中枢があって、一つは男性の性的魅力に、もう一つは女性のそれに反応する、という提案をしたいきさつを述べた。彼が示唆したのは、これら両中枢の萌芽はともに、どの胎児にも存在するが、通常その一方だけが大きく発達し、もう一方は萎縮する、というものであった。どちらの中枢が発達するのかを決めるのは何かという点について、有力な候補はまもなく現れた。それは発生中の脳に届く性ホルモンの濃度あるいは性質であった。

ヒルシュフェルトが仮定した中枢に相当しそうな場所が脳のどこにあるかを特定するにははるかに長い時間を要した。一九三〇年代、シュタイナッハの弟子のヴァルター・ホールヴェーグは、視床下部と呼ばれる脳のおおまかな領域が性的生活において重要な役割を担っていることを示す証拠を集めはじめた。図6-1に示すように、視床下部は脳の基底部にある小さな領域である。実際には脳の正中線にあって液体がはいった空洞の第三脳室に接する左右対称の両半部からなる。視床下部は領域としては小さいものの、性以外にも、食事や飲水、体温調節、ホルモン調節など、生命維持に必要ないくつもの機能に関係している。進化論的にいえば、視床下部は古くからある構造で、魚類のように大脳皮質を欠く動物も含め、すべての脊椎動物に見出される。

動物を用いた一九五〇年代の詳細な研究によって、視床下部内部のいろいろな領域が「男性に特徴的な」あるいは「女性に特徴的な」性行動の形成に関与することがわかってきた。男性の行動の形成を助ける領域は視床下部の前縁近くにある、内側視索前核（medial preoptic area）と呼ばれる部分のなかにあり、他方で女性の行動に寄与する領域は、それより少し後ろの腹内側核（ventromedial nucleus）と呼ばれる部分のなかにある（「核」というのは神経解剖学では神経細胞の集団であり、その大きさや場所、それを形作る神経細胞の外観によって確実に判別することができる）。

いくつかの異なる種類の実験から、これらの結論を導き出す証拠が得られた。ある種の実験では、成熟した雄あるいは雌ラットの生殖腺を摘出した（つまり精巣や、卵巣を外科手術で除去した）。脳に性ホルモンがなくなると、これらのラットの性行動はまもなく停止した。つぎに研究者たちはわずかな量の性ホルモンを含ませた小片をラット脳のさまざまな部位に植えこむ試みを行い、テストステロンを含ませた小片を内側視索前核に植えると雄ラットの性行動の回復が最も容易なのを見出した。雌ラットの性行動の回復は、エストロゲンとプロゲスチンを含んだ小片を腹内側核に植えた場合が最も容易だった。これ

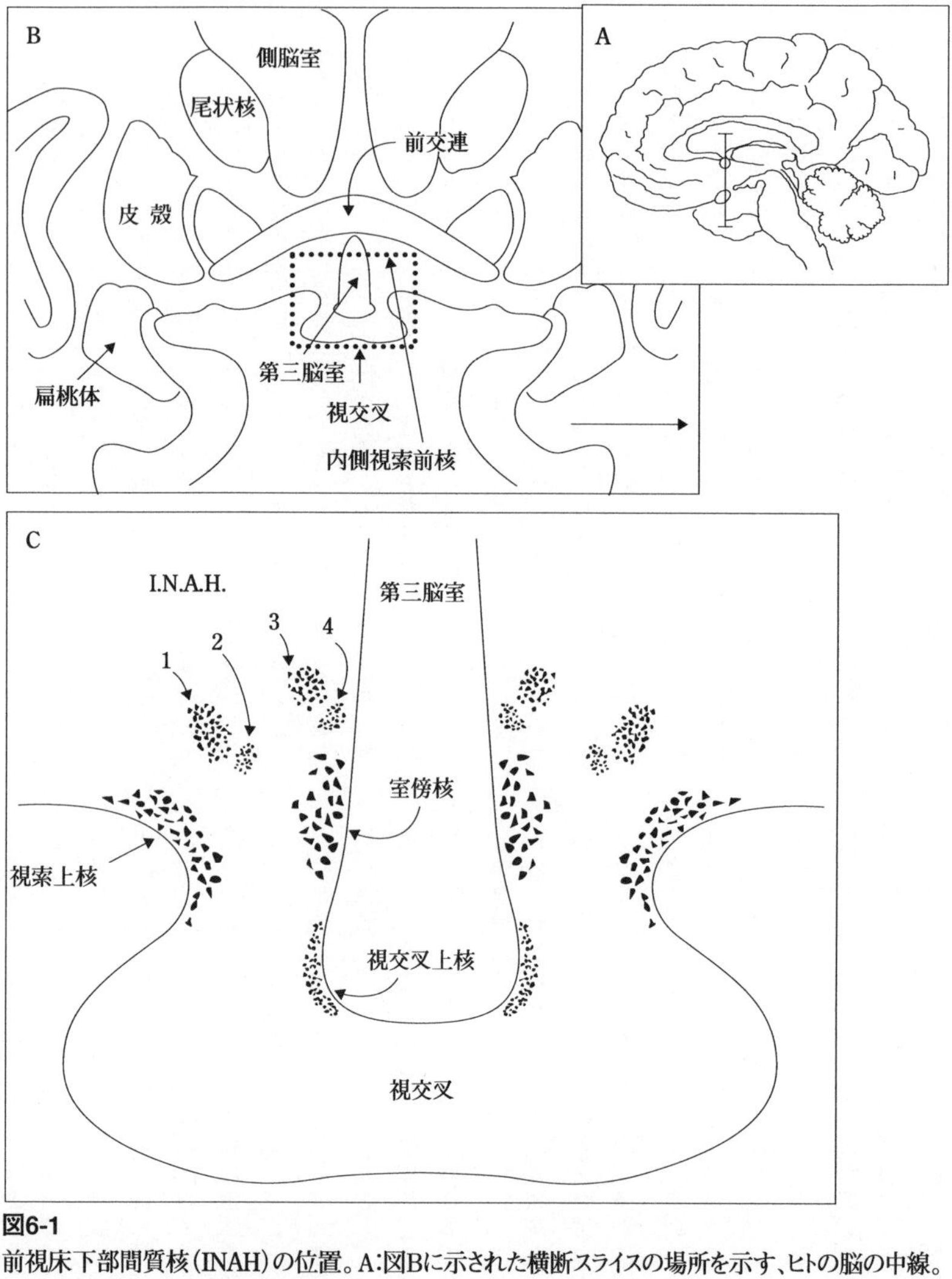

図6-1

前視床下部間質核（INAH）の位置。A：図Bに示された横断スライスの場所を示す、ヒトの脳の中線。B：前視床下部の位置での横断スライス。中央の四角で囲んだ部分は、図Cに拡大図を示した。C：視床下部の内側視索前核。両側にある四つの間質核の場所を示してあり、それらは外側から中心部に向かって1から4の番号が付けられている。この図はやや大まかなものとなっており、同一の横断スライス上に常に四つの核が見られるわけではない。INAH3の大きさは、性と性的指向の両者に応じて違いがある。その他の構造：視交叉は左右の視神経の交差であり、第三脳室は脳の中線にある液体で満たされた空間、視索上核と室傍核はホルモンを分泌する大きな細胞の集団、そして視交叉上核はサーカディアンリズムの制御に関わる小さな細胞の集団。

らのことから、これら二つの場所はホルモンの作用をつかさどる要所であると考えられたのだった（注1）。

別の実験では、視床下部のさまざまな部位を破壊し、その効果が観察された。すると、内側視索前核の破壊は雄のラットが雌に乗りかかる能力を損なわせるか、なくさせ、腹内側核損傷は、雌のラットを雄といっしょにしてもロードーシスの発現を妨げることがわかった（注2）。

三種類目の実験では、視床下部に電極を挿入し、内側視索前核や腹内側核に電気刺激を加えた。内側視索前核への刺激によって雄ラットは雌に近づいて、乗りかかることが多くなり、一方で腹内側核への刺激によって雌ラットはロードーシスを示すことが多くなった（注3）。

最後には、これらの領域の電気的な活動の記録から、ある種の細胞の活動が動物の性行動と相関していることが明らかになった。たとえば、雄の内側視索前核にある細胞のなかには、その活動が雌に接近して交尾すると増加し、射精した後で停止するものがあった（注4）。

どのようにして脳が性行動を引き起こすかという点で過度に単純化した見方をするようになるのを避けるため、ここでいくつかの注意をしておく必要がある。まず第一に、ロードーシスやマウンティングといった行動は、それぞれ雌と雄のラットに典型的にみられるものではあるが、たとえ胎児期にホルモン操作を受けていないラットの場合でさえも、時に「間違った」性としての行動が見られることがあり得る。つまり簡略化され、減弱化された形ではあっても、雄の動物の脳にはロードーシスのための神経回路が存在しており、逆に雌の動物の脳にはマウンティングのための神経回路が存在しているに違いない。実際、神経を損傷したり刺激したりする研究は、内側視索前核が雄と同じように雌でもマウンティングを引き起こすこと、腹内側核は雌と同様、雄でもロードーシスを引きおこすことを示している（注5）。このように実際に脳の内側を調べるまでもなく、雌が内側視索前核をまったく欠いているわけではなく、雄が腹内側核をまったく欠いているわけではないことがわかる。

さらに重要なことだが、性的な現象に関わる脳のシステムの中で、視床下部は重要ではあるが一つの要素に過ぎないことを強調しておく必要がある。内側視索前核と腹内側核は、扁桃体 (amygdala)、中隔野 (septal area)、分界条底核 (bed nucleus of the stria terminales)、中心灰白質 (periaqueductal gray) などといった、門外漢がたじろぐような名前のついた視床下部の外にある他の領域と結合している。これらの領域のいくつかは、これまで述べたのと同様の実験によって性行動において役割を担っていることが示されている。大脳皮質から視床下部へ、あるいはその逆へと神経の通路をあとづけることさえ可能である。

視床下部はシステムのなかの一要素にすぎないので、ラットやわれわれ自身の種々の性生活において、この領域が本当のところ何をしているかについては、不確かな点や論争もいろいろある。ある研究者は視床下部が非常に「低水準の」ことをすると考えている。この一派の考え方によれば、視床下部は主にマウンティングやロードーシスといった交尾の行動様式の制御に関わっており、相手の選択、あるいは相手に近より、信号を出すといったセックスの前段階の「高水準の」機能には関わっていない。別の研究者によれば、視床下部は性行動そのものの実行だけでなく、最初の性衝動やその方向性において要になる役割を果たす。異なった動物種から得られたデータは相反する結論を導いている。たとえばラットでは、雄の内側視索前核を傷つけるとマウンティングは妨げられるが、発情期の雌に対する興味はそのまま残る。彼らは雌に対して何かしたいのだけれども、それが何なのか忘れてしまったかのようにふるまう。他方霊長類では、内側視索前核がほんの少しでも傷つけられると、発情期の雌に対する雄の関心は完全に失われる。彼らの性衝動は（自慰行為を続けることから明らかなように）残っているが、それを満たす手段を雌が提供してくれるという知識を失ってしまうように見える（注6）。

このような不明確な点があることを考えると、内側視索前核と腹内側核をヒルシュフェルトによって提唱された神経中枢に等しいとするには、非常に慎重であるべきである。ヒルシュフェルトが「中枢」として提唱したのは実際には拡張されたネットワークであり、内側視索前核と腹内側核はそのなかの要素である、としておく方がおそらく無難だろう。

視床下部の手術

前章までに詳しく述べてきたことから、脳科学における研究成果が同性愛を「治療」する試みに利用されてきたと聞いても、驚くことはないだろう。一九六〇年代から一九七〇年代にかけて、ギュンター・ダーナーらは彼のつくった「同性愛」ラットに対する脳手術の効果について研究した。ある種の実験では彼らは早い時期に去勢した雄のラットを用いた。前章で述べたように、このようなラットは成熟した後にアンドロゲンを投与されると、性行動を示しはするが、それは正常の雄ラットでみられる行動ではなく、雌型の行動であるロードーシスの形をとることが多く、雄型の行動であるマウンティングの形をあまりとらない。ダーナーは、これらのラットの腹内側核を破壊したところ、ロードーシスをやめただけでなく、それ以前よりも実際に雌にマウンティングをする回数が増えたと、報告した（注7）。ダーナーの原論文はその効果の大きさや信頼性についてあいまいな点があるにもかかわらず、彼は公の発表ではもっとはっきりしたいい方をした。神経外科の効果を例示するためにダーナーが作った記録映画の中で、説明者は大胆にも「脳定位装置を用いた視床下部の手術によって、同性愛の雄ラットはこうして異性愛へと転換した」と言った（注8）。一九七六年出版の著書のなかで、ダーナーはヒトの同性愛にも適用できる治療法の一つとして、はっきりと手術を推している（注9）。

ヒトに対して腹内側核の破壊が初めて行われたのは一九六二年で、当時の西ドイツにあったゲッチンゲン大学の神経外科医、フリッツ・レーダーがそれを行った。この手術は時代としてはダーナーの研究よりも早かった。レーダーによれば、ラットの脳での破壊実験によって腹内側核が性行動に関係していることを特定するのに力をかした神経生物学者、H・オルトナーの勧めによって、被術者をえらんだという。彼は五二歳の男性で、一二歳から一四歳の少年数人と性行為をしたことで投獄されていた。彼は去勢の代案としてこの手術を志願した。片側の腹内側核だけを破壊する手術の後、彼は同性愛の感情が減る、あるいはなくなる経験をしたが、とりたてて女性に魅力を感じるようにはならなかった。彼は拘禁から解放され、その後は平穏無事な生活を送ったようである（注10）。

この「治療」の後、総計で四〇人もの男性が同様の手術を受けた。そのうちの一部はレーダーによって、残りの人びとはザールラント大学のゲルト・ディークマンとフランクフルトにあるマックスプランク脳研究所のR・ハスラーの二人に率いられたもう一つの西ドイツのグループによって手術を受けた（注11）。後者のグループはとくに、手術に科学的根拠を与えたダーナーの仕事の重要性を認めている。手術を受けたすべての男性は、服役中か、犯罪者のための精神病院に入院中であった。ある者は異性強姦者であったが、他は「小児同性愛者」ということになっていた。しかしこの多くの「小児同性愛者」は、思春期前の少年ではなく、思春期後の青年との性関係をもったことから、彼らは医学的に定義された小児性愛者の条件を満たしていなかったと思われる（注12）。彼らの行動は（問題となった性行為に当事者の同意があったかどうかの問題はさておき）、ある文化では正常な性現象の範囲にはいると考えられるものだろう。

大部分の場合、手術を受けた男性は性衝動が減少し、消失さえ経験した。ディークマンのグループは以下のように書いた。「同性愛から異性愛へと性的関心の向きが転換するかという問題に関しては、一般につぎのようにいえる。われわれの小児性愛患者の場合、同性愛的関心は除去されなかったが、少年愛の行動が減少し、行動をよりよく制御できるようになった。こうした人びとの中には、家族へのいろいろな配慮のために結婚した人も一人いるし、また男女間の性交を行ったと報告した者もいる」。最も多くみられた手術の副作用は肥満であった。この副作用はラットの場合でもみられたが、視床下部には食欲の制御に関連している細胞群が近くにあり、それが傷つけられたためであった。

レーダーの結果はディークマンのものと同様であったが、公の発言では、彼はその手術に対してもっと肯定的であった。たとえば、彼は一九七〇年に『メディカル・ワールド・ニュース誌（*Medical World News*）』の取材に対して、患者の性的指向を小児愛から異性愛へと実際に変化させたのだと述べている（注13）。同じ記事において、当時アメリカの指導的な性科学者であったジョンズ・ホプキンス医科大学のジョン・マネーはレーダーの研究について控えめながらも強い興味を示し、自分の大学でも手術を実施できるだろうと述べた。しかしながら私の知るかぎり、合衆国においてこのような手術は一度も行われたことがない。

ダーナーは、その人体実験を自分の理論を支持するものとして引用している。手術の後、内側視索前核は腹内側核による抑制的な影響から解放され、こうして男性に特徴的な性行動を生み出すという正常な働きをするようになるのだと、彼は考えたのである。しかしほんとうのところは同性愛の男性の場合でも、人工的につくられた「同性愛」のラットの場合でも、男性に特徴的な行動が手術後に現れることはほとんどないのである。

この結果に対して将来性のある一つの説明としては、ゲイの男性の内側視索前核は単に抑制されているのではなく、ヒルシュフェルトの理論に合わせると、異性愛男性にくらべて発達の程度が低いのだともいえるだろう。この考え方だと、腹内側核を破壊してもゲイの男性は異性愛者に変わったりはしない。というのも単純なことで、腹内側核があろうがなかろうが、ゲイの男性の内側視索前核には男性に特徴的な行動を持続させるのに十分なハードウェアがないからである。

黄体形成ホルモン応答――同性愛の目印？

一九七五年、ダーナーらは簡単なホルモン検査で同性愛と異性愛の男性をほどほどの正確度で区別できると報告した（注14）。この検査は、あるホルモン、すなわちエストロゲンを男性に注射して、そのあと数日にわたって黄体形成ホルモン（LH）〔訳注1〕の血中濃度を測定するというものであった。ほとんどのゲイの男性ではエストロゲンの注射三日後に血中の黄体形成ホルモン濃度が顕著に増加するが、ストレートの男性でこの増加がみられることはほとんどなかった。同性愛の「診断検査」が現実に近づいているようだった。

この研究の理論的根拠を理解するために、本書でこれまでは触れていなかった脳機能の側面を少しだけ見ておく必要がある。視床下部は性腺から放出される性ホルモンによって単に受動的に影響を受けるだけではなく、それ自身が、こんどは性腺にまで戻って、その機能に影響を与えるホルモンを分泌するのである。いいかえれば、脳と性腺がたがいに影響し合う回路がある。

脳から性腺への影響は複雑すぎると思われるような経路で働く。視床下部にはゴナドトロピン放出ホルモン（ＧｎＲＨ）というホルモンを合成して放出する特化した神経細胞群がある（注15）。ＧｎＲＨは全身性の血流には入らず、特別な血管で視床下部の直下、頭蓋底にある脳下垂体に運ばれる。そこでＧｎＲＨは脳下垂体の細胞に働きかけて第二のホルモンである黄体形成ホルモン（ＬＨ）を放出させる。次にＬＨは全身の血流に乗って男性ならば精巣、女性の場合は卵巣へと運ばれる。精巣でＬＨはアンドロゲン（主にテストステロン）の合成と分泌を促進する。卵巣においてもＬＨはアンドロゲンの合成を促進するが、これらのアンドロゲンのほとんど全部が即座にエストロゲンに変換される。男性でも女性でも、これらの性ホルモンは視床下部に対してフィードバック作用を持つ。なかでも、性ホルモンは視床下部からのＧｎＲＨの放出を阻害し、そのために下垂体からのＬＨの分泌が減少することになる。したがって脳→性腺→脳という環が、負のフィードバック制御をうけており、これによってアンドロゲンとエストロゲンのレベルが安定に保たれるようになっている。しかし第二の調節メカニズムがあって、非常に高いエストロゲン濃度の場合には、ＬＨの分泌が抑制されるどころか、促進されるようになっている。こうしてフィードバック調節の環に不安定さが導入されているため、ＬＨはある短い期間非常に高濃度になることがある。これは月経サイクルの重要な要素の一つで、とくに排卵の誘発に関係している（注16）。

ラットでは、エストロゲンがＬＨの放出を調節する方法に両性の間で明らかな差がある。少量のエストロゲンを注射すれば、雄でも雌でもＬＨの放出は低下する（負のフィードバック）。しかし大量のエストロゲンを注射すると、雌のラットでは大量のＬＨが一気に放出される（正のフィードバック）（注17）が、雄ではそういうことはない。この性差のもとは視床下部の初期発生にある。雌で見られるように、テストステロンの濃度が周産期の重要な時期に低いと、視床下部はエストロゲンに反応してＬＨ大量放出の能力を発達させるが、テストステロンのレベルが高いと、この能力は発達しない（注18）。

したがって、ダーナーらがゲイの男性ではエストロゲンの投与後にＬＨの大量放出がみられると報告したとき、彼が示唆していたのは、ゲイの視床下部は月経サイクルにも関わるほどまでに発達しており、出産前の発生過程で視床下部は男性としては異常に低い濃度のアンドロゲンに晒されていたに違いない、ということなのである。

その後の研究はダーナーの主張を支持することにはならなかった。オランダの内分泌学者ルイス・ゴーレンの研究では、同性愛と異性愛の男性間でLHの反応における有意な差はみつからなかった（注19）。実のところ、ゴーレンは男性と女性の間でLH反応の有意差を見出すことさえなかったのである（注20）。合衆国でダーナーの結果を支持するデータを得た研究もたしかに一つあるが（注21）、より最近になって、ダーナーの方法を正確に再現しようとした研究では、ゲイとストレート男性の間でなんの差も見つからなかった（注22）。これに加えて、動物実験がこれまでに示唆しているところでは、エストロゲンに対するLHの放出反応における性差が、ラットでの話とは反対に、霊長類ではまったく存在しない（注23）。とくに信頼できる実験では、テキサス工科大学の二人の内分泌学者が、雄のマカク属のサルに卵巣を移植している。これらのサルはその後雌のように性周期を示すようになり、どうやら雄のサルも雌のサルも性周期を維持するための同じ脳の機構を持っているらしいのである（注24）。つまりダーナーは、ヒトでの基本的な性差を検査することに気を配らずに、ヒトとラットでホルモン機構が等しいという根拠のない仮定を信頼していた、といえるかもしれない。

性的二型

他の動物種と同じように、ヒトでも男女の脳の構造には違いがある。この違いは「性的二型」と呼ばれ、性的指向に生物学的見地から興味を持つものにとっては魅力的な研究対象となる。ヒルシュフェルトが提案したように、もし同性愛がその性としては典型的でない脳の発達過程を反映しているのなら、その徴候は性的二型を示す構造で一番たやすく見つかると期待してもよさそうである。

性的二型の一つは脳全体の大きさに関連している。体重差を考慮に入れても、男性の脳は約一〇〇グラム（七パーセントから八パーセント）女性の脳よりも重い（注25）。男性の脳の方が大きいということが、男性の一般知能の平均がわずかに女性よりも高いという、いくつかの研究で報告されていることと関係しているのかどうか（注26）、また、男性が秀でている知的能力（第7章参照）は、神経回路を構築するのに非常に高くつくものだという事実（注27）と関係しているのかについては議論のあるところである。脳の大きさの差には機能的な意義さえまったくないのかもしれないのだ。しかしいずれにせよ、少なくとも三つの研究が報告したところでは、ゲイ男性の脳の大きさは異性愛者の脳と同じである（注28）。したがって、少なくとも男性において、同性愛はその性の典型からはずれた脳の大きさと関連しているわけではない。

脳全体の大きさよりもはるかに興味を引くのは、視床下部における性的二型の問題である。この領域での重要な発見は、UCLAのロジャー・ゴルスキーらによって一九七七年になされた。彼らは雄と雌のラットの視床下部からとった染色組織切片を調べ、内側視索前核の一部、黒っぽく染色される、密につめこまれた細胞群が、雄では雌よりも約八倍も大きいことを見いだした。以来この領域は、視索前核の「性的二型核（sexually dimorphic nucleus）」と名付けられた（注29）。その意味は雌雄両性で構造的に異なっている細胞群ということだ。

このゴルスキーの発見がなされたのは、男女間の生得的な差異の問題が広く世間で論議の的となっていた時代だった。当時の多くのフェミニストは、生殖に関わる解剖学と生理学の明白な事実以外に、男女間の「生物学的な」差があることを否定した。たとえばジャーメイン・グリーアは『女の官宦（*The Female Eunuch*）』のなかで、男性と女性の脳にはまったくなんの違いもない、と断固として主張した（注30）。別のフェミニスト集団はまったく逆の意見をとり、男性と女性はほとんど別の種なのだという考え方をすすめた（注31）。十字砲火のまったただなかで、ゴルスキーたちはまずまずの低姿勢を保った。一例を挙げると、その最初の発見から十年以上の間、ゴルスキーらは研究をヒトの脳に広げようとはしなかった。むしろ彼らはラットにおける性的二型がどのようにして生じてくるのかを明らかにすることに専念したのだった。

手短かにいうと、性的二型核の大きさの違いが生じるのは、出生時前後のかなめの時期（臨界期）に、雄と雌のラットの循環血中のアンドロゲンの濃度が違うためである。もし、出生前後の数日間、雌のラットにテストステロンを投与すると、成長後のこの神経核の大きさは雄にみられる範囲内におちつく（前章で述べたように、この投与によりそのラットの性行動もまた雄化する）。このホルモン作用には、アロマターゼ経路によるテストステロンからエストラジオールへの変換が必要だ、と考えられている。というのも、臨界期にエストロゲン受容体の遮断剤の投与を受けた雄ラットは、通常の大きさの神経核をうまく発達させられないからである。他方、成熟ラットにホルモンを投与しても、性的二型核の大きさが変化することはない（注32）。

ラットの視索前核に性的二型核が発見されて以来、モルモット、アレチネズミ、イタチ、またおそらくマカク属のサルといった他のいくつかの動物種で、同様の神経核が認められている（注33）。その発達の機構は種々の動物種で同様であるらしい。しかしある報告によると、アレチネズミの性的二型核の大きさは、臨界期だけでなく成熟してからの性ホルモンの水準によっても影響を受けるという。

主にラットで行なわれた別の一連の研究は、性的二型核の詳細に焦点を絞った。すなわちその内部構造、神経核内にある神経伝達物質や他の物質の分布、そしてその二型核間の結合である。これら詳細な研究報告では、内側視索前核の組織化が雄と雌の動物で大きく異なっていることを確認している。また、これらの研究は異なった動物種の視索前核に見られる構造が本当に相同なのか否かを確立するための有力な手段を提示している（注34）。

視索前核の性的二型核はラットの脳における性差の最も劇的な例ではあるが、もっとひかえめな差異を示す諸領域が他にも存在する。これらの領域（扁桃体の内側核と分界条底核の一部）は雄の方が雌よりも二倍ほど大きい。これらの構造は視索前核の性的二型核と相互に結合しており、雄に特徴的な性行動の発現と構造を結びつけるように思われるものを形造っている。これら他の領域もまたホルモン機構によって二型となると思われているが、その詳細については今後の解明を待つ（注35）。

これまで述べてきた知見にもとづいて、たとえば視床下部の腹内側核に逆の性質の性的二型、つまりこの核あるいはその一部が雄よりも雌で大きいということもあるのではないか、とも予想されるだろう。しかしこれまでのところ、そのような差異は報告されていない。もちろんこれは単に十分に注意深い観察がなされていないためかもしれない。しかし、雄のラットが雌に特徴的な行動（とくにロードーシス）をたまにしか示さないのは、この行動をつくりだす脳の領域が比較的小さいことの結果ではないのかもしれない。おそらくこの領域の神経伝達物質やシナプス結合のような点にもっと微妙な違いがあって、それが両性の行動上の差異の根底にあるのだろう。もう一つの可能性は、腹内側核が内側視索前核からのある種の阻害または抑制的な制御のもとにある、ということである。もしこれが事実ならば、内側視索前核の損傷は単に雄に特徴的な行動を損なうだけでなく、雌に特徴的な行動を促進することが予想されるだろう（そうなると腹内側核への抑制的な入力が除去されるからである）。このような影響はラットでは報告されていないが、イタチではたしかにある程度生じる（注36）。

ラットの視床下部には一つの細胞群が存在しており、それは今度は雄よりも雌で大きい。これはＡＶＰＶＮ（anteroventral periventricular nucleus，前腹側脳室傍核）という名のついた視床下部の最前部にある核である。この核は、性行動の形成ではなく、卵巣周期の調節にも関わっているらしい。ここでもまた、大きさの違いは、発生の間のアンドロゲン濃度の違いに起因している。ＡＶＰＶＮの場合興味深いのは、性的二型核の場合とは反対に高濃度のアンドロゲンがその構造を小さくすることである（注37）。

一九八〇年代後期にゴルスキーらのグループ（とくに大学院生のローラ・アレン）は、ヒトの脳における性差を探索しはじめた。彼らはそれをするのに、検屍で得られた脳の視床下部を調べた。一九八九年に彼らは、内側視索前核のなかにあるＩＮＡＨ２、ＩＮＡＨ３と略号名のついた二つの核が女性よりも男性で有意に大きいことを報告した（図６-１参照）（注38）。「ＩＮＡＨ」は前視床下部間質核（interstitial nucleus of the anterior hypothalamus）を意味しており、神経線維束の間にあるという意味で、その核は間質性であるＩＮＡＨ２についての性差はアレンのデータではいくぶん曖昧だったが、ＩＮＡＨ３での差は確固たるものであった。平均してＩＮＡＨ３は女性よりも男性の方が二倍から三倍大きく、その差はどの年齢でも存在するらしい。ＩＮＡＨ３はラットの性的二型核に相当する内側視索前核に位置している。しかし、ラットとヒトの核が相同であると断言するためには、これらの細胞群の結合やその他の特徴についてのさらに詳細な研究が必要となるだろう。

その後アレンらは研究を脳の他の部分に広げた。とくに彼女たちはまさにラットの場合と同じように、分界条底核と扁桃体に、性的に二型の細胞群があることを示した（注39）。内側視索前核の場合と同じように、この二型性は男性でより大きかった。しかしアレンらは男性よりも女性で大きい構造も見つけた。これは前交連という脳の左側と右側の間に走る神経繊維の帯であり、両半球の大脳皮質を相互に結んでいる。その性差はあまり大きなものではなく、男女両性からのデータ分布にはかなりの重なりがあった。しかし統計的な意味では、その知見は確実なものであった（注40）。さらに二つの大脳半球を結合するもう一つの構造である脳梁（corpus callosum）もまた男女間で異なっている。男性に比べて女性の方が脳全体の大きさに比較して脳梁の後部がより大きい（注41）。

脳の構造と性的指向

一九九一年サンディエゴのソーク研究所にいたときに、私はＩＮＡＨ３などの構造体の大きさが男女間で異なるのと同じように、性的指向によっても異なっているかもしれない、という考えの検証にとりかかった。私独自の仮説は、ＩＮＡＨ３（とＩＮＡＨ２の両方あるいは片方）の大きさが、女性へと向かう性衝動と関連しているだろうというものであった。つまりこの部分は、異性愛の男性やレズビアンの女性では大きく、異性愛の女性やゲイでは小さいであろうという仮説である。実際、この仮説のうち男性に関係する部分については確認することができた。私が調べた脳についていえばゲイ男性に比べて異性愛男性のＩＮＡＨ３は、平均して二倍から三倍大きかった（図６-

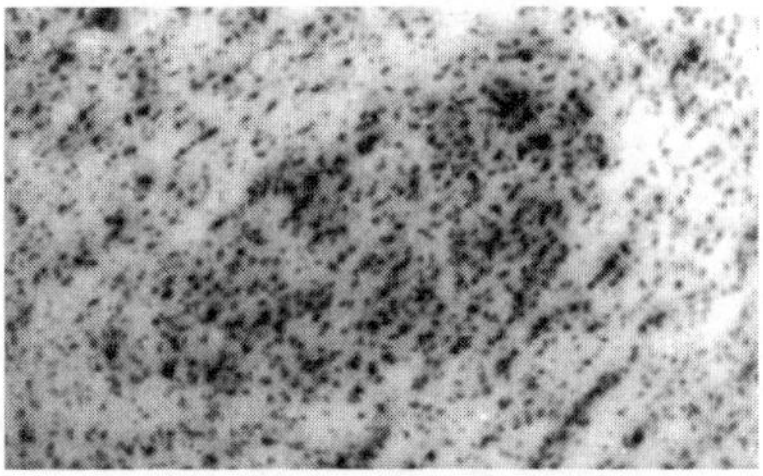

A

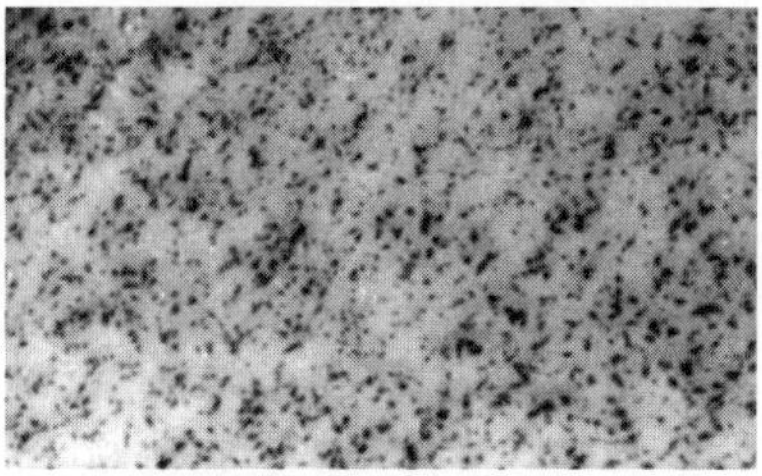

B

図 6-2
異性愛男性(A)および同性愛男性(B)の INAH 3 領域の顕微鏡写真。それぞれの小さな点は一つ一つの神経細胞。A では、INAH 3 は視野の中央のほとんどを占める卵形の細胞集団として明らかに見ることができる。B では、細胞は存在しているが、A で見られるようなものではなく、核として認識できるような細胞集団となっていない。この図での A と B の差は、典型的に見られるよりも、より顕著なものとなっている。平均では、異性愛男性の INAH 3 は同性愛男性のそれよりも二倍から三倍大きい。

2参照)。女性の場合、INAH3は一般に小さいというアレンの報告も確認した。女性の性的指向に関連する違いが存在するかどうかについては結論することができなかったが、これは私がその脳を調べた女性の医療記録には、性的指向の情報がまったく含まれていなかったからという単純な理由による。その女性たちは既に死んでしまっているので、性的指向についての情報を得ることは実際上、不可能だった(注42)。

このINAH3についての知見は、一世紀近く前にヒルシュフェルトによって提案されたモデルと非常によく合っており、私の考えでは、これらの知見は、性的指向の発達が少なくとも男性の場合には出生前の脳の分化と密接に結びついているという考えを、大いに強めるものである。しかし、この研究のいくつかの限界を強調することは重要である。第一に、この観察は成人についてなされたもので、彼らは何年ものあいだすでに性的に活動していた。本当に人を納得させるためには、これらの神経解剖学的な違いが人生の早い段階——誕生時が望ましい——に存在したことを示す必要があるだろう。そのようなデータがなければ、その構造的な違いが実は、おそらく「使うか失うか」の原理に基づいた、性行動の差異の結果にすぎないという可能性が、少なくとも理論上、常にある。さらに、たとえ視床下部の違いが誕生前に現われるとしても、それは遺伝的な差異、受けたストレスの差異などを含むさまざまな原因で生じるのかもしれない。おそらく、ＩＮＡＨ３（そしておそらく他の脳の領域）の発達は、性的指向の決定における「最終的な共通経路」に相当していて、その経路には数え切れないほどのそれ以前に受けた要因の影響があるのかもしれない。

もう一つの限界は、私が脳を調べたほとんどのゲイ男性が、エイズの合併症で死んでいることによるものである。これらの男性でＩＮＡＨ３が小さいのは、この疾患の影響ではないと確信はしているが（注43）、エイズで死ぬゲイ男性が男性同性愛者全体の母集団を代表していない、という可能性がある。たとえば彼らは、ＨＩＶ感染の主な危険要因である受け身の肛門性交をより強く好む。したがってもし望むなら、ＩＮＡＨ３における構造的な差異は、性的指向といったものよりも実際の性交での行動様式と関連しているのだ、と主張することもできる。セクシュアリティの詳細について聞き取り調査を実施できる生きた人のＩＮＡＨ３の大きさを測定するなんらかの方法が得られるまで、この問題に確実な決着をつけることはできないだろう。

ここで、ＩＮＡＨ３がヒトの脳における唯一の性的二型細胞集団ではない、ということを強調しておくべきだろう。すでに述べたように、アレンたちはその他に、扁桃体と分界条底核と呼ばれる領域に少なくとも二つの核があるのをつきとめている。これらの細胞集団もまた性的指向によって異なっているのかどうかについては、これから定めてゆくべきことだ。この理由だけでも、単に最初に同定されたというだけの理由で、これらの細胞集団のうちただ一つの足下に、ある人間の性的指向の絶対的「原因」を帰するのは「勇み足」というべきものだろう。将来の研究が、人間の脳のうちにある性的二型回路の全容を描き出し、この回路のなかのどの部分が同性愛者で、その性に非典型的なものであり、どの部分がそうでないのかを確定したとき、性的指向をきめる脳の基盤について、より的確な仮説をつくることが可能となるだろう。

私がＩＮＡＨ３についての発見を報告してから、ローラ・アレンらはゲイと異性愛の男性の脳の間にある第二の差異を報告した。この違いは前交連の大きさにある。前述のように、前交連は一般に男性よりも女性の方が幾分大きい。ところが、アレンらがゲイとストレートの男性でこの構造の大きさを比べたところ、彼女らは同性愛男性の方が大きいことを見いだしたのである。実際、脳全体の大きさの差を考慮に入れたデータの標準化を行った後では、女性と同性愛男性の前交連はほぼ同じ大きさであった。こうしてここにまた、性的二型であり、同性愛男性ではその大きさがその性に非典型的な脳の構造があるわけである。この発見の意味ははっきりしていない。前交連は脳細胞の集団ではなく、両大脳半球を結ぶ神経線維の束である。これは性行動の調節には直接関わっていそうもない。この前交連の大きさの違いは左右大脳の機能分化の違いと関連があるのかも知れない（第7章参照）（注44）。

ＩＮＡＨ３と性的指向についての私の発見は、一九九一年に発表された際に、大いにメディアの注目と一般の人びとの興味をひいたために、きびしい詮索と批判に直面することになった。とくに批判的だったのは、現在ニューヨークのマウント・サイナイ医学センターにいる精神科医であり神経生物学者のウイリアム・バインであった。バインは以前にモルモットの視床下部における性差について神経解剖学的研究を行っていた（注45）。したがって彼はこの種の研究の問題点を指摘するのに十分適った人物であり、多くの出版物でそれを実行した（注46）。彼は一度ならず以下のように主張した。（一）ＩＮＡＨ３はまったく存在しない可能性がある。（二）もし存在したとしても、性的二型ではない可能性がある。（三）もし二型性があったとしても、ゲイとストレート男性の間で違いはないかもしれない。（四）もし違いがあっても、それはＩＮＡＨ３の大きさが男性の性的指向の原因になっていることを証明するものではない。バインは自身の立場をいろいろな議論に基づいて論じた。たとえば彼は、脳における性的二型に関しては、種々の報告が相矛盾する長い歴史があることを指摘し、エイズで死亡したゲイ男性においてＩＮＡＨ３が小さいのは病気の治療に用いられたある種の薬物によるものかもしれない、と示唆している。バインの発表は（おそらく彼の望むところではまったくなかったろうが）反同性愛の活動家や法律家によって、たとえばコロラド州の反同性愛権利の法案である第二修正箇条に関する法廷論争に利用された（第12、14章参照）。

しかし単に批判を発するだけではなく、バインは人間の視床下部の試料を集めて調べることで、自分でこの問題に関する事実を確定しようと試みた。これまでに彼が得た結果に基づいて、ＩＮＡＨ３はたしかに存在し、実際に性的に二型であり、それはラットの視床下部の性的二型核といかにも相同であるらしく、そしてその大きさはＡＩＤＳによって影響を受けない、とバインは結論した（注47）。現時点ではバインも他の誰も、この問題の鍵となる発見、すなわちゲイとストレート男性のＩＮＡＨ３の差を再提出（あるいは反駁）してはいない。さらに、彼であれ他の研究者であれ、もう一度独立に同じことを見出したとしても、彼が指摘した最後の問題点（私もつとめて強調しようとしてきた問題だが）は答えられぬままに残るだろう。

ゲイとストレート男性の脳における形態学的な差についての発見に続いて、他の相違点、たとえば神経伝達物質の分布の差が発見されるかもしれない。ちょうどラットでの研究がそうだったように。相違点が、機能的な活動の様式——陽電子放射断層撮影（ＰＥＴ）のような画像技術によって生きている人間の脳で可視化されうる様式——について見いだされる可能性もある。

性的指向を決める脳の基盤についての最近の知見は、かつてのこの話題についてのいくつかの研究とは違って、ゲイのコミュニティと一般大衆の両者の関心を喚起することに成功した。性的指向についての初期の生物学的報告は、一般的にゲイの人びとには疑惑と敵意をもって受け取られ、またしばしば彼らに不利になるようなやりかたで利用されたのに対し、もっと最近の発見は概して歓迎されている。この理由は、一つにはアメリカのゲイとレズビアンにとっての精神風土がよくなってきているためかもしれない。それは、生物学的な知見が濫用されて、ゲイの人たちが抑圧されるようなことが十年、二十年前に比べてはるかにおこりにくくなった、そういう風土である。加えて、現在この領域で研究している科学者の多くは自身がゲイであるか、ゲイの人たちに好意を持っているという事実は、その研究がゲイ・コミュニティを傷つける意図でなされているのではないか、という不安を軽減させる傾向がある。しかしながら、ゲイ、レズビアンたちのなかには、たとえ科学者自身の共感があろうとなかろうと、科学は彼らを傷つけることになりやすいという不安を抱いている人たちもいる。科学それ自体の通覧を終えたのち、私はこれらの問題をさらに探究してゆくことにする。

訳注

［1］脳下垂体前葉から分泌される生殖腺刺激ホルモンの一種。卵巣の黄体を刺激し黄体ホルモン（受精卵が着床する準備、妊娠を維持させる機能がある）を分泌させる。

7

精神的特性

ゲイやレズビアンは、性的指向の他にも異性愛の男女と心理学的な特性が違っているのだろうか？　もしそうだとしたら、それらの違いは広く同性愛嫌悪がはびこる文化のなかでゲイやレズビアンとして生きる経験に起因するのであろうか？　あるいは同性愛が、人が生得的に持っているさまざまな特性のなかの一つであることの証拠なのだろうか？　そして、もし同性愛がいろいろな特性が組み合わさって起こるのだとすれば、たとえば、それはジェンダーの意識が全体としてずれてしまっていることを示しているといった、何らかの一般化が可能なのであろうか？　こうした問いへの答えは、ゲイの人びとが異性愛者とは明確に違っているのか、という問題の勘どころにも通じている。ここでつけ加えておくと、これは民族その他の少数者は社会的・法的な不利益をこうむっているが、ゲイが、そうした他の少数者と同様に考えなければならないほどはっきりと異性愛者と違っているのか、という問題なのである。

性　差

「ジェンダーのずれ」理論（“gender-shift” theory）は、性的指向の心理学的研究では、多数の事例で概念的な大枠となっているので、男女間での、認識力や他の心理学的な差について、既に知られていることを概観しておくことから始めるのがよいと思われる。歴史的には、もちろん、この領域は性差別に汚染されてきた。つまり、以前は女性は知的・感情的に男性よりも弱いとか、彼女たちの才能は家庭内での炊事、育児、そのほか家事一般といった役割にだけ適合している、などといわれたのだった。ここ三〇年以上にわたってフェミニスト思想の多くは、このような紋切り型をひっくりかえすことに捧げられてきたし、そのために男女間の生まれつきの心理学的差異を最小限にとどめようとしてきた。しかし、フェミニズムの内部にはもう一つの流れが常にあって、女性を男性と（隷属化されてはいるものの）はっきり違った、ほとんど別種の生物として描き出そうとしてきた。このような文脈に即して、伝統的な解釈よりも女性を肯定的に評価しながらも、両性間には生得的な心理的違いが存在する、と強調しているフェミニスト作家もいた。このような強力かつたがいに食い違った圧力に直面して、心理学者たちは単純で再現性のある試験によって測定できる特性だけを検討する客観的な立場を保持しようとしたのである（注

1)。

これまではっきりとした性差がいつも一貫して観察されてきた知的能力の一つとして、空間的能力の分野がある。男性は一般的にいろいろな空間的課題で女性より成績がいい(注2)。そのようなテストの一つに心的回転［訳注1］がある。これは、被験者に立体的な対象をある角度から見た平面図を示し、他の角度から見た平面図のどれと対応するかを照合させるものである。この課題ではその対象の立体像を頭のなかに描いてそれを回転させることが要求される(注3)。男性が優れているまた別の空間認知課題に、的を射当てる「ターゲッティング」がある。典型的な検定では、被験者に数フィート離れた点にできる限り正確にボールや投げ矢(ダーツ)を投げてもらう(注4)。また迷路の問題では、とくに全体的な手がかりがある場合には、男性は女性よりはやく学習するが、いくつかの地点の目印を記憶しなければならない場合には、女性は男性と同等かそれ以上の成績をあげる(注5)。女性は、たとえば、ゲームで目くぎを目くぎ板にすばやく取りつける作業［訳注2］など、身近な対象を迅速かつ正確に扱う課題については男性を凌駕することもある(注6)。

男性は女性よりも数学的な理屈や地理の課題では(平均して)好成績をあげるが、計算の速さと正確さではどちらかといえば女性の方が勝っている(注7)。このような計算能力の高さは、迅速な情報処理の課題では一般に女性の方が優れていることと関係しているのかもしれない。また、ある種の言語的な課題でも女性は男性より速い傾向がある。その例としては、特定のカテゴリーに属する単語をできる限り多く挙げること、多くの単語群のなかからあるカテゴリーに合致する単語を見つけること、また一組の対象群にはあって別の対象群で欠けているはどれかを言い当てること、などがある(注8)。女性の方が迅速なことがらは単なる知覚過程だけではないのかもしれないが、時にこれらの能力は集合的に「知覚速度(perceptual speed)」と呼ばれることもある。

このような特性の性差が少なからず生物学的な過程によって生じてくる、というはっきりした証拠がある。それは、ヒトではたぶん出生前に起こる過程だが、循環血中の性ホルモンの影響下にある脳の性分化ととくに関連している。このような結論を示唆する証拠には次のようなものがある。性差の一部は一生の極めて初期に存在していて、環境要因の違いに依るとは考えられない。ターゲッティングを例にとれば、この課題についての違いは、就学以前の児童にもすでに顕著で、それは男の子と女の子のスポーツ経験が別々になってゆくよりも前のことである(注9)。成人で見られる差は、たとえスポーツ経験の差を斟酌しても、その差の効果をできるだけ小さく(例としては被験者に利き手と反対の手を使わせたり、変わったやりかたで投げさせたり）しても、依然としてなくならない（注10）。先天性副腎皮質過形成症（congenital adrenal hyperplasia；CAH）の女性は胎児期に異常に高濃度の男性ホルモン（テストステロン様ホルモン）にさらされているが、彼女らは心的回転も含めたいくつかの空間認知能力テストにおいて、血縁関係のある正常な女性よりも得点が高い（注11）。一方、アンドロゲン不感受性症候群（androgen insensitivity syndrome；AIS——第5章参照）の患者は、そうではない血縁男女よりも成績が悪い（注12）。多少ともこれと比較できる空間認知能力の性差は実験動物でも検出された例があって、発生過程において性ホルモンの濃度を変えると、成獣の空間的能力が変化する（注13）。成人で「生理」の周期や季節と関連した循環液中ホルモン濃度の変化が認知能力に影響するという証拠さえある（注14）。

最後に、こうした差異のなかには進化的に見て意味のあるものもある。初期の人類社会では、男性はおそらく、個人的な空間を超えた場所での技能を重んずる探索、狩り、戦争に責任をもっていた。他方女性は、採集や家庭内での仕事におそらく多くの時間を費やしていた。そのような仕事は個人的な空間の（手の届く範囲の）技能に重きをおいたことだろう。もし労働がこのように分配され、それが数え切れないほどの世代繰り返され、遺伝的な変化の選択圧になり、男性と女性の脳がいくらか異なる発達をとげるようになったとすれば、それはそれでよくわかる。しかし、これまでにこうした種類の進化論的仮説に対する強力な批判者が声をあげており（注15）、これらの仮説を有意味な方法で検証するのは容易でないことは認めざるをえない。

認知機能が脳の両半球の間でどのように分布しているかという点でも男女間に違いがある。言語技能が大脳皮質の右半球よりも左半球の方に多く依存しており、空間技能は右半球により多く依存しているというのは、一般に男女ともにあてはまることである。これは右あるいは左半球を損傷した場合にみられる影響の研究からわかったことだし、また、言語などの諸課題を実行しているときの、生体の脳の活動パターンを可視化できるポジトロン・エミッション断層撮影法などの画像技術を使ってもわかることである（注16）。しかし、機能が両側に分布するようすには両性間で違いがある。たとえば、女性では言語的・空間的課題を行なうのに、両半球が協力して働く傾向が、より強く認められる（注17）。左半球の損傷があると、男性は女性よりも重症で長期にわたる障害（失語症）をおこしやすいが、これはおそらく女性では右脳半球にもより多くの言語能力が残っているからだろう（ドリーン・キムラとエリザベス・ハンプスンは別の仮説を支持する証拠がある、といっている。すなわち女性では言語機能は左半球でより前方に位置していて、卒中で普通最も傷害を受けやすい領域からずれていることを示唆しているのだ）（注18）。もし、女性が男性と比較して両半球をより共働的に使っているのだとすると、このことは前交連と脳梁の一部が女性の方が大きいことに関係しているのかもしれない（第6章を参照）。いいかえれば、両半球が課題に対して、ともに働く場合の方が、両半球に分離して課題を行う場合より、その間のつながりがもっと必要になる、というわけだろう。

利き手は、両性で異なっているらしいもう一つの特性である。男性でも女性でも大多数の人は右利きで、この種の偏りは出生前からすでに現れている（注19）。しかし、いくつもの研究で、女性より男性の方が左利きや両利き（左手で行なう課題もあれば、右手で行なう課題もある場合のこと）の比率がわずかながら多い、と示されている（注20）。実際に、完全な左利きはあまり多くはない。書くのに左手を使う多くの人びとが、課題によっては好んで右手を使うこともある。

利き手は大脳の左右機能分化に関係している。右利きは、身体の動きの計画と実行、すなわちプラクシス（praxis）と呼ばれる機能において、左大脳半球が優越した役割を果たすことを反映している。その理由は脳と身体をつなぐ神経が交叉しているためで、したがって左半球大脳プラクシス系は左の手足よりも右の手足とより直接の連携を取っている。左利きおよび両利きの人では、プラクシスと言語機能が右半球あるいは両半球で行なわれている現象が見いだされそうなものである。しかし左半球がこれらの機能を主に担っていることは、どちらが利き手であろうと最も多く見られることで、完全な左利きでさえ例外ではない。このように脳に基づく左利きの機構は、完全には理解できていない。利き手に関する脳の構造、とくに大脳皮質のうち脳梁と言語野を含む部分の違いについての報告がある（注21）。

男性は一般に、女性より競争を好み、攻撃的で、暴力犯罪の傾向が強い（注22）。この違いは子どものときにすでにあらわれており、少年の方がよく殴り合いや組うちをする。空間的能力と同様に、CAHの少女についての観察（注23）や動物のホルモン操作（注24）から、胎児期のホルモンの違いが攻撃的行動の性差に寄与していることが示唆されている。疑いなく、これらの生物学的な原因により顕現するさまざまな違いは、少年少女がアメリカなどの社会でどのように扱われるかによって、変更されたり、強められたりするものである。

セクシュアリティそれ自体に関しても男女間には心理学的な差がいろいろある（注25）。男性のほうが女性よりも性行為の相手をはるかに多く持ちたがる（注26）。女性が男性の性的な誘いを断る頻度は、男性が女性の性的な誘いを断る頻度より高い（注27）。さらに、男性は女性よりも視覚的な性的刺激への興味が強く（注28）、性交の相手の若さ（注29）や肉体的な美しさ（注30）に重きをおきがちだし、相手の社会的な地位には比較的関心が薄い（注31）。男性は女性よりも相手の肉体的な裏切りに心を乱されるが、女性は男性よりも相手の心変わりに狼狽する（注32）。これらの性差の多くは、ヒトと同様に動物にも見られ、進化の理論によく合致する（注33）。たとえば、雌が雄ほどに行きずりの性行為をうけいれたがらないという事実は、生殖のときに費やす投資の大きさと、産むことが可能な子孫の数が限られていることの反映である。交配の戦略についていうならば、雌は量より質に重きをおくのが最も得になる。

女性は男性よりも長い時間をかけて子どもたちの面倒を見る。たしかに、解剖学的な差異（乳房を持つという事実）も、文化的な拘束同様、ここでは重要である。しかし、生まれながらの精神的な差異も一枚噛んでいるとも考えておくべきである。幼い女の子は、母親になるための練習と解釈できるような活動、とくに人形あそびに、男の子よりも多くの時間を割く（注34）が、CAHの女児はそのような活動にはあまり時間を割かず、症状のない姉妹と比べて母親になることに興味を示すことも少ない（注35）。動物実験ならびにヒトの育児の観察が示唆するところでは、脳の個体発生における生得的なプログラム、脳に対する妊娠中の（母親の）ホルモンの影響、子どもとの感覚相互作用の間の複雑な絡み合いのなかから母親行動が発達してくる、ということになる（注36）。

男女間で認知的な差異があるということと、その原因については、依然として論争が続いていることは強調しておかなければならないだろう。生物学的な教育を受けた研究者の間にさえ、この主題について非常に「非生物学的な」見解をとる人びとがいるのである（注37）。

性的指向による認知的差異

同性愛と異性愛の人びとにおいて認知方法の特性を比較した研究のなかでは、ある知見がかなり一貫して見られる。それは、ゲイ男性が空間的能力でストレートの男性に劣るというものである。研究によっては、レズビアンはそのような検査で異性愛の女性より成績がよいこともある。この種の研究の一つは、ドリーン・キムラの研究室の学生だったジェフ・ホールによって一九九三年になされた（注38）。ホールとキムラは異性愛者の男女がボールを標的に投げる際の正確さを調べた。彼らはこの動作をする際の基本的な性差を確認した（異性愛の男性は異性愛の女性よりも有意に正確だった）が、同時にゲイ男性は、有意にストレートの男性よりも正確さで劣ることも見出した。事実、彼らは異性愛の女性と同程度に成績が悪かった。逆にレズビアンは、違いは統計的に有意なレベルには達しなかったものの、異性愛者女性より優れていた。被験者のゲイ男性は異性愛の男性よりスポーツの経験が乏しかったし、レズビアンは異性愛の女性よりもスポーツの経験が豊富だったことから、この差は的に当てる能力に関するなんらかの生得的な差というよりも、スポーツ経験の違いによるもので、そのせいでホールとキムラの結果がえられたのだ、と考えたくもなるだろう。しかしデータの統計的な分析によると、そうではないことが示唆された。つまり経験の差を割引いても、同性愛と異性愛のグループ間で差はなくならなかったのである。常識的に、生まれつきの才能とスポーツの経験は相伴うと思われる。たとえば、あるレズビアンが投擲が上手だとしたら、彼女はソフトボールが好きになり、その結果、彼女の投擲の技術を磨くようになることも多いだろう。

この結果は、もちろん、「ジェンダーのずれ」モデルとうまく一致する。しかしこの研究の別の部分で、ホールとキムラは彼らの被験者に目くぎ板の課題を行わせ、技術とスピードを調査したところ、異なる結果を得た。彼らは女性の方が好成績であるという性差の基本を確認したが（注39）、ゲイ男性やレズビアンの成績はこの基本的な性差と逆にはならなかった。むしろゲイ男性の成績はストレート男性と同様だったし、レズビアンの成績はストレート女性と同様だった。

他の諸研究によれば、すべての研究で結果が一貫しているわけではないが、ゲイ男性は心的回転などの視覚−空間課題でストレート男性よりも劣る、という（注40）。他方、レズビアンと異性愛女性の空間能力を比較した三つの研究では、まったく差が検出されていない（注41）。このように、ホールとキムラによって女性で観察された差異は、単に偶然の結果なのかもしれないし、ひょっとしたらほとんどの研究者が使う「鉛筆と紙」の課題ではなく、身体運動の課題を用いていることを反映するものかもしれない。一般的な知覚速度や言語の流暢さに関して、ゲイやレズビアンは異性愛者と違っているという証拠はほとんどない。ゲイ男性は異性愛の男女よりも「言語知能」の試験において優っていると報告している研究が一つあるものの（注42）、他の研究では差異を確認できていなかったり（注43）、統計的に有意ではない程度の微妙な差を報告しているのである（注44）。

「ジェンダーのずれ」モデルの文脈でいうと、基本的な性差は弱いものなので、性的指向によって、言語能力の上で差を示すのが難しいのは、おそらく驚くほどのことではないのだろう。

脳の左右機能分化と利き手

これまでに、ゲイやレズビアンの脳の左右機能分化を直接調べた研究はほとんどない。ある研究によると、ゲイ男性は視覚機能に関してストレートの男性ほど強く左右分化していない（注45）。また別の研究によると、言語知覚検査では、男女とも同性愛者と異性愛者に中枢の機能分化に違いは見られないという（注46）。

利き手と同性愛の研究はかなりの数にのぼる。もちろんそのような研究は、直接脳の左右機能分化を研究するよりも、はるかに容易である。ゲイの人びとのサンプルと幾人かの異性愛者の対照を見つけてきて、いろいろな作業をするときにどちらの手を使うかを尋ねるだけでいい。だが結果はまったく一貫しない。ヒルシュフェルトのデータ（一九二〇年以前にドイツで集められた）によると、ゲイ男性は異性愛男性の二倍近く左利きが多いようであった（注47）。レズビアンとゲイ男性は両方とも異性愛者の男女と比較すると左利きにずれていた（すなわち彼らは右手でなんでもしてしまう度合いが少ない）と主張している報告が二つある（注48）。ヒルシュフェルトと同様、ゲイや両性愛の男性群は左利き側にずれていた、という男性だけについての報告がいくつかある（注49）。しかし他にもいくつかの研究があり、大集団に基づいたものもあるが、利き手と性的指向に何の関係も見出せなかったという（注50）。また予備的な報告でディーン・ヘイマーらは、レズビアンが左利き側にずれていることは再現されるが、ゲイの男性は右利きにずれていることを見出した（注51）。ヘイマーの発見はジェンダーのずれという仮説によるならば、予測されそうなことだが、研究者の間でこの問題の事実関係についていくらかでも意見の一致が見られるまでは、利き手の研究からなんらかの結論を導き出すのは賢明ではないように思われる。なぜ研究ごとに結果が食い違うのかははっきりしないが、各研究で用いられた性的指向と利き手の定義が同じでないこと、標本数が少なかったり偏っていたりすること、年数がたつと人口全体におけるそれぞれの利き手の割合が変わってしまう可能性があることと関係があるのかもしれない。

指　紋

最近、ジェフ・ホールとドリーン・キムラは、身体のいろいろな非対称を研究することで脳の左右分化と性的指向の関係の探索を拡張した。そのような非対称の例はよく見られ、ある程度は、性別に関係している。たとえば、女性では左の乳房が右よりも大きい傾向にあることは統計的に有意だし、男性では右の精巣が左より大きい傾向にある（注52）。興味深いことに、この非対称と認知機能には関係がある。右側の乳房や精巣が大きい人は、どちらの性を考えても、空間認知能力や数学的理解力など通常男性が優れている認知検査で、統計的に優れた成績を示す。逆に、左側の乳房や精巣が大きい人では知覚速度など通常女性が優れている検査で勝るのである（注53）。

ホールとキムラが研究した非対称は指紋の隆起線のパターンであった。男女とも左手の指よりも右手の指に隆起線が多い人びとが多数をしめるが、左の方が多い少数派は男性より女性の方に多い。ホールとキムラがゲイとストレートの男性の指紋を比較したところ、ゲイにはストレートの人よりも左側に隆起線が多い人が多かった（注54）。言い換えると、指紋型の分布状況は、ゲイの男性ではその性別による傾向と一致しない。彼らはまだ、レズビアンの指紋については報告していない。

ホールとキムラは、ゲイ男性で指紋の非対称と認知能力の関連も研究している。彼らは脳における言語能力の左右分化に関する情報を得るために聴覚の課題（注55）を利用した。右の方が指紋の隆起線が多いゲイ男性は、通常、左の大脳半球に言語処理中枢があるのに、左に指紋の隆起線が多いゲイ男性では言語処理が両半球にひろがっている（注56）。また左に隆起線が多いゲイの男性は、右の方が多かったり左右対称な指紋をもつゲイ男性と比較して、左利きだったり、両利きである傾向にある。

指紋のパターンは胎児期の一六週目あたりまでに確立される（注57）。それゆえ、ホールとキムラの発見は、（まだ再現されていないが）性的指向が誕生以前の性分化の過程に関連しているという考えを支持する。

ホールとキムラの発見は、ヒルシュフェルトや一九世紀から二〇世紀初頭の多くの性科学者が提出したように、同性愛者は腰からしりへかけての幅、脂肪の体内分布、毛深さ、顔つきなどの身体的な特徴がその性の一般型と一致しないことからそれとわかる、といった説のかすかな再現である。しかし誰も、ことにホールとキムラがこうした考えを復活させようとしているわけではない。同性愛とインターセクシュアルの解剖学的所見が関連している先天性副腎過形成症のような例など、特殊な場合も少しはあるかもしれない。しかし一般的にいって、ゲイ男性の身体はまぎれもなく男性だし、レズビアンの身体はまぎれもなく女性である。生物学的な理論で、性分化が典型的ではない場合として同性愛を説明しようとするならば、身体の性的分化と、性的な魅力を感じる脳回路の性的分化との間に、どうして不一致が生ずるのかということについても説明しなければならない（注58）。

攻撃性

すでに第4章で議論したように、後に同性愛者になる子どもは、とっくみあい遊びや集団スポーツに参加しないなども含めて、ジェンダーに適応できないという特性がある、という強い証拠がある。とくに、後にストレートになる少年と比較して後にゲイになる少年は攻撃性が低いというのは、前向き（prospective）（注59）［訳注3］、後向き（retrospective）（注60）［訳注4］両方の研究で示されている。

このような幼少期におけるジェンダー不適応は、思春期以降次第に明瞭でなく、一貫しなくなるように見えるが（注61）、成人においても攻撃性と性的指向の間に何らかの関連があると示す証拠がある。たとえば、ミノット州立大学のリー・エリスらの研究によれば、ゲイ男性はストレートの男性と比較して、犯罪および暴力行為が有意に少ないとされており、一方、両性愛とレズビアン女性ではこれが逆になる。すなわち、彼女たちはストレートの女性と比較して、犯罪的・暴力的行動がより多いと報告されているのだ（注62）。またブライアン・グレイデューとマイケル・ベイリーは別の研究で、攻撃性を身体的攻撃性、言語的攻撃性、競争性の三つの要素に分解して調査し、結果、ゲイ男性は異性愛者の男性と比較して身体的攻撃性は有意に低かったが、言語的攻撃性および競争性では有意差がないことを確認した。また、レズビアンとストレートの女性では攻撃性に有意差は見られなかった（注63）。こうして、限界はあるものの、これらの所見からゲイ男性は攻撃性に関してそのジェンダーの典型とは異なることと、その差は身体的行動についての攻撃性に限られるらしいことを示唆している。

セクシュアリティ

「乱交（promiscuity）」（異なった何人もの性交の相手を持つ傾向をさす）は性別により異なる特徴でありながら、ゲイの人びとにおいて逆になっているとは思われない特性である。レズビアンとゲイ男性の性行動の実態調査により、ゲイ男性はレズビアンよりはるかに多数の性の相手を持つことが示されている。報告された差は時に、極端なものであった。たとえば、一九七〇年代にサンフランシスコ湾岸域で行われた調査によると、半数近くの白人のゲイ男性と三分の一の黒人のゲイ男性が五〇〇人以上の男性をセックスの相手としたことがある、と証言したのに対し、レズビアンの大部分は、そのときまでの女性の性交の相手は一〇人以下しかなかったという（注64）。

この特性では性による逆転があるどころか、現代西欧文化のうちでのゲイ男性は、異性愛者の男性と比べても、性交の相手がさらに多くて、いってみれば一種の超男性である（注65）。しかしこの理由は、ストレートの男性よりゲイの男性が数多くの性交の相手を欲するのではなく、ただ単に欲望を充足させやすいからであろう。それは、彼らは女性のようにセックスするのを嫌がる相手に制約されることがないからである（注66）。この解釈は、マイケル・ベイリーらの最近の研究結果が支持するところとなった（注67）。彼らはゲイの男性、レズビアン、ストレートの男女に、実際の性行動ならびに社会的拘束のない性交に対する興味に関する質問をした。興味についてはゲイ男性とストレートの男性、レズビアンとストレートの女性の結果はそれぞれよく似ていた。しかし実際の性行動になると、ゲイ男性はストレートの男性よりも――社会的拘束のない性交を実行できるので――高い得点を得ることになった。

ベイリーらは、セクシュアリティと関係のある他の多くの特性についても調べている。そのなかにはゲイの男性やレズビアンの得点が反対の性のスコア側にずれている場合もあった。ゲイの男性はストレートの男性ほど相手の若々しさにこだわらないし、（精神的な忠誠とは反対に）性的な貞節にはこだわらない。レズビアンは異性愛の女性より視覚的な性刺激に興味を示し、相手の社会的地位に興味が薄い。しかし、ゲイやレズビアンの点数が異性愛者と同様の例もあった。たとえば、ゲイの男性はストレートの男性と同等に視覚的な性刺激と相手の肉体的魅力に興味を抱いているし、レズビアンは異性愛の女性と同様、性的というよりも気持ちのうえでの貞節を重んじ、社会的に束縛されない性交にはほとんど興味を持たず、比較的、相手の肉体的魅力には重要性を置いていなかった。ベイリーらは、性的魅力として相手の若々しさに重きをおかないという点で、レズビアンは「性的典型」だとしたが、レズビアンは異性愛の女性ほど年配の相手を嫌わないなど、これらの項目においてレズビアンと異性愛の女性に差異があるという研究もある（注68）。

まとめ

ゲイやレズビアンの正常な精神的特性に関する実質的、客観的研究が行われるようになったのはこの五年間ほどのことである。この分野の小史を見てみると、たくさんの相反する知見があるのはたぶん驚くほどのことではない。なんらかの合意が得られるまでにはまだ数年かかるだろうが、とくに言語的能力や利き手のようなテーマについては、たとえ差はあったとしてもおそらく非常に小さいものだ。

今までに得られているデータは、同性愛とは性別が逆転する一群の特性の一部だ、とする考え方をかなり支持するものであり、そういう意味では冷徹な科学的統計に基づいて、ウルリヒスやヒルシュフェルトの考え方を支持するものである。ゲイの男性がする感情移入、レズビアンに見られる指導者の資質など、今後科学的研究をされるべき、性別に典型的ではない特性は他にもいろいろあるだろうし、こうした特性は集合的にゲイやレズビアンの職業選択、社会的なイメージ、自己イメージに強く影響することだろう。しかし同じく性に関連する特徴には同性愛の男女において、ずれていないものもあるようだ。各々の性に典型的および非典型的な性質がこのように組み合わされているから、ゲイやレズビアンが第三の性、もっと適切には「第三のジェンダー」だという主張がなされるのかもしれない。

この方向の思考には、とくに警告したいことが三つある。まず第一に、成人のレズビアンやゲイの心理学的研究をしても、彼らの心のどういう面が出生前の脳分化のプログラムで発達し、どういう面が社会生活への順応に対応していて、どういう面がこの二つの間の微妙な相互作用から発達したのかを確定することはできない、ということだ。動物の発達との比較ですら、説得力があるとはまったく言えないのである。というのは、自然は違った種では違った方法で——たとえばラットでは出生前のホルモン制御で、ヒトでは社会的な相互作用でというふうにして——同様な結果を得るのだということも、確かに可能なのである。

第二に、得られた知見の多くのものに普遍的な妥当性があるのか、あるいはひょっとしてアメリカや西欧化された国家における、ゲイやレズビアンの育てられ方、扱われ方の結果なのかどうかを知るために、文化横断的な（異文化間の）比較研究によって、同じ結果が得られるかどうかを確認する必要がある。

これまでなされた研究の第三の限界は、ゲイやレズビアンを均一な集団として扱い、各集団内での差異にはほとんど注意を向けていないことである。新しい研究領域ではこのような単純化はさけられないし、必要なことですらある。しかし、レズビアンでは立ち役（ブッチ butch）や女役（フェム femme）、ゲイでは立ち役や「オネエ」、そしてたぶんこれらに関する多くの変種など、ゲイやレズビアンの集団の内部にもさまざまなジェンダーの区別が明らかに存在する。認知心理学がこのような多様性についてわれわれに何かを告げるまでは、同性愛が説明されたことにはならないだろうし、彼らの説得力のある似姿さえも描いたことにはならないだろう。

訳注

[1] 頭のなかで立体を回転させてみる作業。いくつかの立方体がジグザグに並んだ立体図形をある角度から平面に示し、別の角度から見たらどう見えるかをいくつかの平面図から選択させる。

[2] 釘を挿せるように穴の空いた板（目くぎ板）に、目くぎを挿し込む作業。

[3] 調査の対象群を追跡して研究する方法。この場合、攻撃性が低い少年たちを追跡し、後年ゲイになったかどうかを検討する。

[4] 調査の対象群をアンケートや文献から遡行的に研究する方法。この場合、成人のゲイ男性を調査し、その人たちの幼少期の攻撃性を検討する。

8

ストレス

一九八〇年にギュンター・ダーナーは、ストレスが男性同性愛の主要な原因かもしれない、と示唆した（注1）。児童期や成人してからのストレスではなく——たしかにゲイの人びとはそうしたストレスに十分さらされてはいるが——脳が性的に分化する臨界期である出生前のストレスである。彼は、妊娠中の女性が経験したストレス自体がなんらかの影響を男の胎児に与え、脳の男性化が正常に進むのを妨げると考えたのである。このようにして、胎児は大人になって同性愛になるよう運命付けられるのだ。

ダーナーの理論は、「自然」と「環境」の接点をとりもつ点で興味深いものだ。つまり、この理論によると同性愛の決定的な要因は環境であるが、脳の分化という生物学的な過程を通して出生前に決まっている。したがって、新生児の立場で見ると、ゲイになるよう運命付けられているのは——彼の遺伝子に刻み込まれているかのように当たり前のことであり——生まれながらの性質なのである。

ストレス理論は、同時に問題のある理論でもある。ある種のストレスは人間存在の一部であるという側面もあるが、ダーナーが頭に描いていたストレスは、強力で、破壊的なものであった。つまり、誰もがなんとしてでも避けようとするような、なにか悲劇的な人生のできごとなのだ。ゲイのことを肯定的に考えようとし、人の多様性の万華鏡の価値ある一面だと考える人びとならだれでも、ゲイ男性たちにとって決定的な性質をそのようなできごとの結果得ているという主張は威嚇的で、不愉快ですらある。もし（少なくとも男性での）同性愛の原因がそのような望ましくないものであれば、同性愛自体が望ましくないということになってしまうのだろうか？　論理の力を用いなくても、「関連があるから有罪」になってしまうのだろうか？ダーナーは少なくとも以前は同性愛を避け、排除するべきだという法案の擁護者だったが、そのため、すぐにでも同性愛の禁止法の正当化に手を貸すこのような理論を思いついたに違いない、というのがふさわしく思われる。ダーナーにも認めるべきところはある。それは、彼の理論がかくあるべき要件を持っていたことである。つまり、動物で行われたしっかりとした研究に基づいていたのだ。しかし、ヒトの性的指向の問題を研究するのに、この動物の研究がどの程度有効であるかということは疑問だ。

動物モデル

非常に重要な動物実験を見る前に、ストレスに対する身体反応を簡単に述べておく必要がある。それは視床下部に端を発する複雑なできごとの連鎖である。その流れは、第6章で述べたGnRH→LH→生殖腺ステロイドのカスケード［訳注1］と似ているが、生殖腺ではなく副腎が関与している。ストレスがかかっているとき、視床下部の神経細胞は副腎皮質刺激ホルモン放出因子（CRF）と呼ばれるホルモンを放出する。CRFは特殊な血管を通って脳下垂体に達し、そこで副腎皮質刺激ホルモン（ACTH）という第二のホルモンを放出させる。ACTHは全身性の血流にのって、副腎皮質（副腎の外皮）に達し、そこで「糖質コルチコイド」という一群の「ストレス・ホルモン」を合成・放出させる（ヒトで最も重要な糖質コルチコイドはハイドロコルチゾンであり、マウスではコルチコステロンという、それとは微妙に異なる化学物質である）。ストレス系の第二の要素は副腎から放出されるアドレナリンおよびその類似物質だが、ここではさほど重要ではない（注2）。

ストレス系が活性化すると身体の非常用のエネルギー供給が開始され、消化、免疫、生殖系などとくに重要ではない身体のいくつかのシステムが抑制される。ここで重要なのはこの最後の効果である。ストレス系は生殖系をいくつかの方法で抑制する。まず、ストレスは視床下部からのGnRHの分泌を妨げる。この妨害が起こると、それ以外の化学物質群、つまり脳の「内部麻薬」つまりエンドルフィンにも変化が起こる。第二に、CRFはACTHの放出を促進するだけでなく、黄体形成ホルモン（LH）の放出も抑制する。第三のストレスと生殖系の相互作用は生殖腺のレベルで起こる。糖質コルチコイドは精巣と卵巣のLHへの感受性を弱める。全体的な効果としては、男性では血中テストステロン濃度を低下させ、精子形成を阻害する可能性がある。女性では、ストレスはエストロゲン濃度を低下させ、排卵が起こらなくなるかもしれない。

妊娠中のストレスと同性愛になんらかの関係があるかもしれないというダーナーの考えは、一九七〇年代に行なわれたラットの実験に端を発している。これらの実験はヴィラノーヴァ大学のインゲボーグ・ワードらによって最初に行なわれた（注3）。典型的な実験では、ワードらは妊娠中のラットを狭いプラスティックの筒に四五分間閉じ込めて、ストレスを与えた。その間、ラットには明るい光を照射した。妊娠三週目（二二日間の妊娠期間のうち一四日から二一日目）に、このようなプロセスを一日に三回繰り返した。その後、こうした妊娠期間を経た雄の子孫の発情している雌に対する性行動を検査したところ、ほとんどそれを示さなかった。それからそのラットを去勢して発情ホルモンとプロゲステロンを与えると（つまり、発情期の雌と似たホルモン状態にすると）、彼らは交尾のための前湾姿勢（ロードーシス）をとり、発情した雄にマウントされるようになった。ワードは、母親の妊娠中のストレスはその胎児にもストレスを与え、この胎児期のストレスによって、性行動が形成されるまさにその時期に胎児の血中アンドロゲン濃度が変化するという仮説を立てた。後に、母親にストレスを与えている間、胎児のストレス系はたしかに機能しており、テストステロンの循環濃度は変化している、と立証された（注4）。つまり妊娠一七日目のテストステロン濃度はストレスを与えていない胎児より高かったが、一方脳の性分化にとってもっと大切な時期だと思われるその後二日間は、テストステロン濃度はストレスを与えていない胎児と比較して明らかに低いのである（注5）。さらに、ストレスを与えた動物の脳内のアロマターゼ（テストステロンをエストロゲンに変える酵素）濃度は一八、一九、二〇日目には低かった（注6）。したがって、ストレスを与えた胎児の脳ではエストロゲンができにくい傾向にある。

おそらく、これらのホルモンが変化した結果、出生前のストレスが性行動を作り出す領域も含めて脳の構造と機能に影響を与える。これは、ラットの視床下部の内側視索前核で非常に顕著である。出生前にストレスを与えた雄ラットの性的二型核（SDN）は、（雌ラットのSDNよりはまだ大きいのだが）ストレスを負荷していない雄ラットより小さい（注7）。さらに、出生前にストレスを与えたラットでは内側視索前核の神経細胞は、ストレスを負荷していないラットの同じ神経細胞と比べて、性的に受け入れ態勢の雌がいてもそれほど活性化しない（注8）。出生前のストレスの構造的な諸効果は、大脳皮質（注9）、脳梁（注10）、ペニスの勃起を制御している脊髄の一部（注11）のような神経系の中で性的に二型性のある他の領域でも観察されてきている。

ワードの「出生前ストレス症候群」は他の研究室でも追認され、さまざまな方法で拡大されてきた。マウスでも同様の症候群を作り出せると示されたし（注12）、水浴（注13）や栄養不良（注14）など他のストレスでも同様の効果があり、出生前のストレスに曝された雄は行動だけでなく、攻撃性が低い（注15）、子どもたちに対して親としての行動をより示しやすい（注16）など、他の性的に分化した特徴でも、雄として典型的ではなかった。

さらに最近、環境によるストレスではなく他の操作をしても、同様の効果が見られることが明らかになった。とくに、妊娠中のラットにアルコールや麻薬様物質を与えると、雄の子孫にまさに同様の効果がみられるのだ（注17）。さらに、出生前のストレスの効果は、ストレスと同時に、ナルトレキソンなどの麻薬阻害剤を妊娠中のラットに投与すると避けられる。したがって、母親の胎児に対するストレスの効果は脳のエンドルフィン系に、少なくとも一部は支配されているのかもしれない。先述の通り、エンドルフィンはストレスによるＧｎＲＨの分泌抑制に関与しているのでこれは理に適っている。

ヒトについての研究

ダーナーはワードの所見を、とくに男性でのヒトの同性愛に関するストレス理論にまで発展させられると捉えた。彼は、妊娠中の女性に対するストレスは彼女たちの男の子孫を同性同士の行為をするように仕向ける、と主張した。この仮説を検証するための最初の試みとして、戦時には平時と比較してどのくらい多くゲイ男性が生まれるかを決定しようとした。彼は、東ドイツのあちこちで性病医にかかった数百人のゲイ男性の誕生日を調べて、これを行なった。彼は一九八〇年の彼の論文で、第二次世界大戦およびその戦争後二年間（ドイツでは依然としてストレスが多い状況だった）に生まれた男性が多かったと報告している。

二番目の研究で、ダーナーは六〇人のゲイの男性と一〇〇人の異性愛の男性に、妊娠中に彼らの母親に影響したストレスになるできごとについて聞いた。結果は特筆すべきものだった。つまり、その男性たちの報告によると、ゲイ男性の母親の三五パーセントは妊娠中に深刻なストレスを受けていたし（たとえば、夫の戦死、住居の爆破、強姦、望まない妊娠など）、他の三三・三パーセントは中程度のストレスを受けていた。一方で、異性愛の男性たちの母親は、たった一人も深刻なストレスに曝されていないし、たった六パーセントが中程度のストレスを受けていたにすぎなかった（注18）。

どんな心理学的な研究でもグループ間でそれほど大きな隔りがあるのは珍しい。これらのデータを額面通りに受け取ると、ダーナーは同性愛の主要な要因を掘り当ててしまったことになる。あたかも彼の仮説を社会的に周知させようとして、ダーナーは彼の論文を次の言葉で締めくくっている。「これらの発見は、戦争や望まない結婚を避ければ性的にずれた発達を一部避けることができることを示している」。

ダーナーの発見を追認しようとする努力はほとんど失敗してきている。二人のドイツの心理学者が第二次世界大戦中に生まれた男の性行動を詳細に研究したが、同性愛が増えるという証拠はあがらなかった。彼らがその研究を、ダーナーの社会政治学的スタンスに対する非難だと考えていたことは、結びの言葉から明らかである。「同性愛の男性は、平和を愛しつづけ、平和運動に関わりつづけてもよい（注19）」。またキール大学による、他のドイツの研究では、三人の研究者が一九六〇年代初期に妊娠していた女性コホート〔訳注2〕の詳細な診療記録を並べた。その記録にはストレスになるできごとや病気などの情報も含まれていた。その研究者たちはこれらの妊婦から生まれた五〇人の男性を追跡し、彼らの性的指向と母親の妊娠中に起こったストレスになるできごととの間に関係がないことを見いだした（注20）。

一九八八年にミノット州立大学のリー・エリスらがゲイ、レズビアン、両性愛または異性愛の子どもを持ったことのある女性に妊娠中および妊娠前のストレスになるできごとについて聞いた報告を出版している（注21）。ダーナーの発見とは反対に、「同性愛者」と「異性愛者」でストレスになるできごとの数と深刻さに有意な差は見られなかった。エリスらがデータを三ヶ月間に区切ったら、妊娠三か月目から六か月目により厳しいストレスがある場合に、なんとか有意な傾向を見つけ出した。しかし、その女性たちが妊娠する前の三か月にも同様の傾向があるのを考えると、これはデータのばらつきの結果だっただろう。したがって、エリスのデータは、多く見積もっても、ダーナーの仮説を非常に弱くしか支持しない。

おそらく、この問題の最も注意深い研究はマイケル・ベイリーら（当時、テキサス大学オースチン校）によって行なわれた（注22）。彼らは大勢の母親たちを調査した。その中には、ゲイの息子を持つものも異性愛の息子を持つものもいた。彼女たちに妊娠中にあったかもしれないストレスについてアンケート調査を行なった。同性愛の子どもを持つ母親には、異性愛の子どもができた別の妊娠についても調査を行なった。ゲイ男性の子どもをもうけた妊娠中に、より多くの、あるいはより厳しいストレスのかかるできごとがあったという確固たる傾向はなかった。

したがって、ベイリーのデータはダーナーのものに対する根本的な異議となっている。この不一致のはっきりした理由は、ダーナーは母親に直接聞くのではなく、母親の妊娠についてゲイの息子たちが語る回想を信頼していたということにあるだろう。たとえば、母親たちが彼らにより信用をおいているなど、さまざまな理由でストレスのかかるできごとをより聞かされやすいのかもしれない。また、質問者が無意識にゲイ男性たちにストレスになるできごとを報告するよう圧力をかけていたというのもありそうなことだ。検査した男性の性的指向に関して質問者が「盲検」をしていたという記載はなかった。おそらく、ダーナーの仮説についてなしうる、現時点での最も好意的な意見は、数少ない事例に関する部分的な説明であり、ゲイ男性の大多数はそれとはまったく違う別の理由でゲイになった、というものだ。

しかし、ほっと安心の息をつく前に、ベイリーのグループがした予期せぬ発見について言及しておかなければならない。彼らがレズビアンたちの母親に同様の調査を行なったところ、彼らはある効果を発見したのである。つまり、母親たちはレズビアンの娘を妊娠している間の方が異性愛の娘を妊娠している間よりストレスのかかるできごとを報告したのだ。違いは大きくないが、統計的に有意であった。このような結果を予期する理論的な理由がないので、その意義ははっきりしない。娘たちがレズビアンだと分かってからずっと、「良くなかった」ことばかりを思い描いてきているから、「レズビアン」を妊娠している間のよりストレスのかかるできごとを覚えている傾向があるのを、単に反映しているだけかもしれない。しかしこの発見の意義は、同性愛のストレス理論が最終的に永眠したわけではないかもしれないということである。

出生前ストレス症候群は動物ではよく報告されているところをみると、ダーナーが仮定しているように、出生前のストレスが男性での同性愛を引き起こしているように見えないのはなぜかと問われるのももっともである。第一に、出生前にストレスを負荷されたラットに関して出版されている報告では、実際には性的指向に関する諸検査をしていないことが指摘できる。つまり、その動物は雄か雌のどちらかに行って、交尾を行なえるようになっているT字型迷路で調べていないのである。そうではなくて、発情した雄あるいは雌との交尾行動を別々に調べている。しかしこの症候群についてわれわれが知っているあらゆることから、ホルモンを操作した動物がそうするように、T字型迷路の状況において自分の性別に非典型的な行動をとるだろうことは示唆される。もう一つの可能性は、ストレスに対する内分泌学的な反応がラットとヒトでは違うということだ。実際に、副腎がストレスに対してとる反応について、ストレス・ホルモンの分泌はラットと比べてヒトではよりはるかに顕著ではない（注23）。さらに、ヒトの生殖系はラットやヒト以外の霊長類よりもストレスに強いようだ（注24）。このように、出生前のストレスが男性同性愛の素因を作るという仮説が明らかに間違いであったといって、生まれる前の内分泌学的なできごとが大人になってからの性的指向に影響を与え得るという一般的な仮説をゆるがせはしない。

同性愛のストレス理論は社会的、政治的意味合いを背負っているので、出生前ストレス症候群を研究する研究者たちはこの問題について、一般の人びとがどのような議論をするのかということに関心があると思われるかもしれない。ところが、まったくそうではない。ラットでこの症候群を研究する二つのグループ（ヴィレノヴァ大学のインゲボーグとバイロン・ワード、ブリガム・ヤング大学のリューベン・レーら）は彼らの研究が人に適用できるかどうかを、滅多に語ることはない。また私は機会あって彼らにこの問いを直接尋ねてみたのだが、この問題にとくに関心を抱いてないようだった。とかくするうちに、ダーナーは他の理論に移ってしまった。

訳　注

［1］ある生体反応が引き金となり、それに引き続き起こる一連の連鎖反応。

［2］コホートは疫学で、ある期間、観察あるいは追跡される特定の集団。ここでは「一九六〇年代初期に妊娠していた女性コホート」だから、一九六〇年代初期に妊娠していた女性をある一定期間追跡したということ。

9

遺伝子

性的指向の研究へのさまざまな生物学的アプローチの中で、同性愛になるよう人に影響する可能性のある遺伝子を探索することほど、ゲイの人びとのあいだに相反する意見を喚起するものはない。一方で、この探索はもし成功すれば、「そのように生まれついたのだ」という解放的な議論を、最も直接的に支持するように思われる。しかし他方で、そこから「ナチ優生学の亡霊」といわれるようなものが生じてしまう。すなわち遺伝子の「治療」、「ゲイ遺伝子」をもった胎児の選択的な堕胎、あるいはゲイの成人の断種によって同性愛を排除する試みが実行される可能性があるのだ。

実際には遺伝学的アプローチは、本主題に向けられてきたさまざまな学問分野の中で、これまでのところ最も害の少ないものであった。すでに述べたように、ナチのゲイ男性に対する迫害は、同性愛が遺伝的に受け継いだものではなく学習した行動であり、誘惑によって広まるという考えに基づいている。ゲイの人に子孫を作らせないようにする試みは、あるにはあったが、ごくまれであった（注1）。反対に、結婚して子どもをもうけるべきだという一貫した厳しい精神的圧迫が、彼らにはなされてきた。そして実際に結婚して、子どもをもうけたゲイの人はもはや同性愛ではないか、あるいは彼らの同性愛はもはや問題ではない、というのがいつでも広く合意されていたことだった。

もちろん、同性愛に関する遺伝学研究の歴史が比較的良好だからといって、将来害となる可能性がない、というわけではない。ここ一〇年間に分子遺伝学の技術が劇的に進歩したこと、医学的な武器として遺伝子治療が加えられたこと、そしてヒト・ゲノム計画が急速に進行していることから、もし性的指向が遺伝子に本当に影響されるなら、結果的にはレズビアンとゲイを集団から排除する方向で、これらの遺伝子が操作される可能性が生じる。将来についてのこのような懸念は、後の章でさらに考えてみることになろう。本章では性的指向の遺伝学に関する研究の歴史を概観し、この分野の現在の状況を検討したい。

クラフト＝エービングやヒルシュフェルトといった初期の性科学者たちは、とくに男性の同性愛は、少なくとも部分的には、遺伝するものだと考えていた。第1章で述べたように、ヒルシュフェルトは「性的倒錯」の概念を初めて作りだした。つまり彼は、アルコール中毒症などの疾患によって遺伝的資源が劣化した結果、同性愛が生じるのだと提唱した。彼は後にこの考え方を捨てているが、それでも遺伝的要素が役割を担っていると信じていた。この考えを支持するものとして彼は、男性同性愛がある家系に集中発生すると主張した。彼の主張によると、ゲイ男性の兄弟の男性は、ゲイの兄弟がいない男性に比べてゲイである可能性がはるかに高い。さらに彼は、一卵性の男性兄弟が二人とも同性愛だった例をいくつか報告した。明らかにヒルシュフェルトのデータは、男性同性愛が家系の中に集中するのを示唆していたが、そのように集中することについて遺伝的要因や、他に可能性のある原因——ある親たちはゲイになる素因を作るようなやりかたですべての子どもに接する傾向があるなど——とを明確に区別するものではなかった。

一九三〇年代にドイツの遺伝学者テオ・ラングは、ゲイ男性の兄弟についての一連の研究を発表した（注2）。これらの研究はゲイの兄弟における同性愛の出現率に関するものではなく、その男女比に関係するものだった。ドイツ警察の資料によるデータ解析に基づいてラングは、ゲイ男性の姉あるいは妹一〇〇人に対して、兄あるいは弟は一二一人いたと報告した。この性比は女性一〇〇人に対して男性がおよそ一〇六人という一般母集団での比率にくらべて、有意に男性に偏ったものであった。ラングは「失われた」女性たちがゲイ男性に他ならないと提唱した。言葉を変えればゲイの男性は女性の染色体をもっており、胎児期に男性の身体を発達させたものの、少なくとも一つの女性の特性、なかでも男性に性的魅力を感じるという特性を残しているのである。

ラングの理論は明らかに間違っている。その後の細胞学的研究は、ゲイとレズビアンがその性に相応する染色体構造を持っていることを証明している（注3）。さらに、もしゲイ男性が染色体的に女性でありY染色体を欠いているなら、彼らは男の子の父親にはなりえないだろうし、おそらくは完全に不妊になるであろう。これらの予測はどちらも真実ではない。それにもかかわらず、その後いくつかの研究で、概して性比の片寄りはより少ないものの、ラングの原論文を再現している（注4）。この性比の片寄りの原因は不明である。

家族と双生児の研究

一九五二年にニューヨークの精神科医で遺伝学者のフランツ・カルマンは、男性における性的指向を、遺伝子が決めていることについて、劇的な証拠と思われるものを発表した（注5）。カルマンはゲイと異性愛男性の一卵性、二卵性双生児の兄弟について、性的指向の分布を（キンゼイ・スケールを用いて）調査した（一卵性——monozygotic あるいは identical——双生児はすべて同一の遺伝子をもっており（注6）、二卵性――dizygotic あるいは fraternal――双生児は通常の兄弟と同様、約半分の同一遺伝子をもっている)。完全なゲイか、それに近い男性(キンゼイ・スケールの六群と五群)の兄弟に焦点を絞ると、彼の結果はとくに注目すべきものである。このような男性の一卵性の兄弟、三〇人中二五人が同じように六群か五群に、三人が四群か三群に入り、二群、一群、〇群に入る人は一人もいなかった。それと対照的に、ゲイ男性の二卵性の兄弟三〇人をみると、一五人が〇群か一群に、二人が二群から四群に入り、五群や六群に入る人は一人もいなかった(残りの人は女性であるか、調べることができなかった)。これをみる限りカルマンのデータは、男性の性的指向の発達において遺伝子がある程度決め手となっていることを示唆している。

一九六二年に発表されたドイツにおける双生児の研究は、カルマンと非常に似たデータを示した(注7)。しかし同じ頃に、セクシュアリティの一致しない一卵性双生児の事例について記載した研究が現れはじめた(注8)。加えて、カルマンの研究の方法論は厳しい批判にさらされるようになった(注9)。一九七〇年代には、性的指向における遺伝的影響についてのあらゆる論争は、さまざまな種類の社会的学習理論の背後に追いやられてしまった。

一九八〇年代に、性的指向の発達における遺伝要素に対する興味が復活しはじめた。この研究の新しい波の重要な役者の一人は、ボストン大学医学センターの精神科医リチャード・ピラルドであった。ピラルド自身がゲイなのだが、彼は合衆国で最初にゲイだと公言した精神科医で、アメリカ精神医学会の精神障害診断基準(第11章参照)から同性愛を削除するための運動に活発に関わった。また彼には現在ゲイ、レズビアン、両性愛である、あるいは過去にそうであった近しい親戚が何人かいた。そのようなわけで、彼には自分の経験から、信用に値しないとされてきた一連の調査を再び始める十分な理由があった。

ピラルドは、同性愛がある家系に集中することが、どこでも当てはまるのかどうかについて、まず決着をつけようと考えた。すなわち、異性愛の男女の兄弟よりも、ゲイやレズビアンの兄弟がゲイやレズビアンとなる傾向がある、という仮説について彼は調べたのだった。ジェームズ・ワインリッヒとの共同研究で、彼は標本のゲイ男性と比較標本の異性愛男性をまず募集し、兄弟の性的指向を調べた。異性愛男性の兄弟のうち約四パーセントが同性愛か両性愛(キンゼイ・スケールの二から六群)であった。この数字は意外なものではなく、人口全体でのこれらの群の一般的な発現率とほぼ同じである。一方で、ゲイ男性の兄弟のうち、約二二パーセントがゲイか両性愛だった。つまり、兄弟に一人のゲイ男性をみつけると、他にも見つかる可能性がおおいに増すわけである。しかし一方でゲイ男性の姉あるいは妹が、異性愛男性の姉あるいは妹に比べてレズビアンである傾向が強いということはなかった（注10）。

レズビアンの姉妹についての同様な調査が、四つの研究で記されている（注11）。ここでもまた、レズビアンの姉妹が（五パーセントから二五パーセント）、対照群の女性（〇パーセントから一一パーセント）よりレズビアンである割合がはるかに高かった（数値そのものは用いられた定義次第だったが、どの比較でも、レズビアンの姉妹の方がはるかに高い割合だった）。いくつかの研究では、レズビアンの兄弟もまた、対照群の男性に比べてよりゲイになる傾向にあるが、その割合は姉妹ほど高くなかった。したがって男性同性愛および女性同性愛はそれぞれある家系に集中し、それに比較すると弱いが、レズビアンとゲイ男性も同じ家族の中に現れる傾向が、ある程度存在するようだ。

同性愛が家族性だという知見は、性的指向における遺伝子の影響を証明するわけではない。というのも多くの環境の機構が、同じ効果をもたらしうるからである。たとえば、もし両親が一人の子どもを、彼あるいは彼女が同性愛になるようなやりかたで扱ったなら、その両親は他の子どもも同じようなやりかたで扱う可能性がある。しかし、もし同性愛が家族の中に集中していなかったなら、遺伝説を支持し続けるのは難しかったであろう。

ピラルド、ベイリーらは、カルマンと同種ではあるが標本抽出とデータ解析の適切な方法にさらに注意を払って、双生児の研究を続けた。これらの研究で見いだされた一卵性双生児での同性愛の一致率は、二卵性双生児よりずっと高かったが、一〇〇パーセントに近いという、カルマンが報告した一致率には及ばなかった。ベイリーとピラルドによる男の双生児の研究（注12）では、ゲイ男性の一卵性兄弟のうち五二パーセントがゲイで、一方で二卵性の兄弟では二二パーセントだけがゲイであった。アリゾナ州立大学のフレデリック・ワイタムによる研究では、その一致率はいくぶん高く、一卵性では六五パーセント、二卵性では二九パーセントであった（注13）。ベイリーらによる女性双生児の研究では、レズビアンの一卵性姉妹の四八パーセントがレズビアンか両性愛で、それに比べて二卵性姉妹では一六パーセントだけであった（注14）。男女双方の双生児のデータをまとめて発表した比較的小規模の英国での研究では、一卵性双生児の二五パーセントで性的指向が一致しており、それに比べて二卵性双生児では一二・五パーセントであった（注15）。このように、実際の割合はそれぞれの研究でかなり異なってはいるが、同性愛男性と同性愛女性の一卵性の兄弟・姉妹では、二卵性の兄弟・姉妹に比べて同性愛の出現率が約二倍だというのは一致している。

これらの研究からわれわれが知りたいのは、性的指向が一致する割合そのものではなく、性的指向の「遺伝可能性」の見積もり、つまり、ある母集団で見られる性的指向のうち、個人の遺伝的差異に帰することのできる変化割合の見積もりである。もし他の二つの数値が分かれば、遺伝可能性は性的指向の一致率から計算することができる。それは人口全体での同性愛の基礎的な割合と「確認バイアス」である。後者はたとえあるとしても、傾向を評価することになるが、それは同性愛の人が同性愛の双子の兄弟がいる場合に、異性愛の兄弟がいる場合よりも、研究に自ら快く参加する傾向を評価することである。たとえば、ゲイの男性でその一卵性の兄弟もまたゲイである人は、より快く研究に志願するかもしれない。というのも、彼はその一致が研究に役立つものであると了解するからである。これらの数値が不明確であるため、ベイリーらは性的指向の遺伝可能性について、正確な数値ではなく、幅の広い数値で満足せざるをえなかった。彼らはそれを、男性でも女性でもおよそ三〇から七五パーセントだと見積もった。

一九九五年に、マイケル・ベイリーとN・G・マーティンは、この確認バイアスの問題を回避する試みとして、新たな研究を始めた。彼らは志願者を広告で集める代わりに、すでにある、オーストラリアで保存されてきた双生児の登録簿を用いた。彼らは一致率についてのより厳格な基準を用い、標本中の男性一卵性双生児における一致率は二〇パーセント、一方で男性二卵性双生児では〇パーセントであることを見出した。女性については、その率はそれぞれ二四パーセントと一一パーセントであった。基準を緩めた場合、その率は男性について三七・五パーセントと六・三パーセント、女性については――一卵性の効果がまったくないということだが――三〇パーセントと三〇パーセントであった。これらの結果に基づいてベイリーとマーティンは、それ以前の研究にはおそらく相当な確認バイアスがあったと結論した。しかし標本の大きさが限られていたので、信頼性の高い真の遺伝可能性を算出することはできなかった（注16）。

さらに双生児研究については、もう一つの問題がある可能性がある。それは、性的指向に影響を与えるような非遺伝的要因のすべてが、一卵性と二卵性の兄弟で同程度に共有されると仮定していることである。この仮定が正しくないかもしれないのだ。議論するために、父親が冷淡であることによって息子がゲイになると仮定してみよう。さらに、一卵性双生児の父親は、一般に両方の子どもに対して同じくらい冷淡、あるいは愛情のこもった態度をとり、他方で二卵性男性双生児の父親は片方の子どもに対して、もうひとりに対するよりも相当に冷淡になる傾向があると仮定してみよう。この例では、同性愛の素因をつくる遺伝子がたとえなかったとしても、二卵性双生児よりも一卵性双生児においてより高い一致率が見られるであろう。しかし事実上この筋書きが正しいとは思われない。というのも、性的指向が一致する双子はそうでない双子よりも、むしろ同様の扱いを受けていないと回想しているからである。それでも遺伝子以外の要因が何なのかが分からないままであり、こうした問題の可能性は排除しがたい。

実際には、目に見える結果が出現するのに、遺伝子と環境は複雑な相互作用をしているかもしれない。たとえば今の例を追究すると、遺伝子の相同性のために一卵性双生児は彼らの父親にとって同じくらい魅力的に見え、一方で二卵性双生児は遺伝子の違いがあって、それが父親にとって片方の子どもが、もう一人よりも魅力に欠けるようにみえる。したがって冷淡になり、結局はそのせいで彼が同性愛になるのだ、と推測できるかもしれない。この例では、原因遺伝子は非常に間接的な意味でのみ、同性愛の「素因を作って」いる。実際には、個々の父親がどのような特性を魅力的である、あるいは魅力的でないと感じるかによって、それぞれの双生児では別々の遺伝子が、同性愛の素因をつくっている可能性がある。

私はこうした問題の可能性を、警戒すべき注記としてのみ言及しているのであって、双生児研究を退ける意図を込めているわけではない。これらの可能性のある問題が実際にデータを混乱させることを示した人はいない。概して双生児研究は、完全に隙がないわけではないとしても、少なくとも男性の場合に、性的指向において遺伝的影響があるという重要な証拠を提供する。さらに双生児研究から導き出された結論を支持する別の証拠をみることにしよう。

ことさら行動遺伝学者の興味をひくのは、生まれてから別々に育てられた双子である。もし彼らが一卵性であれば、彼らは遺伝的資質については共有していて、生まれた後の環境が異なっていることになる。したがって、確率による予測以上の頻度で共有する傾向のある特性は、遺伝的要因あるいは子宮内での時期の要因によって影響を受けていると思われる。ミネソタ大学のトーマス・ブシャール・ジュニアに率いられる研究チームは、別々に育てられた双生児の長期間にわたる研究を行い、知能および多くの人格的特性について、かなりの遺伝性があることを結論した（注17）。

このミネソタのグループは、少なくとも一方が同性愛か両性愛である六組の別々に育った一卵性双生児（男性二組、女性四組）について報告した（注18）。四組の女性の場合、それぞれもう一方の姉妹は明らかに異性愛であった。二組の男性のうち一組は明らかに性的指向が一致していた。実際その二人の男性は、お互いが双子だとは知らず、片方の男性がゲイバーでもう一人の男性と間違えられるというようなことがあった後に初めて出会い、そのあと彼らは恋人同士になったのだ。もう一組の男性はもっとあいまいであった。片方の男性は一九歳まで両性愛であるとされたが、長じてからはもっぱら同性愛となり、一方でもう一人は一五歳から一八歳までの間、同性愛行動をとったがその後結婚し、自分自身はもっぱら異性愛者であると考えた。この兄弟の性的指向は部分的に一致しているといえるかもしれない。この研究での例数は有意性を持つ統計分析には明らかに少なすぎるが、遺伝子が男性の性的指向にたしかに影響をもっている一方で、女性の性的指向の形成に関してほとんど、あるいはまったく役割を担っていないという考えと一致している。

分子遺伝学的研究

この分野で最も興味深い最近の進展は、国立癌研究所の分子遺伝学者であるディーン・ヘイマーによるものである（注19）。一九九二年までヘイマーは、性とは何の関係もない、酵母のまったく無名の遺伝子群について研究していた。しかし彼はピラルドの家族研究やベイリーの双生児での研究に刺激され、性的指向に影響を与える実際の遺伝子を見いだそうと試みた。ヘイマーは『欲望の科学（*The Science of Desire*）』という魅力的な本の中で、その後の研究の顛末について詳しく述べている（注20）。この本の中で彼はこの研究分野に入り込んだ理由として、それ以前に自分がしていた一連の研究が退屈だったからというのと同時に、個人的好奇心と科学的好奇心が組合わさったからだと述べている。

ヘイマーらの研究グループ（その中にはきわめて「アウト」なレズビアン、アンジェラ・パタトゥッチもいる（注21））は、ゲイ男性の家系を調査することからプロジェクトを始めた。その時点まで、同性愛の家族集中の証拠はほとんどすべて、兄弟についての研究からもたらされたものであった。そのような研究は遺伝の正確な様相について、ほとんど何も分からない。そこでヘイマーのグループは、二世代かそれ以上にわたって多くのゲイ男性がいる家系図をつくりなおした。

この家系図を検討したところ、ある特徴的なパターンが現れた（図9-1参照）。家系の中のゲイ男性は、女系で結ばれる傾向があったのである。たとえば、第一世代のひとりのゲイ男性は彼自身ゲイの息子を持つことはないかもしれないが、彼の姉か妹に一人以上のゲイの息子がいる可能性がある。次にこれらの第二世代のゲイ男性はゲイの息子をもたないかもしれないが、彼らの姉か妹が第三世代にゲイ男性の息子を持つ可能性がある。それはまるでゲイの男性が同性愛の素因となる遺伝子を父親からではなく、母親から受け継いでいるかのようであった。

明らかに女系遺伝をしているのを確かめるため、ヘイマーのグループは統計学的研究を行った。彼らは最初に七六人のゲイ男性を選び、彼らの親戚に他のゲイ男性がいるかどうか聞い

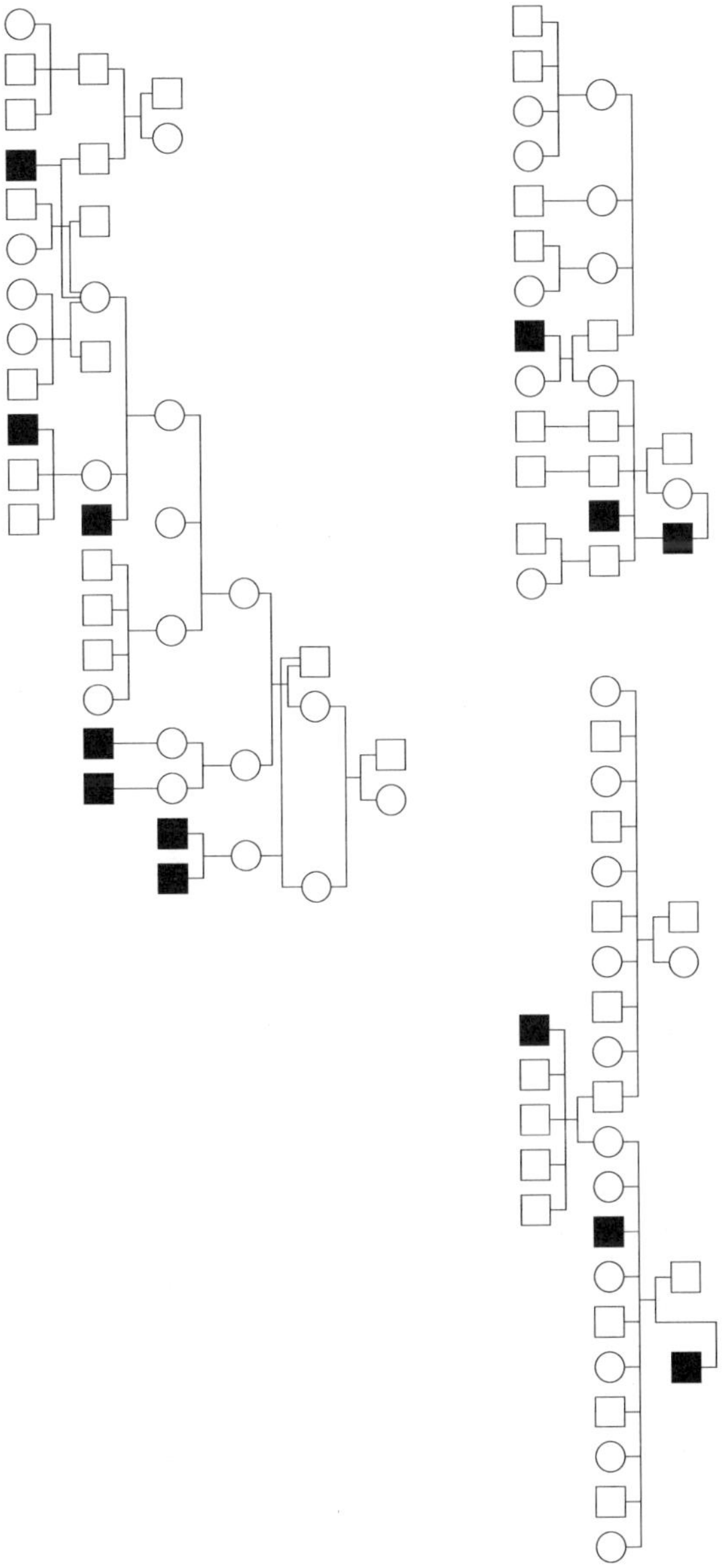

図9.1
ディーン・ヘイマーらの研究（本文参照）から引用した、男性同性愛の母系遺伝を示唆する三つの家系図。黒い四角はゲイ男性を、白抜きの四角はゲイでない男性を、白抜きの丸はゲイでない女性を示している。上に示した二家系において、第一世代のゲイ男性について彼の姉妹にゲイの息子がいて、今度はこの甥の男性について彼の姉妹にゲイの息子がいる。下に示した家系図において、第四世代から第六世代の七人のゲイ男性は例外なく女性を通してつながっている。第一世代の女性は男性同性愛の遺伝子を二人の娘、三人の孫娘、ひ孫娘のうち少なくとも五人、ひ孫娘の娘のうち少なくとも二人に、男性同性愛の遺伝子を受け渡したようである。逆に、第二世代の二人の姉妹とつづけて結婚した男性は非ゲイの遺伝子を持っていると思われる。

た。これらゲイ男性の父親や息子は誰一人ゲイではないことがわかった。三種類の親戚における同性愛の発生率だけが、偶然現れる確率を超えていた。男兄弟（ゲイの兄弟の一三・五パーセント）、母方の叔父（七・三パーセント）、母方の叔母の息子であるいとこ（七・七パーセント）である。女系を通じて結ばれていない他の親戚（父方の叔母とその他三種類のいとこ）の同性愛は偶然のレベルであった。甥と孫については調べられなかった。

ヘイマーのグループが、無作為に選ばれたゲイ男性の家族ではなく、二人のゲイの兄弟がいる（さらに父親から息子へ遺伝した証拠がなく、レズビアンの親戚は一人より多くはない）家族について調べると、そのデータはより確固たるものとなった。二人のゲイの兄弟がいるということから、このような家系はとくに同性愛の素因をつくる遺伝子をもっている見込みがあるかもしれない。実際この群では、無作為に選ばれた群に比べて、母系でつながった親戚の同性愛の比率が高く、母系の叔父の一〇パーセント、母系の叔母の息子であるいとこのうち一三パーセントがゲイであり（これらの例は大いに有意な結果）、一方で他の親戚では、発生率が偶然のレベルから有意にはずれることはなかった。

この遺伝の様式についてなしうる説明はいくつか存在するが、最も単純で興味をそそるものは、それがX染色体上に存在する遺伝子によってもたらされるというものである。最も単純なモデルでは、その遺伝子には二つのバージョンがあり、ひとつ（より一般的なバージョン）は、その所有者を異性愛にするような素因をつくり、珍しい方のバージョンはその所有者をゲイにしやすくする。男性はX染色体を一つしかもっていないので、この遺伝子のうち片方のバージョンしか持つことができず、それは母親から受け継いだものに間違いない。というのも父親は息子にX染色体を渡すことはないからである。このように、この種の遺伝子は同じ親戚関係にある二人の男性に、彼らが女性を介してつながりを持つ場合にのみ、遺伝することができる（血友病や色覚異常のような、いくつかのよく知られたX染色体連関疾病でも同じことがいえる）。ヘイマーの研究におけるゲイの叔父といとこの相対的な比率は、脚注に回したような少しばかり複雑な理屈によって、まさにX染色体の関与を証拠立てている（注22）。

興味ある遺伝子あるいは遺伝子群が存在する場所の候補として、特定の染色体を同定したあと、ヘイマーのグループはそれをより狭い範囲に絞るため、分子遺伝学の手法を適用した。この手法は「連鎖マーカー」の存在に依存している（図9-2を参照のこと）。これらの部位は染色体全体に散らばっていて、個人個人でDNA配列そのものにわずかな差異があることが知られており、その違いは酵素による比較的簡単な試験で検出で

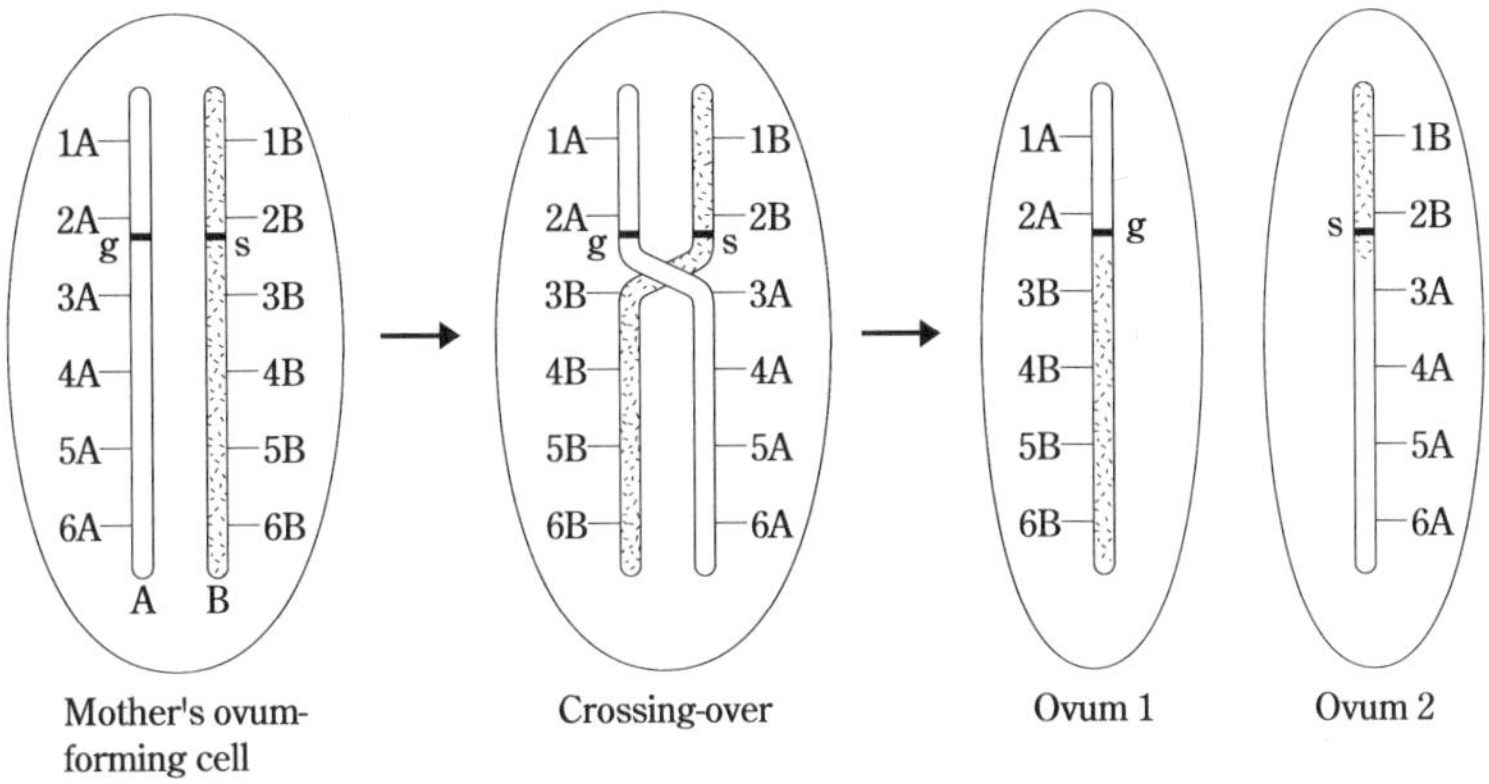

図9-2
連鎖分析の技術が、興味ある遺伝子、ここではX染色体にある男性の性的指向に影響する遺伝子の位置を特定するために、相同染色体間の「組換え」を利用する方法。左図の母親の卵母細胞は、二本のX染色体(「A」と「B」)を含んでいる。「連鎖マーカー」がたくさん染色体に散在している。その部位はDNA配列が変りやすく、AとBの染色体で異なっている可能性が高い(模式的に1から6のマーカーを示した)。男性の性的指向に影響する遺伝子はマーカー2(横線で示した)の近傍に位置すると仮定しよう。A染色体にはそれを持っている人をゲイにするバージョンの遺伝子(「g」)が乗っていて、B染色体にはその所有者をストレートにするバージョンの遺伝子(「s」)が乗っている。卵巣の発達過程で、X染色体は一箇所あるいはそれ以上の個所で「交差」をする(中図)。ここで、交差部位は連鎖マーカー2と3の中央に示した。その結果生じる「複合」染色体のうち、一方が成熟した卵になり(“卵1”あるいは“卵2”)、もう片方は退化する。卵1から発生した息子は「g」遺伝子とマーカー2Aを持っていて、一方で卵2から発生した息子は「s」遺伝子とマーカー2Bを持っている。マーカー2はこの遺伝子に非常に近接しているため、このマーカーと遺伝子の間で交差することはほとんどありえない。それゆえ、「g」遺伝子を持っているこの家族の息子はほとんど2Aマーカーを持っており、「s」遺伝子を持っている息子はほとんど2Bマーカーを持っている。他のマーカーはこの遺伝子から十分離れているので、遺伝子とマーカーの間で交差が一度かそれ以上起こるだろう。それゆえ、「g」遺伝子をもつと予想されるゲイの二人の兄弟は2の位置にあるマーカーを共通にもつだろうが、他の位置にあるマーカーを共有する確率は半々にしかならないだろう。もしこの関係が多くの家系で共通にみられるなら、性的指向に影響する遺伝子は連鎖マーカー2の近傍に位置すると推論できる。

きる。女性は二つのX染色体をもっており、その二つの間で大多数の連鎖マーカーは異なっていると予想される。というのも、その二つのX染色体はそれぞれお互いに血縁関係のない二人、すなわち彼女の両親に由来しているからである。その女性の息子一人一人は、彼女から一つのX染色体を受け取るが、これは通常彼女に二つあるX染色体の組み換え断片からつくられた混成体である。息子がもつX染色体の個々の領域が母親のどちらのX染色体から由来するかは、確率の問題である。したがって、無作為に選ばれた二人の兄弟のX染色体についてどの連鎖マーカーを調べても、そのマーカーが同じである確率（そのマーカーがたまたま母親の同じ染色体に由来することを意味する）は五〇パーセントであり、違っている確率（母親の別々の染色体にそれぞれ由来することを意味する）は五〇パーセントとなる。しかし、もし二人の兄弟が二人共ゲイであるのを基準に選ばれ、彼らの同性愛がX染色体上の、ある遺伝子が引き起こすものなら、その兄弟が同一のX染色体連鎖マーカーを受け継いでいる確率は上昇する。その確率は、原因遺伝子のきわめて近傍にあるマーカーで最も高くなる。なぜなら、その遺伝子と近くのマーカーとの間で組み換え現象が起こる見込みは相対的に少なくなるからである。その遺伝子から遠く離れたマーカーでは確率は五〇パーセントにまで落ちる。

多くのゲイの兄弟について連鎖マーカーを比べたヘイマーのグループは印象的な結果を得た。X染色体の大部分の範囲について、その兄弟達は同じマーカーを五〇パーセントの確率で受け継いでいたが、染色体の一方の端に近く狭い領域、Xq28と呼ばれる領域では、共に受け継ぐ確率が大きく上昇していた。控えめな統計評価でも、少なくとも二人のゲイの兄弟がいる家族の場合、九九パーセント以上の信頼性をもって、X染色体のXq28領域に男性の性的指向に影響を与える遺伝子が存在することを、ヘイマーの結果は示している。しかしそのような家族でさえ、この遺伝子がすべての決め手になるわけでないことも明らかである。というのもXq28領域の連鎖マーカーに不一致のある兄弟もいくらかいたからである。

その最初の報告を発表した後、ヘイマーのグループは研究をさまざまな方向に拡張した（注23）。彼らはまず研究結果の追試を行った。この追試において、データは前回の研究ほど確固たるものではなかったが、それでも統計的には有意であった。それらをまとめた結果に基づくと、統計的信頼性の水準は天文学的な水準にまで上昇した。それは、この結果が偶然で起こるのは一〇万回に約一回というものであった。

ヘイマーらは二人のゲイの兄弟以外に、少なくとも一人の異性愛の兄弟がいる家族を調べるというまた別の方法で、自らのアプローチの妥当性を確認した。彼らは期待どおり、異性愛の兄弟は一般的に、二人のゲイの兄弟に共通するものとは違うマーカーをXq28領域にもっているのを見い出した。この結果は、Xq28領域に同性愛の素因を作る遺伝子が存在することだけでなく、少なくとも調査した家族では、この遺伝子があればまさに同性愛へと導びかれるのだということを示唆している。つまり、ゲイ・バージョンのこの遺伝子があるストレートの兄弟は多くないようだ。専門用語でいうと、この遺伝子は明らかに「浸透的」であるらしい。最終的にヘイマーのグループは、Xq28領域が女性の同性愛とは連関していないことを示した。

強調しなければならないのは、これまでのところヘイマーは、性的指向に影響を与える真の遺伝子、あるいは遺伝子群をXq28領域に実際に同定しているわけではないことである。この領域は何百もの遺伝子を十分含むことができるほど大きく、それらの遺伝子の大部分は未だに同定されていない。すでにこの領域にあることが知られている遺伝子の中で、とくに有望な候補となるものは一つもない。すなわち脳の性的分化や、性的感覚、性的行動の制御において特別な役割を担っていることが知られているものは一つもない。実際の遺伝子を目指すためには、もしそこに存在すればの話だが、より多くの家族の研究と、より多くの連鎖マーカーの使用が要求されるであろう。あるいはヒト・ゲノム計画の過程で、数年のうちにXq28領域のすべてのDNA配列が決定されるかもしれない。もしそうなれば、異性愛と同性愛の男性の間でそのDNA配列が異なっている遺伝子、あるいは遺伝子群を探すことが比較的簡単なことになるだろう。その遺伝子が同定された後に、一連の重要な疑問に答えることができるようになるだろう。その遺伝子は、発生のどの時期に効果を発揮するのか？　その遺伝子が活動するのは脳や体のどの部分なのか？　その遺伝子にコードされるタンパク質は何なのか？　このタンパク質は何をしているのか——遺伝子調節因子、酵素、ホルモン、受容体、あるいは他の何か？　この遺伝子のゲイ・バージョンとストレート・バージョンはどのように異なっていて、これらの差異はどのように影響して、結局、人に「自分はゲイである」あるいは「自分はストレートである」と言わせるのか。そしてもしあったとして、この遺伝子をもつことがどのように男性同性愛に伴うと思われているさまざまな特性——幼少期のジェンダー不適応、芸術的能力など——とつながるのか。要するに、分子的アプローチは、遺伝学、神経生物学、そして心理学を、男性における性的指向形成のより総合的な全体像へと結びつける望みを与えてくれる。

ごく最近、分子遺伝学者ジョージ・エバーズに率いられるウェスト・オンタリオ大学の研究グループは、ヘイマーの結果を再現することができなかったと公表した（注24）。そのカナダの研究者たちは、ヘイマーがしたような二種類の研究を行った。つまり、ゲイ男性の家族の家系分析とゲイの兄弟における

X染色体の連鎖解析である。家系分析において、彼らはヘイマーのように母系の偏向を見いだした。しかしこの偏りはより小さく、その研究者によれば、おそらく調査報告の偏りのためだろうという（つまり、母親の方が男性よりも親戚に関してよく知っているという事実のため）。連鎖解析では、Xq28やX染色体の他の領域で、性的指向に連関するマーカーを見出すことはできなかった。現時点で、このカナダの研究をより詳細に分析することはできない。いえることは、他の多くの研究室で一致して再現されるかあるいは否定されるかするまで、Xq28連鎖は議論の対象となりつづけるだろうということだけである。

連鎖解析法とは違うもう一つの分子遺伝学的アプローチがある。この二番目の方法は、性的発達に関する分子生物学の知識に基づいて、関わりのある遺伝子あるいは遺伝子群を推測し、それら遺伝子のDNA配列を同性愛の人と異性愛の人の間で比較するのである。もしうまく行けば、そのような「知識に基づいた推測」あるいは「候補遺伝子」のアプローチにより、分子遺伝学の何年もの骨折りをとばして近道することができるだろう。

一九九一年ごろに、何人かの研究者の心に同時に浮かんだのは、ある特定の遺伝子――アンドロゲン受容体をコードする遺伝子――が、そのようなアプローチのとくによい候補だということであった。第7章で述べたように、テストステロンのようなアンドロゲンは、他の多くの組織と同様、発達中の脳の細胞にある特定の受容体分子に結合して効果を発揮する。その受容体は脳の中で、視床下部の内側視索前核および他の性的二型性領域に、ことさら高密度で存在している。もし男性の染色体上のアンドロゲン受容体遺伝子に、その受容体を完全に破壊させるような変異を受けると、この人は女性としての外的解剖学的構造を発達させて自分のことを女性であると考え、一般的には男性に性的に惹き付けられるだろう。この状況――アンドロゲン不感受性症候群――はもちろん同性愛と同じではない。しかし、アンドロゲン受容体が完全に破壊されているのではなく、受容体遺伝子のより微妙な変異によって機能が少し変えられたとしたらどうだろう。その遺伝子を、視床下部では通常の活性がまったくないが、他の組織では完全に機能するようにさせる変異が、おそらくありうる。この場合、視床下部は性に非典型的な形で発達し、一方で身体の残りの部分はその性に典型的な形で発達するかも知れない。そのような筋書きがとくにもっともらしくみえる特性が、まさにアンドロゲン受容体にはある。この遺伝子には三つの塩基（DNA記号の文字）の同様な連なりが何回もくり返す領域がいくつかある。そのような「反復トリプレット」は個人個人で、遺伝子の変異性が著しく高い場所であると知られている。それは、遺伝子複製機が同じものを何回も何回もくり返さなければいけない時に、あっさりと数え落としをしてしまうかのようにみえる。アンドロゲン受容体を含め、いくつかの遺伝子では、三塩基の繰り返しが通常よりも多くなることが、ある組織に限局した遺伝子機能の変化と関係している（注25）。

一九九二年に学会のうわさとなっていたのは、いくつかの研究者のグループがゲイとストレートの男性のアンドロゲン受容体遺伝子における違いを精力的に同定しようとしている、というものであった。翌年、二つの研究室（ヘイマーの研究室と、ジョンズ・ホプキンス医科大学のジェレミー・ナハンスの研究室）の研究者は、共同研究の結果を発表した。それによると彼らは、ゲイ男性のアンドロゲン受容体のDNA配列がストレート男性で見られるものと異なっているという証拠は、まったく見いだせなかった（注26）。他の研究室は結果を発表していないが、それはおそらく彼らもまた空くじをひいたからであろう。

もっと最近、ベルリンのギュンター・ダーナーのグループは、非常に不可解なものではあったが、もう一つの「知識に基づいた推測」を考え出した（注27）。前章で詳しく述べたように、ダーナーは長いあいだ、同性愛になることが運命付けられている男性の胎児ではテストステロンの濃度が通常よりも低いという考えに魅せられていた。数ある因子の中でテストステロン濃度を制御しているのは、ステロイド・ホルモンを製造し、分解する酵素の複雑なネットワークの活性である。ダーナーはこれらの酵素の一つで、21-ヒドロキシラーゼという名前の酵素がゲイ男性とレズビアンの両者で機能不全であり、この欠損のせいで男性の胎児ではアンドロゲン濃度が通常よりも低く、女性の胎児では通常よりも高くなっているのだ、と最近になって主張した。この結論がもし本当なら、彼の同性愛についての内分泌的理論とぴったりと合っている。さらに彼は、CYP21Aという名で知られるDNAの特別な領域がゲイとレズビアンで、変化していると報告した。CYP21Aは「偽遺伝子」と呼ばれ、はるか太古の昔に（この場合には21-ヒドロキシラーゼとして）機能していたDNAの断片だが、進化の過程で突然変異を受けて無効となり、その機能はもうひとつの21-ヒドロキシラーゼ遺伝子に取って代わられたものであると、一般に考えられている。このような明らかに役に立たないDNA配列が更に変異したからといって、どのように人を同性愛に変えうるのかについては、まったく明らかになっていない。同性愛の原因に関するダーナーによる以前の主張のいくつかが依然として議論の対象になったままであるのを考えると、彼が今度は正しいというのを科学の共同体に確信させるには、ことさら強い証拠が必要となるだろう。

このような「知識に基づいた推測」のアプローチで問題なのは、もしその特定の推測が間違っていたら、一〇万ほどの遺伝子が調べられないで残ってしまう。そうすると、遺伝子の探索が早まることにはほとんどならないのである。候補遺伝子を検討することはたしかに価値のあることだが、もしこのアプローチが失敗したとしても驚くほどのことではない。というのも単純なことで、個々の結果に対して責務を負うのはどの遺伝子群なのか、というような予測を、信頼性を持ってすることができるほど、われわれはまだヒトの発生を十分に理解していないからである。これは、大部分が数千ものまだ同定されていない遺伝子が協力したたまものである脳について、とりわけよくあてはまる。

女性の性的指向に影響を与え得るような遺伝子群の探索は、大きな進歩を見せていないようである。CYP21Aが関係しているかもしれないというダーナーの報告を別にすると、とくにパタトゥッチとヘイマーが精力的に発見しようとしているにも関わらず、肯定的なものは何も報告されていない。たとえば彼らは、女性の同性愛はXq28領域には位置づけられないということを確認した。

Xq28領域が男性の性的指向において役割を担っているかもしれない、という発見は幸運な事情、すなわち、その遺伝子あるいは遺伝子群が特別な遺伝様式を示す染色体［訳注1］に位置していたという事情によっているということを理解すべきである。他の染色体上に遺伝子を見つけるには、長く骨の折れる連鎖解析が必要なのだ。女性の性的指向に影響を与える遺伝子群を発見するのは、単純に時間の問題なのかもしれない。あるいは、女性の性的指向の遺伝可能性が男性よりも低いのだとすれば、いくつかの研究が示唆するように、多くを見出すことはできないかもしれない。

Xq28領域の遺伝子のゲイ・バージョンが、女性で同性愛の素因となっていないという事実は、必ずしも、女性ではその遺伝子になんの効果もないというのを意味するものではない。一つの可能性は、それが異性愛の素因を作るというものである。つまるところ、男性の同性愛と女性の異性愛は同様の事柄——男性に性的に惹かれる——と見ることができる。（この理由で androphilia（男性嗜好）という言葉は、その二つの現象の相同性を強調するために使われることがある。逆に gynephilia（女性嗜好）という言葉——女性に性的に惹きつけられること——は、男性の異性愛と女性の同性愛が同等であることを強調するために使われることがある）。Xq28領域における遺伝子のゲイ・バージョンは、非常にまれであるために、女性の異性愛の主な原因とはなり得ないが、女性にすでにある男性への誘引力をさらに強めることで、その女性を「超異性愛」ともいうべきものにしている可能性も考えられる。

同性愛と進化

これまでの一連の推測から、一体なぜ同性愛の素因を作る遺伝子が存在するのかという、より広い問題が自然に導かれる。同性愛の遺伝子は、その持ち主が子どもを持つチャンスを減じると思われ、したがって数世代で消えてしまうだろうと考えられるからである。この問題に直面すると「街の」ゲイとレズビアンは、その遺伝子が保たれ続けているのは、ゲイとレズビアンが人間社会に常にしてきた重要な貢献のためであると主張しがちである。彼らは、さまざまな文化において性的異形者がシャーマン、仲裁人、芸術家、慰安者などとして特別な役割を担ってきたという証拠を引き合いに出すかもしれない。共同体にとって、そうした価値があるため、それらの遺伝子は存続してきたのだと。

このような議論は、「価値」のような概念について頑固であり続けてきた進化生物学者には馬耳東風である。彼らは、誰にとっての価値なのだと問うだろう。彼らによれば遺伝子は、その所持者の繁殖を手助けするために、無作為な変異が作りだす、あるいはすでに人びとの中に存在している、入れ代わりうる遺伝子と比べても同等かよりよく機能する場合に、存続する。遺伝子は利己的であり、これが人類が利己的である究極的な理由である（注28）。ある同性愛の素因となる遺伝子が、共同体全体に対して価値を持っているだろうという事実は、あまり意味のあるものではない。というのも、共同体全体というのは、自然淘汰が作用する単位ではないからである。

数多くの仮説が、「ゲイ遺伝子」の明らかな矛盾を説明しようと試みてきた（注29）。一つの単純な説明は、そのような遺伝子は非繁殖性のためたしかに早々に消えてしまうが、その特性を存在させつづけるのに十分な確率で、新しい変異が起こっている、というものだろう。これはいくつかの重篤な遺伝病で見られる状況と類似している。たとえば、X染色体連鎖のB型血友病の男性に関するスウェーデンの研究では、大多数の事例が、両親の母方の祖父の生殖細胞系列における新たな変異によってもたらされたものだと報告されている（注30）。男性同性愛はB型血友病よりもはるかにより頻度の高いものだから、新しい変異が発生率全体の相当部分を説明できると考えるのは信頼性が低い。しかし遺伝子は変異の受けやすさに非常のばらつきがあるように思われるため、この説明の可能性についての最終的な判断は、関与している遺伝子あるいは遺伝子群の同定を待たなければならない。

もう一つの単純な説明は、人類進化の重要な部分で、同性愛は実際には繁殖の減少につながっていない、あるいはつながっていなかったというものであろう（注31）。多くの現代文明において、個人の性的指向に関わらず、結婚への社会的、経済的圧力があることをわれわれは知っている。さらに、いくらかの男性や女性（とくに後者）は、一人あるいはそれ以上の子どもをもつまで自らの性的指向に気付いたり受け入れたりするに至らない。この点で合衆国における今日の統計は興味深い。この問題のおそらく最も客観的な全国的調査であるヤンケロビッチ・パートナー社による一九九四年の調査によれば、異性愛者だと認識している女性と比べて、ほぼ同じ割合のレズビアンだと認識している女性が、子どもをもうけていると答えている（七二パーセントに対して六七パーセント。子どもの数は調べられていない）。一方で男性では、ゲイであるという認識は明らかに低い生殖性と連関している。ゲイ男性の二七パーセントだけが父親であると答え、それに比して異性愛男性では六〇パーセントであった（注32）。このようにわれわれの文化において、どの程度、遺伝子が人を同性愛にする素因となっているにせよ、そのような遺伝子はレズビアンよりもゲイにおいてはるかに強い「生殖害」となる。それにもかかわらず、まさにその男性で「ゲイ遺伝子」の最も良好な証拠があるのである。

われわれの現代文化の外では、ゲイとレズビアンの生殖が成功することについて信頼できるデータはまったく存在しない。われわれが知っているのは、生殖とは関係しないトランスジェンダーとしての同性愛という、文化を越えて広域に広まった伝統が、ほとんど皆が結婚する社会においてさえ存在することである。これはペルシャ湾の伝統的なイスラム教国家であるオマーンの「クサニス（xanith）」がよい例となる（注33）。クサニス——生物学的には男性で、中間の性役割を受け持ち、しばしば通常の男性に尽くす売春夫として働く——は伝統的に、結婚を含めて男性に期待される多くの活動を免除されている。したがって、そのクサニスの状態が遺伝子的素因を伴っている場合には、そのような遺伝子に関連する生殖の害は明らかに存在する。それよりもはるかに不明なのは、オマーンのような文化での、よりふつうに生まれたゲイとレズビアン——このような分類が本当に適当であればの話だが——の生殖状態である。

データはないが、おそらく男性同性愛の素因となる遺伝子は、全体的に見て生殖の低さと関連すると思われる。男性であることは女性であることより、はるかに冒険的な務めである。というのも、他の生物種と同じようにヒトでも、男性がもつ子どもの数は、女性がもつ子どもの数よりも、はるかに大きなばらつきがあるからである。男性に必要なのは苦労して生殖するための力だが、もっぱらの同性愛者にはそれが明らかにない。

前述の二つの説明は、単純だがあまり説得力のあるものではないと考え、進化生物学者はこれらとは別に、より複雑な説明を探している。一般的にこれらの諸理論は、ある遺伝子の制御下にある特性が、その所有者の生殖が成功するように助力や障害を企図しているのをただ見るだけでなく、いかにうまくそれが親族全体の中で、自分自身の存続を助けるかという、より広い問題に目を向ける必要がある。これは特性の「包括的適応(inclusive fitness)」として知られている。

遺伝子が介在する特性について、所有者が生殖することに対して直接的に関与する価値以外のことに目を向ける一つの方法は、一本だけの染色体に当該の遺伝子を所有している者に関して、その遺伝子が生殖上の利益を与えるかどうかを調べることである（注34）。とくによく研究されている例は、アフリカやアフリカ系アメリカ人たちに非常に頻繁に見られる鎌状赤血球貧血の遺伝子に関わるものである。鎌状赤血球貧血は深刻な病気で、少なくとも以前は、それを患うと、その人が生殖に成功する確率を著しく減じていた。それはヘモグロビン遺伝子の変異によって引き起こされ、病状を呈するためにはこの遺伝子の「ホモ接合体」でなければならない。すなわちこの遺伝子——ヘモグロビン遺伝子がある二つの相同染色体のそれぞれにのっている——を二組持たなければならない。鎌状赤血球遺伝子の一対だけを持っていると（ヘテロ接合体）、ほとんど病状を引き起こすことはないが、赤血球の内部で長い時間を費やすマラリア原虫が生存し難くなるには十分なほど、ヘモグロビンが変化する。このように鎌状赤血球貧血の遺伝子はマラリア耐性遺伝子でもある。ヘテロ接合体の人にとってマラリア耐性の利益があるので、この遺伝子は母集団のなかで保たれると考えられており、偶然ホモ接合体になる不運な人は単に、そう、不運なのだ。鎌状赤血球の例はこの現象のもっともよく研究されている例だが、他の「欠陥のある」遺伝子が同様の機構によって、母集団のなかで保たれているかもしれないと考えられている。たとえば囊胞性線維症遺伝子——白人アメリカ人においてもっとも頻度の高い遺伝病の原因——は、その遺伝子のヘテロ接合体保因者にコレラに対する耐性を付与するかもしれないと報告されている。もちろん、マラリアやコレラはすでに合衆国の人びとに対して大きな危険を示すものではないが、鎌状赤血球遺伝子と囊胞性線維症遺伝子が消滅するまでには何世代もかかるだろう。

Xq28にある遺伝子のようなX染色体上の遺伝子の場合、この法則は少し違っている。一つの遺伝子だけで、男性でその遺伝子が完全な効果を発揮するには十分なのである。すなわち男性はX染色体を一つしか持たないのである。したがって、ヘテロ接合体の男性の保因者は存在しない。しかし、遺伝子のゲイ・バージョンを持っている男性の姉あるいは妹のうち何人かはそうだが、ヘテロ接合体の女性保因者は存在するだろう。したがって、これらの姉か妹に遺伝子によって付与される可能性のある生殖益に関心は絞られる。さらに、社会生物学者のロバート・トリバースが指摘するところでは、女性に対するX染色体の生殖益は、男性に対するその利益よりも（その進化論的な存続にとって）重要である（注35）。これは、男性のX染色体が一つだけなのに対し、女性は二つのX染色体をもっており、結果として何世代かを経て女性の体内では男性よりも二倍の頻度で自然淘汰が行われるからである。

そのような可能性のある利益の一つは、すでに仮定された「超異性愛」であり、これらの女性がそうでない場合よりも多くの子どもをつくる原因となるのかもしれない。しかし、性交との明らかなつながりが、まったくない他の利益もあり得る。結局、遺伝子は基本的な化学過程に影響することによって働き、その過程が最終的にはわれわれの人生の非常に多岐にわたる諸面に影響を与える。その文脈で、遺伝学者ウィリアム・ターナーは最近の討論会で、男性同性愛の素因をつくる遺伝子はヘテロ接合体保因者に天然痘への抵抗性を与えるため、存続したのかもしれないと示唆した。その証拠とは？　彼の主張するところでは、歴史的な記録によるとゲイ男性の姉や妹は非常に美しいと説明されていて、彼の想像では、これは彼女たちの皮膚が天然痘の影響を受けていないしるしなのだという。明らかにこのような思いつきには、まともな科学を超越した想像がある。実際の遺伝子が同定されたときに、この理論や他の理論が正しいものだという見込みを評価することが容易になるであろう。

包括的適応の概念は、利他的な行動や、そのような行動の素因をつくる遺伝子の存在を説明する上で、とくに有用だった（注36）。ここにある基本的な考え方は次のようなものである。ある遺伝子を永続させるためには、必ずしもその所有者の生殖を手助けする必要はない。というのも、その遺伝子と同一のコピーがその所有者の親戚のうち何人かに存在するからである。たとえばある男性に存在する常染色体の遺伝子は、その男性の兄弟姉妹に存在する可能性が五〇パーセントある。この遺伝子がその所有者を同性愛にして、彼がたとえば二人の子どもをもつのを妨害すると考えてみよう。この同性愛の遺伝子の統計学的な損失は、次の世代で一つの遺伝子コピーを失うというものである（どの遺伝子も特定の子どもに手渡される可能性は五〇パーセントだから）。しかし、この同じ遺伝子があることで、その所有者は、たとえば食料などの財産を提供して兄弟の生殖を手助けし、この手助けでその兄弟は、そうでない場合に生んでいたはずの人数より四人多い子どもをつくると考えてみよう。これは次の世代で遺伝子コピーが一つ多くなるという利益を、その遺伝子に与える（統計学的には、甥と姪は男性に二五パーセント関係しており、したがってそれぞれの人はその遺伝子の複製を持つ可能性が四分の一ある）。この例の損失と利益はうち消されることになり、したがってその遺伝子は異性愛の素因をつくる同等な遺伝子とちょうど同じように永続することだろう。

もちろん、ヒトは一つの遺伝子だけではなく、約一〇万の遺伝子を持っている。社会生物学者が主張するには、ヒトの行動は、これらすべての遺伝子が、時には相反する形で、それぞれその所有者の行動、生存、そして生殖能に影響を与えた結果、到達する統計学的な平衡状態を反映している。この平衡状態について確信を持っていえるのは、それによってヒトが利己的になる傾向にあるだろうが、彼あるいは彼女は、近しい親戚に対してはある程度の利他行動を示すだろうということである。これはもちろん一般的に観察されることである。

このようにわれわれは、Xq28にある遺伝子という一つの遺伝子の特定の活動を越えるやりかたで、遺伝子が同性愛の素因をつくり得ることを想像することができる。われわれはだれでも、ある状況において同性愛になる素因をつくる遺伝子を共通に持っているのかもしれない。たとえばもし、自分で子どもを持つ可能性が低いことが明らかになったら、われわれの遺伝子は「利他的な」戦略を採用するように影響するのかもしれない。たとえば、おそらく幼少時の病気のせいで小さくて弱い男の子は、無意識の計算、すなわち子どもを持つという望みのない探求をあきらめて同性愛者になり、その親戚が子どもを持つことを手助けするために彼の持てるものを捧げれば、（彼の遺伝子が存続するために）役に立つという計算の結果として、同性愛になるかもしれない。この場合、この少年の同性愛の直接原因――幼少時に彼を襲った病気――は完全に環境によるものだが、彼の環境にいるすべての少年に同じ「選択」をさせると思われる究極の理由は、遺伝子である。現実的には、この行動の原因となる遺伝子はおそらくそれぞれの人で幾分異なっているため、ある人たちは生殖可能性のどちらかといえば小さい損失によって同性愛を選び、一方、ある人たちはどうしても生殖がうまくいかないということになるまで、異性愛に自身の資質を投資し続けるのであろう（注37）。

この考え方全般に関する一つの問題は、同性愛が、親戚に向かう利他的な行動を選んだ単なる性交の放棄ではないということである。むしろそれは、時間と資質という点から見ると非常に高くつくかもしれない別のセクシュアリティを選択したということでもある。この行動は、伴侶の生活を助けるといった利点をもたらし得るものの、それはまた相当な、そして危険な投資を意味する。そのような投資が価値のあるものなのかどうか評価することは容易ではない。おそらく、非西洋文化あるいは動物における同性愛についての継続的な研究が、この問題にさらなる光を投げかけるであろう（注38）。

訳　注

［1］ヘイマーらが見出した連鎖はX染色体にある。Xq28

というのはX染色体上のq28という領域にある遺伝子ということである。X染色体上の遺伝子は「伴性遺伝」という、常染色体上の遺伝子とは異なる遺伝様式を示す。そのため連鎖を確認しやすい。

10

自然に反しているか？

前章までに、私は同性愛行動や、伴侶として同性を優先することが、たとえば生後早いうちにホルモンで処理することによって動物でも実験的に作り出せる、という科学的な研究をしばしば引用してきた。しかし同性愛行動やそれへの指向が、動物では自然にはどの程度起こるものであろうか？

動物が同性間で性行為を行うのかどうか、という問いは何世紀も議論されてきたが、そのほとんどが、同性愛に汚名をきせようとする文脈でなされたものだ。この問いには、一般に三種類の答えが出されている。すなわち「動物はそんなことはやらない。だからそれは不自然だ」、「動物もたしかにそれをやる。だからそれは獣的なのだ」、「それをやる動物もいるが、それらは不潔な動物なのだ」。

歴史家のジョン・ボズウェルは、彼の著書『キリスト教と同性愛（*christianity, social tolerance and Homosexuality*）』（注1）［訳注1］のなかで、この種の議論の例を多数まとめている。たとえば、次のような一節をオヴィディウスの『変態（メタモルフォーゼ）』から引用している。

雌牛は雌牛に愛の炎を燃やさない、雌馬も雌馬に燃やさない。
雄ヒツジは雌ヒツジに熱くなり、雄鹿は雌鹿のあとを追う。
こうして鳥もつがうのだ、どんな動物たちだって雌なら雌への欲望に、囚われたりはせぬわけさ。

ときどき、この「動物はそのようなことをやったりはしない」という議論は、猥らな行為や道徳の欠如で知られる動物でさえ、ゲイ・セックスを行わないという主張で補強される。たとえば一九九五年に、ジンバブエの大統領ロバート・ムガベは、「同性愛者のような振舞をしていた」人びとを逮捕することを民衆に力説し、「やつらはイヌやブタよりなお悪い。もしイヌやブタがそんなことをやらないんなら、なぜ人間がやらなくちゃならないんだ?」とつめよった（注2）。

これと対照的に、中世の動物寓話集には、同性愛や他の性的異変が認められることを理由に、ある動物が「不潔」だときめつけるくだりが多くある。たとえば、ボズウェルが引用している次のような一節。

法律には、「なんじハイエナやそれに類するものを食べるべからず」と書いてある。『フィジオロゴス』にはハイエナについて、それは「オトコオンナ」だと書いてある。つまり、ある時には雄で、あるときには雌だというのだ。したがってそれは性転換をするがゆえに、不潔な動物なのだ。これが、エレミアが「わが世継ぎをハイエナの巣窟にはせぬぞ」という理由なのである。それゆえおまえたちは、ハイエナのようになり、まずは男、つぎには女の性質を身につけてはあいならぬ。エレミアのいうとおり、聖使徒が「男どもと共にいて、かの見苦しきことをなす男ら」のことを語って聞かせたときには、これらのことを咎めたのである。

ときおり、ゲイの人びとがこの議論に割ってはいり、このことについての彼ら自身のひねった論点を出している。ボズウェルが引用したローマ時代後期、作者不詳の『心事（*Affairs of the Heart*）』からの次の一節。

動物は、神の恩寵のもとに知性が付与する賜物を受け取ることもないままに、自然によって断罪されてきたのだから、他のすべて（のよきこと）とともに、同性愛の欲望をも剝奪されていて何の不思議もないではないか？　ライオンたちはそのような愛を持たない、彼らは哲学者ではないのだから。クマたちもそのような愛を持たない、友情から来る美を知らないから。しかし人にとっては、知識と組合わさった知恵が、幾度もの実験を重ねて、最上のものを選びだしたのだし、同性同士の愛こそが最も安定したものなのだ、という見解を生みだしたのである。

動物の間での同性愛行動に関する科学的な研究が行われるようになったのは、ほんの最近のことである。ロナルド・ナドラーが書いているとおり、研究者がこれらの研究を行なった動機はさまざまであった（注3）。いくつかの場合には、人間の同性愛を理解し、おそらくは正当化すらしたいという明確な欲望があることもあった。ナドラーは、ヒトにおいて異常だとされている性行動が「正常な行動表現であり、生物学的には系統発生のどこかの段階に割り付けることができるかもしれない」と表明したとして、サルの性行動研究の草分けであるG・V・ハミルトンを引用している（注4）。一方で、動物の性現象の研究それ自体の価値を強調することのほうを好んで、前記のような視点にはくみしないことを明確に打ち出した研究者もいる。こうした立場で、ヒト以外の霊長類の性行動についても手広く研究したイギリスの解剖学者ソリー・ズカーマンは次のように書いている。「サルと類人猿(有尾猿と無尾猿)の類似性がどうなのかをいくら比較しても、それがどうして、今日ヒトの行動上の主要な問題と目されていることがらを理解する助けになるのか、私はまったく理解に苦しむ」。彼はさらに続けて、「私にはまったくわからない……雌ウシが雌ウシに、雄イヌが雄イヌに、赤ん坊のサルが母親に、また、母ザルがその赤ん坊にマウンティングするという事実が、ヒトの同性愛に関する社会問題や偏見を解決するのになぜ役に立つのか」(注5)。

動物についての研究で、雄同士、雌同士の性行動は、広い範囲にわたる多くの種において普通だということが実証された。ポール・ヴェイシーによる最近の総説（注6）によると、ヒトに近い霊長類（サルと類人猿）の間だけでも、同性愛行動は三三種で記録されている。この章では、動物の同性愛に関するあらゆる文献を網羅するのではなく、ヒトの同性愛行動と、興味深くもよく似ている可能性がある例を、いくつか取り上げる。

ラット

前章で述べた実験をしていて、科学者は、無処置の、在庫からすぐ入手できる実験用ラットでさえ、性行動にある程度の多様性を見せることを発見した。たとえば、雄のラットには、発情期の雌とつがいにしても、マウンティングをほとんど、あるいはまったく見せなかったり、発情期の雄とつがいにしたとき、めったにないほど簡単にロードーシスの姿勢をとるものがいろいろな比率で見られる（注7）。出生前ストレスの研究の一部として、ブリガム・ヤング大学のリチャード・アンダーソンらは、二五匹の「対照群」のラット、つまり、妊娠中にストレスを受けなかった母親から生まれたラットの性行動と脳の構造を調べた。二五匹のうち六匹は、発情した雌へのマウンティングをずっとしないままだった（雄のラットに対する行動は調べられていない）。この六匹の動物では、視床下部の内側視索前核部にあり、性差を示す（性的二型のある）核の大きさが、マウンティングをするラットにある核の大きさの約半分であった（注8）。このように、雄の実験用ラットでは、脳の構造と性行動の両方に生ずる何らかの変動要因があるようだ。そのような変動が野生のラットの集団にも存在するのかどうかは分かっていない。

さらに興味深い性的な多様性が雌のラットに見られる。雌ラットを見ると、少数は他の雌ラットにマウンティングしようとするのである。この行動はテストステロンを投与するとさらに一層著しくなるが、ホルモン投与がこの行動を観察するのに必要だ、というわけではない。ミシガン州立大学のリンウッド・クレメンズらは、雌が他の雌にマウンティングしようとするのは、子宮内における雄ラットとの位置関係という、胎児期間中の一見取るに足らぬ状況によって決まる、ということを示した

（注9）。胎児期に雄の両隣に位置していた雌ラットは、子宮内で隣接していた胎児が雌ばかりであった雌と比較して、はるかに他の雌にマウンティングすることが多い。後に、雌胎児の一方の側すなわち子宮のなかで血液が流れてくる上流側にいる雄のラットだけがそれを発現するのになんらかの役割を果たしていることが示された（注10）。このように、どうやらある物質おそらくはテストステロンが血流に乗って雄の胎児から雌の胎児に運ばれ、後者の脳の発達に影響して成獣の行動を部分的に雄化するらしいのである（注11）。

ここでわかってきたのは、子宮内での隣接効果が多くの種で雌の性のありように多様性を作り出すための一般的な機構なのかもしれない、ということだ。それはまた、性に関連するほかの形質にも多様性を作り出すのかもしれない。おそらく同じ機構によると仮定できそうだが、たとえば雄の隣で胎児期を過ごした雌マウスが、雌だけに隣接していたマウスよりも攻撃的だ、と報告されている（注12）。

興味をそそる問いは、この機構がヒトつまり異性の双生児とともに胎児期を過ごした数少ないヒト個体でもはたらいているのだろうか、ということだ。生殖に関わる解剖学的構造に差があるために、そのような効果はヒトでは齧歯目ほど目立つことはないだろう。それでも男児との双生児として生まれた女児では、いくつかの心理的形質が部分的に男性化するかもしれないという推測があり、ある程度までデータで支持されている（注13）。これらの研究を解釈する際はっきりと問題となるのは、男性の双子兄弟を持つ女性が一般的に出生後の幼児期にもその双子の兄弟からの男性的な影響にさらされている、ということである。出生前にホルモンが影響している可能性と出生後の社会的な影響を解きほぐすのは困難なのである。私が知るかぎり、そのような女性の性的指向や性行動が、単生児であったり女性の双子を持つ女性と何か違いがあるという証拠はない。

ヒツジ

一九八八年に牧羊業者が、ある問題を抱えてアイダホ州のデュボイにあるアメリカ合衆国農政省ヒツジ試験場にやってきた。毎年、種ヒツジとして飼育された雄ヒツジのうち約一〇パーセントが交尾しないというのだ。つまり、発情期の雌ヒツジとつがいにしても、性的興奮の兆候をみせずマウンティングを拒否する。彼らはこの種ヒツジの飼養に相当な出費をかけたが、なんの役にもたたなかった。動物心理学者のアン・パーキンスに率いられたデュボイの科学者たちは、数ヶ月にわたって根気強くこの問題をしらべ、驚くべき結論をもって試験所に戻ってきた――そのヒツジたちはゲイなのだ。

パーキンスが発見したことは、雌ヒツジに対して性的な興味を示さなかった雄ヒツジの多くは他の雄ヒツジにすぐにマウンティングし（肛門に）交尾をしたのだった（注14）。ヒツジたちのうちには「いい仲」になったらしいのさえいて、二頭の雄ヒツジはたがいに交代でマウンティングした。さらに研究が進んで、同性愛の雄ヒツジはさまざまな家畜となっている品種でほぼ同じ比率で見られることが示された。

パーキンスらは同性愛と異性愛のヒツジの脳を比較した。その結果、二つの興味を引く発見があった。まず第一に、内側視索前核でのアロマターゼという酵素の活性が、異性愛の雄ヒツジでは同性愛の雄ヒツジの約二倍の高さを示した（注15）。もし、発生初期にもそうだったのだとすれば、そのことが視床下部の男性化する程度をきめているのかもしれない（第5章で述べた、発生過程のラットでアロマターゼを阻害した場合、成獣になったとき、性行動が脱男性化するということが思いおこされる）。

第二の発見は、性的二型があり、性に関連した刺激を処理するのにある役割を果たしている視床下部の近くにある脳の構造である扁桃（第6章を参照）でのエストロゲン受容体のレベルに関することだった。一般に、扁桃における雄ヒツジのエストロゲン受容体のレベルは雌ヒツジより約四倍も高いが、同性愛の雄ヒツジではエストロゲン受容体のレベルが雌ヒツジとほぼ同等であり、異性愛の雄ヒツジに見られる四分の一であることを、パーキンスのグループが発見した（注16）。ここでもまた、このような差が発生初期にもあるとすれば、扁桃の発達が同性で見られる典型からはずれる原因になるのかもしれない。パーキンスのグループは、現在、異性愛と同性愛の間にある雄ヒツジの脳の構造的な違いを探していて、遺伝的な差がなんらかの役割を果たしているかを調査するための飼育研究もはじめている。

パーキンスのヒツジに関してとくに興味深いのは、彼らの同性への性的指向が、性行動の明瞭な逆転を伴わない、ということである。そのヒツジたちは他の雄と同様にマウンティングし、射精する。唯一の違いは彼らが好む相手の性別だけである。この観点から考えると、それらはホルモン操作をしたラットよりも、ヒトの同性愛に対して、一層よい動物モデルといえよう。というのはラットでは、少なくとも検討された限り、たとえば性行為の相手として雄を選択する雄と、その相手にマウンティングされる雄のように、通常と異なる性的指向と通常と異なる性役割の間には、ほとんど不変の連関があるように見える。おそらく、このことを心において、パーキンスは彼女のヒツジを「雄指向」、「性に関して非典型的」などのもっと中立の呼び方でなく、堂々と「同性愛」と呼ぶのだろう。

もちろん「自然」という言葉によって、人のはたらきかけを受けていないことを意味するのであれば、家畜化されたヒツジは自然ではない。飼育環境が特殊なため、あるいは家畜化の過程で生じた遺伝的変異のために、これらのヒツジのなかに同性愛になったものがいた、というのは大いにありうることである。しかし野生状態でのヒツジの性生活との関連もあるかもしれない。雄のオオツノヒツジは、生涯のほとんどを雄ばかりの群のなかで送り、群の成員の間では広い範囲にわたって性的行動がある（注17）。個体によっては常に雌に優先して雄にマウンティングする野生の雄もいるかどうかは、分かっていない。しかし明らかなのは、雄のなかには一生を通じて雌と交尾する機会がほとんど、あるいはまったくないものがいるということだ。このような状況では、すべての羊が繁殖に関与する若獣になってゆく見通しがある状況下よりも、同性愛に方向付けられた雄ヒツジの出現が直感的にわかりやすい（第9章も参照）。

カモメ

カリフォルニア大学アーヴァイン校の生態学者、ジョージ・L・ハント・ジュニアとモリー・ウォーナー・ハントによって「レズビアン」のカモメが発見された（注18）。一九七〇年代にハント夫妻は南カリフォルニア岸沖のサンタ・バーバラ島その他の海峡島嶼でアメリカオオセグロカモメの繁殖コロニーの観察をおこなった。卵の数の多すぎる巣がかなりの割合で——一九七四年に彼らが調べたときは一四パーセント——で見られた。一羽のカモメは普通三個より多くの卵を産まないのに、これらの「多卵巣」には四個あるいは五個、さらには六個の卵があった。これらの多卵巣の生ずる原因を調べる際に、ハント夫妻はそれに関与しているカモメのつがいが、雄・雌一羽ずつではなくて二羽の雌で、同じ巣に両方が卵を産んでいたことを発見した。この発見をするのは思うほど簡単ではない。というのは、アメリカオオセグロカモメでは二つの性を目で見るだけでは正確に区別することができないからだ。ハント夫妻はカモメに害を残さないような小さな切開をほどこして、鳥の腹部のなかを調べねばならなかった。

その次の繁殖期に、ハント夫妻は協力者とともに雌同士のつがいの行動を詳細に検討した（注19）。つがいになった二羽の鳥はたがいに求愛し、少なくともいくつかの例では、くりかえし交尾した。交尾をしたつがいでは、トリの片方だけがすべてのマウンティング行動を行ったが、このトリの行動全般が雄化していたわけではなかった。マウンティング行動が起こったとき、二羽のトリは頭を付き合わせるよりは、頭と尾を付き合わせた。

雌雄のつがいでは孵化率が八〇パーセントなのに対して、雌同士のつがいに抱かれていた卵では、わずか一三パーセントだけが孵化した。とはいえ、孵化する卵がある、という事実は、雌同士でつがいとなっている鳥のうち、雄――おそらく、近隣の異性同士のつがいの雄で婚外性交渉をいとわない個体――とも交尾をするものがいたということを示す。ひなが生まれたら、二羽の雌は雌雄のつがい同様に、餌探しや巣の防御の仕事をいっしょにやる。大部分の例では、二羽の雌は一シーズン以上、つがいのままでいる。

ハント夫妻が観察した雌同士のつがいとヒトのレズビアンのカップルとが似ているので、彼らの発見は、ゲイやレズビアンの刊行物で一定の注目を集めた。宗教的な理由に基づいた同性愛嫌悪が思いがけず復活してきた一九七〇年代後半には、この発見はとくに意味のあることに見えた。ジム・ワインリッヒ［訳注2］は、反ゲイ運動闘士のアニタ・ブライアントが、「頭上のカモメの群れを、怒りをもって見上げ、彼女の目から何かをぬぐっていた」という一九七七年の社説マンガを想い起こしている（注20）。

レズビアンのカモメが最初にみつかった二〇年後の一九九三年になって、私も参画しているゲイとレズビアン教育研究所が、その鳥たちをまた見てみようと、アナキャパ島［訳注3］への船旅を企画した。ジョージ・ハントの案内で、ロサンジェルス・タイムズの記者をひきつれて、四〇人か五〇人のレズビアンやゲイ男性がその島で多卵巣をくまなく探した。一つも見つからなかった。

レズビアンのカモメが見たところまったくいなくなってしまったことのウラには、これに限ったことではないが、「クィアの科学」と、受容および同権を求めるゲイたちの闘争との間の、壊れやすい関係を浮き彫りにする話がある。最初にその鳥をみつけたとき、雌同士がつがいを作るのは、繁殖個体での性比のバランスの崩れ――とくに雄の不足――に適応した反応だとハント夫妻は示唆した。もし雄の数が全体に行きわたるのに十分でなかったら、残った雌はなんとかお互いにつがいになるのが最善だろう、と彼らは推論した。ハント夫妻らは実際に問題の諸島で雄がひどく不足していたことをつきとめた（注21）。このようなことは営巣地が最初に作られたときには自然に起こりうる。なぜなら、ヒトの習慣とは対照的に、新たな土地に営巣しはじめるのはおもに雌だからだ。しかし、サンタ・バーバラ［訳注4］の営巣地は新しくはなかった。

カリフォルニア大学デイヴィス校の鳥類生理学者マイケル・フライが大学院生シンディ・トゥーンとともにこの謎解きをした（注22）。彼らは、雄の不足がモントローズ化学会社（Montrose Chemical Corporation）のせいで引き起こされていたことを発見した。この会社は一九六〇年代にロサンジェルスの下水、そして当然海洋にも、殺虫剤のＤＤＴを何百万ポンドも垂れ流していた。ＤＤＴによって雄カモメの胚は弱められ、あるいは不妊になって、生殖コロニーに飛んで行けなくなったり、行きついても春の祭典［訳注5］に参加できなくなった。一九七〇年代初頭にＤＤＴが禁止されてから、その諸島での性比は再び徐々に均等になりはじめ、一九九〇年代になると雌同士のつがいはまれになった。

ハント夫妻の最初の発見以来、雌同士のつがいは、数種のカモメ、あるいはカモメ以外の種でも記録されている。普通は雌同士のつがいの数はサンタ・バーバラ島で見られたのよりはるかに少ないし、孵化する卵の比率ははるかに高い。健康な雄のいる営巣地では近隣の鳥に受精させられるのはたやすいことのようだ。

だから、雌同士のつがいは、とくに雄の不足など特定の状況に雌のカモメが適応する自然な反応であるようだ。その程度には、カモメたちは、レズビアンやゲイ男性が神の御業の一部だとみなされるのには役だったかもしれない。しかし、一九七〇年代にカリフォルニアのカモメにおこった同性愛の大発生は神のしわざではなく、富の邪神マンモンのしわざであった。

霊長類

ヴェイシーの総説（注23）によると、同性愛行動は原猿（ギャラゴ、キツネザル、ロリスなどのような下等な霊長類）ではまれであるか、存在しない。それは新世界ザルの間ではある程度普通に見られるが、反対の性同士での性的接触と比肩しうるほどではなく、比較的短時間の接触になりがちのものである。旧世界ザルの間では有尾猿、無尾猿ともに、同性愛行動はもっと一般的で、明らかに性的である。たとえば、性的な接触はさらに頻繁につづけられて射精にいたり、あるいはオーガズムの兆候が伴なう。

同性愛行動を行う霊長類の個体は、通常異性愛行動もするか、あるいは異性の性行為の相手がいる場合にはそれを行うようである。同性間での接触だけに満足している動物個体がいることを示す証拠は、霊長類学の文献にはほとんどない。私が本書で使用しているような意味においては、「同性愛」はヒト以外の霊長類では、たとえ存在しているとしても、まれであるようだ。むしろ、ある程度の「両性愛」の方が多くの種で通例となっている。

霊長類の同性愛行動を説明する努力は、これまでいくつもの特定の仮説に焦点をあわせており、それをヴェイシーが批判的に総説している。多くの種で、子どもの遊びとして同性間、異性間の両方でマウンティングが行われるが、このことは、その機能が大人の性的接触の予備行動であることを示唆する（注24）。いくつかの種では、反対の性のパートナーが少なくなると同性愛行動が増加するが、このことはある程度は「次善の策」の現象であり、好みの対象が見つからないときに性的エネルギーを放出するのに役立っているようだ（注25）。いくつかの研究によると、同性の相手にマウンティングする個体は集団内の順位が高位である場合が多く、このことからこの行動は順位を確立したり維持したりするのに役立っていることが示唆される（注26）。性的接触は社会的な結びつきを形作るのに役割を果たしていたり、社会的な緊張を減少させたりするという仮説も出された（注27）。雌同士の同性間性行動は近くにいる雄の気を引くのに使われ、そうして雌の生殖の成功率を高めるのかもしれない（注28）。あるとくにまわりくどい社会生物学的な仮説では、雌が他の雌にマウンティングするのは雄を求めての競争の一部であると示唆されている。つまり、他の雌を性的に満足させることによって、その雌が雄に対する興味をなくし、その結果、自分が精液を注入される機会が増える、という筋立てになる（注29）。最後に、他の局面での進化的発展の副産物として、それ自体は進化的に有利ではないのだが、高等な霊長類はどの種でも偶発的にゲイ・セックスの楽しみを発見したのかもしれない（注30）（同性愛の進化的な意義は第9章でも議論してある）。私は、いくぶん恣意的に、二種類の霊長類を取り上げて、これらの論点を例示してみる。

ハヌマン・ラングール

ハヌマン・ラングールはインドの聖なるサルである。『ラーマヤーナ』で物語られているように、シータ姫を巨人の庭から救いだす手伝いをして、褒美にマンゴーを持ち帰った。そのお礼に、インド人たちはラングールの半野生集団に餌を与えている。このしきたりのために、ラングールの群れは特定の地域に結び付いていて、行動学者が研究しやすくなった。

ラングールは「ハーレム」――一〇から二〇頭の成長した雌とその子どもとたった一頭の成熟した雄――で生活する。他の雄たちはハーレムの周辺で生活していたり、あるいは自由移動する群れで生活する。そして、時々いっしょになって、ハーレムの所有者をその地位から引きずりおろすためにハーレムに強襲をかける。

同性愛行動はハーレムの雌同士でも、自由移動する群れにいるサルの雄同士でも起こる。この行動に関するとくに詳しい研究が、霊長類学者フォルカー・ゾンマーを含むインドとドイツの共同研究グループによって行われた（注31）。ゾンマーの書いたものからも明らかなように、彼の研究の動機の一部は、ゲイの人びとが自然のなかで占める場所をはっきりさせることであった（注32）。

ハーレム内の雌同士の性行動は、ほとんどの点で異性間の性交と似ている。あるサル（マウンティングされる側）が頭を振る運動で誘惑し、尻を差し出す。ほかのサルが後ろからマウンティングし、骨盤を相手の尻にこすりつける。マウンティングされる側はクリトリスを直接刺激されるかもしれないが、マウンティングする側はそうはいかない。このマウンティングは、通常短く五秒ほどしか続かない。そのどちらもオーガズムの兆候を見せない。といっても、この種の雌は雌雄の間の性交でもそのような兆候はみせない。

ハーレム内のすべての雌は雌同士の性交を行い、すべての雌は、場合場合で、マウンティングする側にもされる側にもなる。とはいえ、マウンティングする役割と優位さとの間には明瞭な関係がある。ゾンマーらが観察したマウンティングの例のうち八四パーセントでは、マウンティングする雌はマウンティングされる個体よりも群れ内での順位が高かった。当の研究者たちは、雌同士のマウンティングの機能は優劣関係を維持することだという推論は要注意だ、といっている。彼らが指摘するように、ラングールの異性間性交でも、優位のマウンティングする個体（雄）と劣位のマウンティングされる個体（雌）があるわけだが、この行為の目的は性的なもので、優位を確保するためではない。もうひとつ、それが性的な機能だ、という考えを支持するものとして、雌たちは排卵期前後に雌同士のマウンティングをいちばんよくするが、これは雄と雌の性交についても同じだ、という観察がある。

ラングールたちが行う雌同士の性交にどんな機能がありうるかを考えるにあたって、ゾンマーらは上述の「まわりくどい」仮説にもっとも力点を置いた。つまり、他の雌にマウンティングする雌は、マウンティングされる個体にある程度の性的満足を与え、そうすることによって、彼女らがハーレムの持ち主の雄を誘惑する機会を減らそうとしているというのだ。結果として、マウンティングする雌個体の行動は、彼女自身が妊娠するのに使える精子を確保するのに役立つし、自分の子ども以外の子孫の数を減らすのにも役立ち、こうして彼女自身の子孫がその成長と生殖に十分なだけの資源を手に入れる機会を増すことになる。この仮説は、人間の女性同士の性交にはあまり適切だとはいえないようだ。ラングールの間でさえ、この仮説はひとつの問題にぶつかってしまう。というのは、雌同士の性行為は、しばしばマウンティングされる個体、つまりもし仮説が正しければ、それによって多くを失うはずの個体が、そそのかすのである。

ボノボ

ボノボあるいは「ピグミー・チンパンジー」はヒトと密接な

関係がある。というのは、彼らのDNAの九八から九九パーセントはわれわれのものと同じなのだ。彼らは、八〇〇万年前くらいに生きていたチンパンジーとヒトとの共通祖先に、現存のヒトや通常のチンパンジーよりもいっそう近縁だと考えられている。

ボノボでは雄同士、雌同士の性行動がひろく見られる。二頭の雄はたがいに上半身を離して、尻とくに陰嚢を擦りあわせることで性器接触をすることがある。あるいはたがいに顔を向け合って勃起したペニスを擦りあわせる（「ペニス・フェンシング」）こともある。雌同士ははなはだ著しい行動をとる。たがいに向きあって抱き締め、たがいに横に動いてクリトリスを擦りあわせるのである（性器－性器摩擦）。ボノボのクリトリスはヒトのそれと比べてはるかに勃起しやすく、雌同士でも時にはヴァギナへの挿入ができ、その時には異性愛の性交に見られるように骨盤を前後に動かす（注33）。

野生や動物園のボノボを観察することによって、同性間、とくに雌同士の性行動には、ボノボの社会を維持するのに特異な役割があることが示唆されている。典型的には、たとえば食物のような資源を巡って軋轢が生じそうになったときに、性交が行なわれる。動物たちは食物の入手と性交を「取引き」して軋轢を回避し、あるいは軋轢が生じた後和解するのに性が用いられる。さらに「よそ者」を群れに入れるのにも、性が用いられる。

若いボノボの雌が既成の群れに加わるときには、まず一、二頭の年上の雌となじみになるが、そのなじみは性器・性器間摩擦を頻繁に繰り返すことで固められる（注34）。このようにして、血縁のない同性の動物同士の間に絆がつくられる。ボノボの研究を精力的に行なったカリフォルニア大学デイヴィス校大学院生アミー・パリッシュによると、雌同士の性交は、ボノボ社会の中で雌の全体的な地位を高める協力戦略の一部であって、雌を雄の優位や攻撃から解放するのに寄与するという。パリッシュはためらいなくフェミニズムの教訓をひきだす。彼女は次のように書いている。「われわれと最も近縁な生き物に見られるこのような能力を見れば、女性が結びつくことができないという言説は……じつは避けることができるのかもしれない、という望みが出てくる」。この結びつきが、女性同士の性関係における幅広い広がりを通して達成されるのか、あるいは他のなにかの手段を通して達成できるかについて、彼女はそれ以上論議を展開していない（注35）。

もちろん、男も団結するには助けが必要で、パリッシュの教訓は彼らにもひとしくあてはまるかもしれない。たとえば、ギルバート・ハートが記載したサンビアの同性愛的な成人式に眼をむけると、パリッシュがボノボで記載したことと響きあう主題が見られる。同じ部族の血縁関係がなく、敵対関係にもなりうる男性同士でフェラチオがあるのだ（注36）。理想的には、年齢を重ねて役を交代できるようになるまでに、若者は多くのあるいはほとんどの男に対してフェラチオをする。このように、フェラチオをする者に男らしさを吹き込む（一般に承認された儀式機能）ということのほかに、将来部族の闘い手となるべき青年期男性集団の間の結束を固めるのに役立っているのかもしれない。西洋人と交流を持つ以前は、サンビアでは部族間での戦争はほとんど絶え間がなかったから、この男性同士の親族の線をこえて忠実さを固めることが、部族が生き残るのに必須だったのではなかろうか。

まとめ

私が本章で引用した例が説明しているとおり、同性間での性行動がこれまで広い範囲にわたるいろいろな種で見られてきたし、またさまざまな形態となる。これらの形のうちいくつかは、ヒトでみられるある型の同性愛行動や同性間での関係とよく似ている。しかし、もしなにか類似があるにしても、このことは、男や女の同性愛の本性、原因、道徳のありかたについて何を語るのだろうか？

同性間の「性行動」は動物の世界で非常にありふれているが、一頭の動物個体が異性間での性行動を行うことなく、このような同性間行動だけを行う素質があるというのは、いかにもめずらしいようだ。だから、同性愛指向というのは、そのようなものを動物で問題にしうるとしても、まれなことのようだ。「レズビアン」のカモメでさえ、これにぴったりあうわけではない。これらのトリが、彼女の相手を失ったとしても、好んで他の雌とつがいになることが示されたわけではない。アン・パーキンスが研究した同性愛の雄ヒツジは唯一の恰好の例だろうが、彼女が研究しているのが家畜化された種だ、ということは心にとめておくべきだ。野生のヒツジ集団では真の同性愛のヒツジは記録されていない。もちろん、研究の数が限られていること、観察の難しさ、行動学者にありうる偏見などが、同性愛の動物がもっと普通に観察されなかった理由なのだといえるかもしれない。しかし、現代の文献に基づけば、同性愛さらには異性愛よりも、むしろ両性愛が動物の性現象の主様式のように見える。

ヒトに最も近しい関係にある動物界の諸群では、性交と生殖の関係がだんだんとゆるくなってきている。このことは、単に同性愛の頻度だけでなく、生殖に関与しない異性間での性交（とくに雄と排卵期ではない雌との性交）の頻度や、どちらの性別についてもおこる若い個体の性交あそびや対自的な性行動によっても例証されている。避妊や人工中絶のような異性愛での文化に見られる局面と同様、もっぱらの同性愛を「発明」したことからしても、ヒトはこの進化の傾向の頂点にいるように思われる。疑いなく、性交は純粋な生殖の機能に加えて、あるいはその代わりに、いくつかの社会的な機能をこれまでに発達させてきた。とくにボノボでは、性交はあたかもお金のような抽象的な価値を獲得しているようだし、その価値は「子どもをもつ」という暗黙の約束ではなく性行為自体にあるようだ。けれども、生殖に関係しない性交がどのようにしてその価値を維持しているのか（経済のたとえでいうと、どのようにしてインフレを回避しているのか）を理解するのは、やや難しい。結局、食料は限られた資源であるが、生殖に関与しない性交は安価で、本質的に際限がないように見えるではないか。性交に関しても、あたかもなにか「貯蓄できるもの」があるにちがいない――記憶の地下金庫に蓄えられ、あとで互恵交換の必要があれば持ち出してこられるような、利他行動の象徴のようなものが。

動物での同性同士の性交や他の生殖に関与しない性交の正確な機能がなんであろうと、これらはこの主題についての伝統的なキリスト教の教えに対する明らかな挑戦である。たしかに、プロテスタントは、性交が夫婦のきずなを固める、という社会的な意義を持つことをながく容認してきた。しかし、ローマ・カトリック教会は、性交が生殖以外にもなんらかの機能があることをつい最近認めはじめたばかりだし、男同士、女同士の性交になんらかの機能があると認めようとは決してしていない（第14章参照）。動物、ことにヒト以外の霊長類の性行動の研究が、同性愛行動や他の生殖外性交に対する宗教的な態度を自由にするのに役立つということも可能だろう。とくに、これらの研究は、性行動が「反自然」だ、という教義の一面、つまり知恵の木の果物を食べることによって道徳的にとがめられるようになった生物にしか見られないものだ、という見解の否定にむかう。

動物と同性間性行為についての観察のうちでもっとも勇気づけられるのは、おそらく次のことである。動物界には同性愛嫌悪がないらしいのだ。ゾンマーらは、ラングールが同性同士のカップルに干渉などせずにほうっておく一方で、皮肉にも、雄と雌のつがいにはいやがらせをする様子をくわしく記述している。生物学でいうと、同性愛嫌悪はきわめてわかりにくい。たがいの競争相手にタネを浪費させること以上に、生殖の競争に役立つことなどあるだろうか？　人類学の成果に照らしても、同性愛嫌悪がいたるところにある、ということはけっしてない。もし同性愛嫌悪が結局のところ文化と結びついているのなら、その原因となる文化的局面を見定め、改変することによって、それを根絶することもできるはずだろう。

訳　注

［1］日本語翻訳版は国文社より刊行されている。

［2］カリフォルニア大学サンディエゴ校の性科学者。

［3］ロサンジェルス沖のチャンネル諸島にある島。カリフォルニア州西南部にあるサンタ・バーバラから約八キロ沖にある島。

［4］正確にはサンタ・バーバラはアナキャパ島の大陸側の対岸だが、カリフォルニア州西南部のこの地域の名称としても使われる。ここではアナキャパ島の営巣地のこと。

［5］春期に行われる繁殖のこと。

11

病気か、それとも健康か？

同性愛は病気なのだろうか？　合衆国では、公式見解は「否」である。アメリカ精神医学界の評議員会が『精神疾患の診断・統計の手引き（*Diagnostic and Statistical Manual of Mental Disorders*：*DSM*）』から同性愛を削除する評決をした一九七三年から、その答えは「否」なのだ。その評決は、それより四年早いストーンウォールの暴動とともに、アメリカのゲイの権利を求める運動の歴史の上で転換点となった。それはゲイの人びとが医学用語で自分自身を規定することに甘んじていた長い時代の終わりであり、彼らが政治的な実在、つまり「性的少数者」として扱われる事を要求し、次第に成功を収め始めた新しい時代の幕開けであった。この章でわれわれはとくに、双方の立場の喧伝に使われた科学研究に焦点を当てながら、同性愛が病気のリストから脱分類される前の奮闘を再訪する。われわれは、その当時には非常に熱く議論されたこの問題が、その後二三年間にわたる研究によって明らかにされてきたかどうかも問う。

病気とは何か？

第2章で、「同性愛」と「異性愛」という概念は客観的で、人びとを定義できるカテゴリーなのかどうか、それともそれらは人びとが定義したまさにそのカテゴリーに、人びとを主観的にあてはめただけなのかということに関する議論を検討した。同様に、「病気」と「健康」は人を客観的に定義できる状態かどうかということも長く議論されてきている。同性愛に特有の問題を検討する前に、簡単に一般的な議論を概観しておこう。

「健康」や「正常」に関する一つの率直な定義は、ある人が所属しているグループ内で平均あるいは最も普通なことと一致する、あるいは諸状態が平均に近いということだ。たとえば、五〇歳の人は、彼と同年代の九五パーセント以上の男性より血圧が高ければ、「高血圧である」といわれるであろう。この種の定義にはたしかにある程度の妥当性があり、臨床の現場では積極的に用いられる。もしあなたの身体的、精神的パラメータがすべて平均に近ければ、医療補助者があなたを近所の病院に運び込むことはそうそうないだろう。このような定義は、たとえば、なぜ近くのものに焦点を合わせること（「きちんと見える」こと）ができないのが一〇歳では病気なのに七〇歳では病気ではないのかを説明する手助けとなる。同様に、なぜ乳房のある女は健康だと考えられるのに、乳房のある男は「女性化乳房症」だと考えられるのかを説明する。

「健康＝平均」という定義の問題点を一つだけ挙げるなら、多数の例外と矛盾に直面することだ。ある種の病気は極めてよくあることだし（風邪など）、病気でないものにもまれなものはある（数学的な天才など）。ある特徴（たとえば眼の色）は、平均化とはまったく違う方法で分類されている。さらにいえば、すべての個々人が比較されるべきグループとは何なのかということだ。たとえば、ほとんどの九〇歳は死んでいる。それでは、死んでいることがその歳の人では最も健康な状態なのだろうか？

この種の問題に直面して、身体の部分や全体がもつ自明な機能という観点で、病気や健康を客観的に定義できるという見解を採る人びとが現れた。しばしば、この見方を支持する者は、人工の装置をアナロジーとして使ってきた。イエール大学の神経解剖学者C・デイリー・キングは一九四五年に「正常の意味」という記事を書いたが、その中で彼は、たとえば車輪のような円形の人工物の例を挙げた（注1）。キングによると、円環状である目的は滑らかに回転する能力であり、それゆえ円形からずれることは客観的な欠陥である。たしかに多少なりとも卵型をした自転車の車輪は「回転性を失った」欠陥であるが、卵型の皿やお盆にはどんな意味があるのだろうか？　一般的に陶器が円形なのは、その機能にも関係あるが、製造しやすかったり、見た目が良かったりするからだ。キングは実際にそれに続いて、（少なくともわたしにとっては）ばかばかしい結論を出して、彼の議論の弱さを露呈している。つまり、「他の動物は、ヒトの特徴である知的、情緒的、知覚運動的な反応を統合して行動しなかったり、なにか行動したとしても、完全さにおいて決して同じではない」から、ヒトは唯一の正常な動物だ、というのである。

「設計からの議論」の、もっと最近の洗練された示し方として、クリストファー・ブーアスは一九五九年型のフォルクスワーゲンの例をあげている（注2）。もし設計者による設計図通りになっていれば、その車は「機械的に完全な状態」になっているし、もしそうでなければ、欠陥車である。人間は意識的に設計された製品ではないし、さまざまな目標を持っているが、それでも「最高の目標」――つまり生存と生殖――があり、それらは心臓、腎臓、生殖腺、脳など、多くの下部組織の調和の取れた相互作用によって可能になる。下部組織が生存と生殖に果たしている貢献は、いわば、完全なガソリン・タンクが自動車の目的に果たしている貢献と同じくらい自明である。病気とはこれらの下部組織の一つかそれ以上が人全体の中で正常に相互作用しなくなった状態のことであり、そのために決定的な目標の達成度が減じる。病気に関連した価値——病気を媒介するものを避けようとすること、特別な待遇で接してもらえることなど——もあるが、そういったものは病気そのものの一部ではなく、病気の周辺に社会的に構築された機構であり、ブーアスは「疾患（illness）」と呼んでいる。しかし後に公式に述べたものでは、「疾患」が価値と結びついるという考えも否定して、単純に全体が正常に機能しないほど重篤な病気のことと考えた（注3）。

第三の観点——おそらく現時点では主要な考えだろう——は、価値は病気の定義におのずから含まれているというものだ。特筆すべきは、誰によってあるいは誰のために（病者、医師、あるいは社会）病気が望まれないのか、に関して意見に違いがあるものの、病気の主要な特質は望まれなさだと主張されてきていることだ。この病気に関する「規範となる」見方は、客観的に定義できる身体や精神の不調を必ずしも排除するものではないが、病者、その医師、あるいは社会全般によって問題にされるまで、そのような不調は保留される（注4）。

一般に、規範的な見方は、身体の病より心の病でさかんに採り入れられてきた。これに関してとくに良い例が「反精神医学者」トーマス・サス［訳注1］の著作である。彼は、ＡＰＡの投票［訳注2］までの一〇年間に同性愛も含む心の病に関する影響力のある何冊かの本や記事を出版している。サスは身体の病を生物学的に定義できる性質であると考えることには反対しなかった。実際に、身体の病気だけが唯一の病気であった。すなわち、精神医学の文脈では、「病気」という言葉は精神科医の権威を強めるように仕組まれた隠喩以外のなにものでもなかったのだ。サスは「精神医学の診断行為とは」なにかについて、一九六一年に次のように書いている。「それは、医学的な診断と似た言葉を使い、その人の行動が他人に迷惑をかけたり、他人を攻撃する人をさして、烙印を押すこと」であると（注5）。英国のサスの同盟者であるＲ・Ｄ・レインはさらに先に行っている。彼は「……正気なのか精神疾患なのかは、一般的に正気だと認められる一人を含む、二人の人間のつながりと分離の程度によって定められる（注6）」と主張している。別のいい方をすれば、狂人は実在的アウトサイダーであって、彼の言葉を聞くために自分のグループから一歩外に踏み出せば、それは他の人の言葉と同程度の意味をなす。

サスの考えは、心理学が多かれ少なかれ生物学と切り離されていた時代には一定の説得力があった。もちろん、脳がシナプスと電気生理的な信号を使っていることは分かっていたが、心の興味深い側面は、健康にしろ不健康にしろ、普通は生物学的なハードウェアの細部にどのような強力な方法によっても依存せず、複雑におのずと立ち現れてくるような特質だと思われていたのだ。より最近ではこの障壁が取り除かれている。というのは、今日では、精神疾患も含む高次の心理現象を神経生物学や分子遺伝学的な言葉で説明するのも、そのような説明を支持する証拠を提示するのさえ、研究者にとって当たり前のことになってきているからである。たった一つの神経伝達物質セロトニンはその肩に世界中の悲哀の半分を担うために作られ、（ディーン・ヘイマーによると）明らかにたった一つの遺伝子でも男を同性愛に向けるように影響する。このような時勢の中で、サスによって作られたような医学と精神医学の対象となる病気の間にある区別は、間違いなく人為的なものだとされるようになってきた。身体の病気も診断の専制から解放されなければならないか、あるいは心の病が身体の病と同様に現実のものとして受け入れられなければならない。

同性愛――初期の小競り合い

ゲイの権利運動の開拓者たちは、同性愛が病気かどうかという問題についてきわめて優柔不断な態度をとった。ヒルシュフェルトは、同性愛は人の多様なセクシュアリティのうち正常なものの一種だという主張に彼の生涯をかけたが、面くらうことに、同性愛の状態を記述するために「造物主の呪い」などの言葉を使うのを好んだ。「同性愛に好意的な運動」――一九五〇年から一九六〇年代後半まで続いたゲイとレズビアンの運動――のアメリカでの主導者たちは、同性愛を病気とみなす見解に、ある部分、同調していた。一九四八年にハリー・ヘイ［訳注3］は、のちにマタシーン協会になる同性愛に好意的な組織の発起趣意書で、同性愛に言及して、「生理学的、心理学的な障害が」あるといった（注7）。先駆的なレズビアンの組織、「ビリティスの娘たち」は精神科医を招待して、「治癒（cure）」の可能性について講演させていたが、そこでは同性愛者たちが治療を求める権利を認めていたし、多くの場合、同性愛という病気の状態に関して疑問がもちあがったときには、医学的な専門知識にゆだねた。

それにも関わらず、同性愛に好意的な主導者たちは、同性愛は健康であると主張するために、いくつかの試みをした。マタシーン発起趣意書でヘイは、一九四八年のキンゼイ報告の知見を参照して同性愛者は人口の一〇パーセントをなすとした。平均ではないにしても、これはほとんどの重篤な精神医学的な障害とみなされる状態よりも普通にみられることを根拠に、同性愛が病気であることを否定しているので、「健康＝平均」仮説による主張と見ることができる。さらに、同性愛に好意的な諸団体はレズビアンやゲイが幸福で生産性のある市民であることを示すのに強い力点をおいた。そのような議論は望まれなさに基づく病気の定義も、「設計からの議論」による病気の定義も侵食することになるだろう。つまり、同性愛が望まれないとすれば、なぜ同性愛者の中に幸福な人がいるのだろうか、また、設計に反しているとすれば、なぜ同性愛者が上手く生きていけるのだろうか？

一九五六年にゲイとレズビアンたちは予期せぬ側面からの助けを得た。UCLAの若い心理学者エヴリン・フーカーがアメリカ心理学会の会合で「同性愛者であることを公にしている」という題で講演をした。フーカーは彼女がゲイとストレートの男性に対して、心の健康を客観的に示すと考えられていたロールシャッハ・テストなどの三つの試験を行なった研究の結果を述べた。その試験結果は、その分野の主導的な権威者たちによって「不明」とされた。つまり、彼らは誰がゲイで誰がストレートの被験者なのかを見抜くことができなかったのだ。

フーカーの発見は翌年出版されたが（注8）、それは男性同性愛は複雑で面倒な精神病理と必ず関係しているという広く行き渡った主張に対する挑戦だった。現代の視点から彼女の業績を振りかえると、それにははっきりと限界があることが分かるだろう。まず第一に、ゲイの被験者たちは、精神的に健康であるらしいこと、社会的にきちんと役立っていること、性的指向にそれほど葛藤がないことなどに基づいて、明確に選択されている。したがって、同性愛者と異性愛者の精神的な健康の差異について、これらの試験結果から健康と思われるゲイが存在しているということだけしか結論を下すことはできない。

（われわれの観点からみた）もう一つの欠点は、「ポジティブ・コントロール」群、つまり誰の目にも明らかな、生命に影響がある重篤な精神障害を持った個人がいないことである。一九五〇年代、精神衛生の専門家集団では、ロールシャッハは十分に信頼できるもので、そのような対照群を確認する他の試験は必要ないと思われていた。今日では、この点に関する同意ははるかに少ない。多くの心理学者や精神科医は、そのような試験の結果が診断的な価値を持つには、研究された個人とより懇意になる必要があるというだろう。おそらく、精神衛生の専門家の中でも、フーカーが利用した試験だけにもとづいて健康か不健康かを断言できるのはほんの少数だろう。

しかし、フーカーの発見の威力はゲイ男性がストレートの男性と同様に健康であると示したことではなく、精神衛生の専門家に対して「あなたたちが通常使用している道具からは、なにも病理を示すものがないではないか」といったことにある。彼女の発見は「設計からの議論」にもとづく病気のレッテルに挑戦した。少なくとも、ゲイの中には破綻していない人もいて、それゆえ同性愛は必ずしも欠陥ではないといったのだ。それらの結果は、偏見と同性愛嫌悪により、精神医学の専門家の同性愛に対する態度がテスト結果に影響することも、強く示唆した。

フーカーは自分の発見を次の研究へと進め（注9）、他の研究者は、少なくとも部分的には彼女の発見を確認し、研究を女性へと広げた（注10）。彼女の発見はしばしば同性愛のかもし出す病理的な印象を論駁する際に重要な役割をはたした。とくに過激主義者たち、すなわち同性愛は例外なく疾病だとするモデルを守ろうとした人びとがいたためにその効力が明らかになった。たとえば、チャールズ・ソカリデスは一九六八年に次のように書いている。「同性愛のすべての症例で、アイデンティティの感覚が喪失していたり、あやふやになっていたり、深刻にかき乱されている（注11）。」これは、臨床の対象にならない母集団で、自我の強さやアイデンティティの感覚に関する試験を行い、多くのゲイが異性愛者たちと同等か、それを上回る成績をあげたことを示した心理学者のマーヴィン・シーゲルマンによってたやすく反駁された（注12）。

エヴリン・フーカーは異性愛者だった（今でもそうである）のだが、彼女の研究にはゲイ・アクティビズムが暗示すること以上のものがある。彼女が率直に謝辞を述べているように、彼女にその研究計画を提案したゲイ男性のカップルと親しい間柄にあったことが、彼女が研究に着手する動機となっていた。彼女は彼らが一九四五年にいったことを回想している。「私たちはあなたにありのままの私たちを見せてあげましょう。そして今や、私たちのような人びとの研究をするのはあなたの科学的な義務です……私たちは同性愛者ですが、精神科医を必要としません。心理学者も必要ありません。私たちは狂っていませんし。私たちは、一般に私たちについていわれているようなものではありません」（注13）。彼女の研究が出版された後、彼女はゲイ・コミュニティの守護神のようなものになった。つまり、彼女の著作が何度も『マタシーン・レビュー（*Mattachine Review*）』に掲載され、ゲイの組織から数々の賞を与えられ、彼女のドキュメンタリーがゲイ映画祭にかかったのである。彼女が自分とは独立な立場の専門家たちにデータを評価してもらえるよう骨を折っていることを考えると、彼女のゲイに関する「偏見」が彼女の結果やその解釈をゆがめているというのはまずありえないことだろう。しかし彼女の事例は、同性愛を研究するときに、どういう偏見がありうるのかを研究者自身の性的指向だけからでは論理的に推論できないのを示している。

フーカーの先駆的な研究が出版されたのと同年（一九五七年）、英国政府から同性愛と売春に関する法律を再検討するよう指名されたウォルフェンデン委員会はその報告を出版した。当委員会は疾患というものを考えたとき、三つの要件を満たしていなければならないと記載した。その状態には原因がなければならない、実証可能な病理がなければならない、異常な症状を見せなければならない、というものである。当委員会の見解によると、同性愛はこれらのうちどの要件も満たしていない。多くの原因が示唆されているものの、どれも決定的ではなさそうである。精神病理的な示唆があるが、それはたんなる理論的な構築物にすぎず、事実の観察に基づくものではない。異常な症状はつねに見られるわけではない。また、ある程度の症状があったとしても、同性愛の状態の本質ではなく、烙印を押されていることとの結果であることの方が多い。当委員会はしたがって、同性愛が病気だという主張をしりぞけた。このような理由で、当委員会は合意した成人どうしの同性愛行動を脱犯罪化するよう勧告し、議会もこの勧告を数年後に実施した。

あきらかに、ウォルフェンデン委員会は健康と病気の本性に関する深い問題と格闘していない。同性愛が病気ではないからという理由で（幾分かでも）、脱犯罪化されるべきだというのは、実際のところはなはだしく非論理的である。同性愛が病気であると示したのなら、たしかに、非犯罪化には強力な議論だっただろう。だが、フーカーがそうであったように、当委員会は明らかに、同性愛者のなかにはまったく平均的な市民が少なくとも存在していて、彼らのセクシュアリティを罰することが、異性愛者が異性愛であると表明することを罰するのと同様に公正ではない、と信じていた。ウォルフェンデン報告は一九六三年にアメリカで出版されたときにベストセラーになった（注14）。このアメリカ版には精神科医カール・メニンガーによるまえがきが付けられていた。このまえがきは、本報告を「最も優秀な記録」であるとする言説の原型になったが、一方で同時に、同性愛を「何百万人の生命を破壊」する「邪悪」であり、医科学および政府政策の両面から根絶すべき病気だとして非難し、その報告のほとんどすべてに反対していた。メニンガーによって、その報告はウォルフェンデンではなく、上院議員マッカーシーの委員会が作成したもののように思われてしまった。

トーマス・サスは一九七〇年に出版された彼の著書『狂気の制作（*The Manufactures of Madness*）』の中で、同性愛に特別な注意をはらっている（注15）。彼は、同性愛に関する精神医学的な見解は「宗教に取って代わった見解が、うすっぺらに形を変えた複製にすぎない」し、それを治療する努力は「それを抑圧する方法が少し形を変えたものである」と述べた。サスにとって、精神医学に関する論文の道徳的な本性が、精神科医がまさに選ぶ言葉に露呈していた。彼は、精神科医は同性愛を許容しておらず、むしろ病気の一症状だとみなしているとした、メニンガーによる一節を引用し、次のように付け加えた。「もし同性愛が『病気の一症状』だとすれば、なにが許容されていて、なにが許容されていないのだろう？　メニンガーは肺炎の発熱や胆のう障害の黄疸を『許容するかしないか』について語ろうとはしなかったが、精神医学上の『一症状』に関しては『許容すべきではない』と語ったのであった。彼が同性愛者にセラピーを受けるようにと勧めるとき、彼の医学的な役割は、道徳家や社会を巧みに操作する人の役割が仮面をつけているに過ぎないという疑いを証拠だてている」（二七一ページ）。

同性愛に関する精神医学的な「診断」は精神科医たちによって自らの偏見を主張し、正当化するために用いられたと、サスは主張した。しかしそれを越えて彼は、他の社会的な制度が精神科医を使って、自分たちの偏見を正当化している強い証拠を挙げた。たとえば彼は、同性愛者たちが合衆国に入国するのを禁ずる法律の執行を、精神科医が裁判の判例で専門家の証人として仕えることで、いかに助長しているかを記述している。彼らは審問中のある人が「A級状態、すなわち精神病質の人格であり性的逸脱者であることに悩んでいる」と証言していた。このようにして医師は、病名をつける権威を通して、病気と考えられる人の味方となるのではなく、むしろ国家権力の代理人となったのだ。

サスの議論には非常に説得力がある。唯一の問題は、サスにとって同性愛は単なる事例にすぎなかったことだ。サスはそれぞれの精神医学的な診断は同様に批判できると信じていた。サスによって「解放された」ゲイの人びとは、アメリカの大衆が認める健全な市民になったわけではなく、精神分裂症、強迫神経症、自殺企図をともなううつ病、小児性愛などといっしょくたにされたのだった。それぞれの疾患ごとという基本原理で精神医学的な診断を下すことの妥当性に焦点を当てることをせず、そのように極端な反精神医学運動の方法を採ったことにより、ゲイの人びとが彼の著作を利用する価値は、むしろ減少してしまった。このことと生物学的精神医学の興隆により、サスは生涯の終わり頃には主流派からははずれていた。

フーカー、サスおよび彼らの同意者に対する反応として、保守的な精神科医たちはくどくどと、なぜ同性愛は「病気」とされるのかという理由を説明した。設計が原因とする議論から、それを支持する証拠がいろいろ持ち出された。同性愛の性行為では体の各部分をあきらかに間違った使い方をしているといわれた。ペニスと肛門はお互いに決して適合しない。レズビアンにはある部分がないので、張り型つまり木製の足のある性的な代替品を使わなければならないともいわれた。性行為自体は生殖をするために進化してきたのだから、子孫を作ることのできないゲイの性行為は生物学的な機能不全である。二人の男や二人の女は、一人の男と一人の女のようには付き合うことができないともいわれた。ソカリデスは次のように書いている。「異性の対象を選択するのは、……単一細胞の無性分裂から二細胞の有性生殖を発達させ、器官を分化させて、最終的には解剖学的、内分泌学的、心理学的あるいはさまざまな点で、相互に適合する二つの分離した個体を発達させるまでの、二五億年のヒトの進化によって決定されている」（注16）。

同性愛は不健康が原因であり、不健康に付随し、不健康がその後も追随するものであるから、それは病気そのものなのだ。アーヴィング・ビーバー（第3章参照）によると、同性愛は子育てが普通でないことによって起こる。同性愛は人と精神的バランスに関して非常に深刻な崩壊が伴っているので、「人生の中ですべての意味ある関係が、最初からダメージを受けてしまっているし、破綻や自己崩壊を引き起こしやすい」（ソカリデス）。精神医学的に治療されていない同性愛者たちは治療された同性愛者たちよりも健康であるというフーカーの示唆に反論されて、ソカリデスが出した解答は明解である。つまり、「精神分析を行なっている同性愛者たちは、彼らの同性愛者としてのあり方が無意味なものと考え始めている」がゆえに、より健康的なのは精神分析中の同性愛者たちなのである、というのだ。

最後に、同性愛は治療できるから病気であるという考え方があった。一九六二年のビーバーによって指揮された精神分析的治療の成果の調査において、二七パーセントの同性愛の男性が完全な異性愛者になったといわれている。ソカリデスはずっと良い結果を出している。つまり、彼の「欲望の強い」同性愛者たちのうち五〇パーセント以上が、「異性のパートナーに対する深い愛情」も含む、完全な異性愛の機能を発達させた、と主張した。もっと最近では、彼は二五パーセントに推測値を減少させているが、彼は頑強に、十分な動機があれば性的指向は変更できるとしている（注17）。

一九六〇年代の合衆国におけるゲイの運動は次第に他の運動――黒人の市民権闘争、女性解放運動、ベトナム反戦運動――の影響を受けるようになった。これらの進展に触発されて、ゲイやレズビアンは同性愛に好意的な時代の中で、融和派的な立場を離れて、もっと闘争的なゲイの権利を求める方針を採ろうとする者もいた。そのような成り行きの中でとくに行動的な役割を果たした一人のゲイは、ワシントンDCにおいてマタシーン協会を共同設立したフランク・カメニーである。カメニーは科学者としての訓練を受けていたが、同性愛のかどで一九五七年に天文学者としての政府での職を失っている。そして、おそらくそのような訓練によるのだろうが、精神衛生の専門家がいうことに他の多くの人びとほど従順に従わなかった。

一九六五年にカメニーは「同性愛の研究に意義はあるか？」と題された記事を、「ビリティスの娘たち」の雑誌『ラダー（*Ladder*）』に発表した（注18）。この記事の中で、彼は、同性愛が病気であると主張したあらゆる研究は科学的な価値はない、と断言した。彼の見解では、それらは循環論法、健康＝平均の議論（彼の指摘によると、それによると左利きでさえ病気である）、検体に偏りがあることに基づいているのである。同性愛に対して好意的な団体が研究者に協力したり、彼らの発見に重きをおくことを厳しく批判した。

どんな問題に直面していようと、異性愛者が異性愛の本性ときっかけについて問診されたり、なぜ異性愛なのかをたずねられたり、これらのことが大切だと考えたりしたという例を、私は一つも聞いたことがない。私には、なぜわれわれは同性愛に関しては同様の問診をするべきなのか、これらの問いに対する解答がわれわれにとって非常に重要だと考えるべきなのか分からない。黒人が皮膚の色の起源ばかり聞かれるという事はないし、ユダヤ人がキリスト教に宗旨替えする可能性ばかり聞かれるということもない。

そのような質問は学問的、知的、科学的な興味はひくが、同性愛を肯定する運動にとって、決して火急の問題ではないか、火急の問題であるべきでない。しばしば逆の主張がなされているようだが、同性愛の研究には必要性がまったくないし、われわれの運動はそのような研究やその発見に大切な点では依存していない……。病気だと主張する人びとは、彼らが研究するためにその必要性を作り出してきたのであり、やらせておけばいいのだ。

驚くべきことに、カメニーはこの高潔な主義主張から、まさにこの次の段落で遠ざかる。その段落で彼は、トルスマ博士［訳注４］が同性愛は誘惑によって起こるのではないと主張していた、当時のオランダにおける研究の質と重要性を強調している。カメニーが、どの研究を行う価値があるのかについて、結果に基づいて自由に拾い上げたり選んだりしているのは明らかである――あたかも研究を行う前に研究結果を知ることができるかのように！　カメニーの立場は科学的な眼識、政治的な実用主義、「ゲイは善である」という強い直感――彼が一九六八年に北米同性愛擁護組織会議（the North American Conference of Homophile Organizations）で作り出した革命的なスローガン――がずる賢く交じり合ったものであったようだ。

ＡＰＡへの攻撃

カメニーや同じ志をもつゲイやレズビアンに率いられて、彼らのゲイ・コミュニティは精神医学の専門家が同性愛に対する態度を変更するようせまるために、直接的な行動の可能性に焦点を当てた。一九六八年にゲイとレズビアンたちは、精神医学の集会で監視をつけ、小冊子を配布し始めた。その中にはソカリデスが講演していたサンフランシスコでのアメリカ医学会（American Medical Association）の大会なども含まれていた。その行動を起こした人びとは反論を発表する機会を要求したが、認められなかった。

一九六九年にあったストーンウォール暴動の後、示威行動ははるかに攻撃的になった。一九七〇年五月に、ラリー・リトルジョンが率いるサンフランシスコ人権協会（San Francisco's Society for Individual Rights）は、APA（アメリカ精神医学会）の大会での二つの分科会――一つは嫌悪療法で、もう一つはビーバーの講演――を混乱させた。同年の一〇月、ゲイ解放戦線（Gay Liberation Front）のメンバーがロサンジェルスでの行動修正学会（Behavior Modification Conference）に潜入して、嫌悪療法のフィルムの上映を中断させた。ワシントンDCで開かれた一九七一年のAPA大会において、フランク・カメニーに率いられた活動家たちは評議員会を中断させた。怒りにかられた精神医学者の反対を押し切って、カメニーは、「精神医学は敵の化身だ。精神医学はわれわれを根絶やしにするような容赦のない戦争を遂行してきた。この演説は、あなた方に対する宣戦布告だと受けとっていただいて結構だ」（注19）と宣言する大演説をぶった。また、カメニーは「患者ではない同性愛者の生活様式」に関する、公式のパネル・ディスカッションのまとめ役でもあった。そこでは他の演者に混ざってデル・マーティン（「ビリティスの娘たち」の共同設立者）が精神医学者たちを激しく攻撃した。

APAにおけるゲイを巻き込んでの運動は、カメニーともう一人の疲れを知らない活動家バーバラ・ゲッティングスが「精神医学：同性愛者たちにとって友人か敵か？」と題されたAPA主催のシンポジウムに参加するよう招かれた翌年、絶頂期を迎えた。しかしながら、このシンポジウムの白眉は「ヘンリー某博士」による講演だった。彼はゲイの精神医学者であり、このときにはマスクをし、かつらをかぶり、音声の変わるマイクを使って変装していた。彼は、自らが当会議に参加した二〇〇名のゲイの精神医学者の一人であり、その二〇〇名は皆、二重生活を送ることをしいられていて、専門家として認められ昇進するために彼らの性的な嗜好やねんごろな関係は隠されている、と述べた。某博士は、医学の名の下にゲイに対して苦難が押し付けられてきたと主張する二人のストレートの精神医学者、ジャド・マーマーとロバート・セイデンバーグに擁護された。

一九七二年のAPA会議でゲイを巻き込んだ運動は、前年より控え目で相互に対話が成立するようなものだったが、また別の妨害が同年のうちにある会議で起こった。それはニューヨークで行われた「行動療法の進歩のための学会（Association for the Advancement of Behavior Therapy）」の会合だった。ロナルド・ゴールドに率いられた「ニューヨーク・ゲイ活動家連合（New York Gay Activist Alliance）」の一団が、参加者に彼らの研究における反ゲイ的な偏向について議論することを強要して、嫌悪療法の分科会を中断した。

ＡＰＡの術語委員会［訳注5］の一員であるロバート・スピッツァー［訳注6］がこの分科会に参加していた。彼は活動家たちに彼らの見解を発表できるように、彼の委員会を召集することを約束した。その会合は一九七三年の二月に行われた。ゲイのカウンセリング・センターである「アイデンティティ研究所（Institute for Human Identity）」のチャールズ・シルバースタインが、同性愛を病気と分類することに反対する議論をあらましとする、長々と書かれた宣言を発表した。委員会のメンバーはシルバースタインの発表に好意的な印象を受け、まもなく、近々に術語をできる限り変える、ということになった。

それに続く数か月間に、多くの人びとや組織がその変更に賛成か反対かについて意思表示をした。いくつかの精神分析の団体は、同性愛はＤＳＭに列挙されているべきだと主張したし、一方で、ＡＰＡの北ニューイングランド地方支部は、ゲイの精神医学者、リチャード・ピラルドに説得されて、抹消するよう投票した。術語委員会は分裂し、実際に公式見解を公表することはなかったが、スピッツァーはポジション・ペーパー［訳注7］をＡＰＡの中枢に送り、「同性愛をＤＳＭから抹消し、その代わり同性愛者たちは性的指向を変えることに悩まされ、葛藤があるか、あるいは指向を変えたいと望む状態だ」と考えて、「性的指向障害（sexual orientation disturbance）」に置きかえるよう提案した。これはもちろん、分析医と行動療法医に対する歩みよりであった。というのは、これで同性愛者が面接室に入り、治療を求めた瞬間に同性愛は病気になるのだから。ビーバー、ソカリデス、ロバート・マクデヴィットが期限ぎりぎりになって行なった訴えを聞いたあと、理事会はスピッツァーの提案を是認する決定をし、同時にソドミー法を廃止することと、ゲイに対する差別を終えるよう主張した陳述も認可した。ソカリデスは、なんとか全会員の申し立てを行なった上で決定をするよう、郵送による無記名投票を一九七四年に行なった。一万人の精神科医が投票を返送し、そのうち五八パーセントは理事会の決定を支持し、三七パーセントが反対した。フィラデルフィア新聞が取り上げたように、「二千万人の同性愛者が、即座に治癒したわけである」（注20）。

なぜ変わったのか？

ゲイの運動はあきらかにＡＰＡが同性愛をリストからはずすのを推し進めた力であった。カメニー、ゲッティングス、リトルジョン［訳注8］などの人びとがいなければ、同性愛は今でも病気としてリストに挙がっていることだろう。しかし、ビーバーやソカリデスが宣言したように、ＡＰＡの決定は暴徒に対する意気地のない降伏文書ではなかった。むしろ、活動家たちは、折に触れくり返し、精神科医に人間のセクシュアリティに関する昔ながらのいくつかの仮説といくつかの偏見を疑わせることに成功したのだ。結果として対話は政治的だったり感情的であるというより、学問的な基準でいうと悪意のあるものであったが、知的な過程であった。

精神科医たちがこの問題を解決しようとした努力の好例は、一九七二年にリチャード・グリーンによって書かれた「精神疾患としての同性愛（Homosexuality as a Mental Illness）」と題された論文であった（注21）。彼はゲイ解放運動が自分の論文を後押ししたこと認めることから始めた。彼はそれに続いて、関連があると考えた諸問題について、約八〇の質問をするという形で枠組みを作った。彼は、人間では動物を支配しているメカニズムとはまったく違うメカニズムで性行動が発達するという一般的な信念に疑問を付した。

人は、どの程度二足、四足の先祖とかけ離れていると考えてよいのだろうか？　ヒト以下の種では、一連の自動的な生物学的反応があらわれる、と一般的には考えられている。つまり、他の動物の特徴的なにおいや目に見える外形に中枢神経系が興奮し、生物学的な分泌液や神経回路によって交尾行動を執拗に行うようになるのだ。動物は進化的な尺度を進むにつれて、このプログラムに対する自動的な反応が次第に減っていく、としばしばいわれる。しかし、人が記憶、象徴化、抽象化する特別な能力によって、この機構から逃れているのがどの程度なのかは、はっきりしない。大脳辺縁系、内分泌組織、その分泌物質は進化的な道筋にそって投げ捨てられているわけではなかった。むしろそれらには、さらに別の要素が上書きされている。

グリーンは、続けて性的指向の生物学的研究について考えた。彼は、胎児の視床下部における成体形成へのホルモンの影響を明らかにした動物の研究にふれた。そのとき、いくつかの人間の研究について述べた。つまり、シドニー・マーゴレーズによる尿中に代謝される二つの性ホルモンの比がゲイとストレートで違うと報告した研究（注22）と、ゲイとレズビアンでは尿中あるいは血中テストステロン濃度が一般と異なることを見出したと主張する諸研究、それに性的指向に対して圧倒的な遺伝的影響があることを示唆したカルマンの双子の研究［訳注9］である。またその件に関する他の面では、ジョン・マネーのインターセックスに関する研究について述べている。その研究によると、どういう性として育てられるかは性自認と性的指向に重大な影響を与える、ということを示したようにみえる。

前章までに概観しているように、これらのヒトの研究のほとんどがその後、正しくないと証明されたと知ると醒めるだろう。私が知る限り、マーゴレーズの研究だけが反駁されたり、後続の研究ですっかり改変されたりしていないが、それは単に、まず大して注意を引かなかったからだと思われる。一九九一年にグリーンはマーゴレーズの結果にも完全には信頼をおいていないと語ったが、ニヤニヤ笑いながら打ち明けてくれたように、それはおそらく彼自身の尿が「ゲイ」の範囲に検出されてしまったのが一因であるらしい。

結局のところ、グリーンは生物学的な問題は解かないままで、精神力動論や種々の社会学習理論の総括へと進む。これらを彼は理論的にすぎ、疾患分類として適切な基礎を形作るほどには十分検討されていないと感じていた。精神分析の研究から得られるデータに関して、とくに懐疑的だった。彼は次のように書いている。「まず、それらは長期の、高価な精神医学的治療を求めてくるほどに不適応を起こしている人から発せられている。二番目にそれらは、ある程度の普遍的、本能的、近親相関的衝動が、去勢に対する怖れと関連していることを当たり前のものと捉えるような心理学思想によって立ち、その理論的な基盤に照らし合わせて患者の行動を解釈する医師たちによって報告されている」。

グリーンはフーカー、シーゲルマンやその他の研究者たちによる、同性愛者たちの心理学的適応に関する証拠をまとめた。精神医学者たちは、患者が同性愛だろうと異性愛だろうと、精神病理を見出したがるようだと彼は指摘して、同性愛者たちにおいて観察された精神病理が、どれほど同性愛を直接反映していて、どれほど社会的な烙印を反映しているのかという問いをたてた。

それから、グリーンはなぜ同性愛から異性愛へと変更すべきなのかと問うた。彼はコーネル医科大学のローレンス・ハッタラーなどの変換療法を行った精神科医や精神分析家の著作を調べた。そして性的指向を変える動機として、患者が同性愛者であることに罪の意識をもっていることが強く影響していると指摘した（注23）。「自責の念自体を、性的指向を変更させる動機となる、生まれ持った美徳と考えることには疑問がもたれよう。精神科医はしばしば、性に関する自責の念を緩和することを助ける。両親が宗教的な理由で禁止していたために、若いときに性交を楽しむことができなかった女性は、彼女が自責の念を克服できるよう（精神科医に）助けてもらえる。ここでは、自責の念は善に反しているように思われる。もし他人に対して有害な行動というわけでないのなら、その行動を変えるために、自責の念を強化したり利用したりすべきなのだろうか？」。彼は、性交は妊娠のためにあり、（異性同士の）結婚は最も幸福な状態であるという意見から、一般的な社会的価値感がずれてきていると指摘している。この文脈で彼は、精神科医が人を同性愛から異性愛に変えれば、その人は幸福で、よりよい人生を送ることができると信じるのが正当なのかどうかを問うた。

結論として、グリーンはサス的な見地を容認している。「精神分析医だけでなくすべての異性愛者たちは、同性愛が病気か少なくとも劣っているという前提を維持しようと心理的包囲網をどの程度まで敷いているだろう。彼らを脅かす少数派に対する優位を確信するために、どんな多数派でも行なうような伝統的なやり方で」とグリーンは問うた。

グリーンの記事には、当時、多様な態度があることを示す一連の批評が続いた。ソカリデス（注24）とハッタラー（注25）は保守的な観点を押し出したし、ジャド・マーマー（注26）とマーティン・ホフマン（注27）は自由主義的な観点を提示した。ホフマンはサス主義的な傾向の男性同性愛についての本（注28）を書いたサンフランシスコの精神科医であるが、彼は「気分が『よい』ときに『病気』と判断したり、自分で『自然だ』と感じているときに『不自然』と判断されたりすることは倫理的な――いわば哲学的な――企てである」と書いた。ハッタラーは「同性愛を病気とすることに関していうと、ある人が同性愛を病気だと感じれば病気である」と書いた。これら二つの見解は、もちろん実質よりも態度の点でまったく異なっている。ホフマンの見解は、性的指向について適切でないと感じている同性愛者たちが病気である可能性を容認しているようだ（これは評議員会では「性的指向障害」と呼ばれる病気で、結局は「自我異和的同性愛」としてＤＳＭ-Ⅲに入っていた）。ハッタラーの宣言は、具合が悪いと感じていない同性愛者たちは病気ではないかもしれないというのを暗黙のうちに認めることによって、応じているのだ。ここで、彼らの本当の相違点は、同性愛者の中には病気の人もいるという事実によって、同性愛それ自体が病気となるのかどうか、という問いに関することなのである。

マーマーの発言は、同性愛を病気のリストからはずすことをおそらく最も強く求めたものだろう。マーマーは広く敬意を集めていた。彼は精神分析の訓練を受けた精神科医で後にＡＰＡの代表に選出された。フーカーと同様、彼はゲイやレズビアンをよく知っており、だからこそ、精神分析学会で耳にしていた同性愛者たちに関するおおざっぱな一般化（注29）を疑うことができたのだ。同性愛を病気のリストからはずそうとした彼の立場が、会員による投票に強く影響を与えたと考えられている。論文の中で彼は、胎児期の生物学的過程が影響しうるという考えを示した。しかし、そのどちらの原因も、病気というレッテルを貼ることを正当化しない。左利きは生物学的な要因で起こり、右利きの世界に適応するのにいくつかの問題を抱えることになるが、病気のレッテルを貼られたり、「治療」で治したりはしない。これらはどちらも宗教的な信念ではなく、しばしば親の影響の結果か、出生後の他のプログラムによるものである。マーマーは「同性愛行動自体が『不自然』であるか『不健康』であるとする仮定全体が、一つの道徳的判断であり、何の根拠もない」とまとめている。

評議会の決定の二年前から同様の議論が多くの討論会で行なわれていたが、そこで議論された問題は大まかにいって同じであった。結局明らかになってきたと思われることは、ほとんどの精神科医がみる限り、多くのゲイやレズビアンがあきらかに健康かつ幸福で有意義な生活を送っているという事実であるが、この事実は、精神科医がいつも見ている精神疾患に反しているように思われた。ゲイの人びとがうまく適応できることで、逆説的に精神科医が同性愛者を認識できなくなり、数多くの悲惨な同性愛者は治療の対照として扱われたのだ。このことは、一九七〇年代初期でさえ、意識的に認識しようと努める必要があることだった。というのも、多かれ少なかれゲイの人びとに対する一般のイメージはとても否定的だったからである。一九七〇年に公開されたハリウッド映画『真夜中のパーティー（*The Boys In The Band*）』には印象深い台詞があった。「幸せなホモセクシュアルと会わせてくれたら、陽気な死体と会わせてやるよ」（青井陽治訳、劇書房、一九八三年）というものである。

同性愛の原因を探る科学研究は、それを病気のリストからはずすのに比較的小さな役割しか果たさなかった。リストからはずすのに反対した人びとのほとんどは同性愛の精神力動論、社会構築論の追随者だったのだが、リストからはずすことに賛成していた人びとは一般的に遺伝などの「生物学的な」理論に執着していなかった。おそらく、彼らのほとんどは性的指向を決定するものは完全に解明されているのではなく、複雑なものらしいと感じていたようだ。同意されたのは、同性愛の原因は結果ほどには重要ではない、ということであったらしい。そして、たとえばフーカーの研究が、ここでは重要な役割を果たした。われわれのほとんどにとってわずか数人のゲイやレズビアンと知り合いになることによって簡単に学べることが、多くの精神科医にとってはインクのしみや多面的な人格診断書の形をとってはじめて説得力を持つものだったのである。

まとめ

一九七三年以来、ＡＰＡの決定はあらゆる方法で強められてきている。アメリカ心理学会（the American Psychological Association）、アメリカ医学会（the American Medical Association）、アメリカ精神分析学会（the American Psychoanalytical Association）などの他の団体は公式にＡＰＡの決定を支持すると表明している。「自我異和的同性愛（Ego-dystonic homosexual）」は、一九八七年にそれ自体ＤＳＭから削除された。奇妙なことに、「小児の性別同一性障害」は、ほとんどの場合、その後通常の同性愛になる状態として知られているが、いまだに削除されないままになっている（注30）。

一九七四年の会員制無記名投票を、今繰り返したとするとおそらく五八パーセント以上の会員が、同性愛は病気に分類されるべきではないということに同意するであろう。一九七三年以降に行われた研究がこの傾向を促しているかどうかははっきりとしない。最近の研究は、一部には遺伝的な制御も含めて出生前の過程が人の性的指向に重要な影響を与えているという説を補強している。環境要因の役割を除外している研究者はほとんどいないのだが、親子関係や社会的学習が性的指向の主な原因だとする考えは、以前よりはるかに劣勢である。しかし、研究によるどのような発見よりはるかに重要なのは、精神医学も含めた、さまざまな職業でゲイやレズビアンのカミングアウトが集積してきたことである。ここにいたっては、ゲイの人びとが社会の機能において、また、親しい付き合いにおいていかに普通かということを見えなくするには、意図的に目を閉じるしかないほどである。実際のところ、第7章で述べたように、今ではゲイやゲイに好意的な心理学者たちが、ゲイとストレートの心理に確かに存在する微妙な違いを見つけようと深く掘り下げるほどに、振り子は振れているのだ。

同性愛を病気からはずす決定をするのに精神科医以外の人びとの意図が強く影響を与えたのは、ソカリデスのような人びとからすると非科学的だったということになる。私の見解では、最終的にはソカリデスは正しかった。科学と医学は別々のものだ。科学者は、分類、説明、予測を述べる。医師たちは人の人生に介入し、それぞれの人にはそれぞれに人生経験の多様な切子面があることによる多様な価値を扱わざるをえない。個々の人間はおそらく自分の人生が独特なものになる、あるいは独特ななにかにしたいと思っているし、また、他の人にとってどんな人生が望ましいのかという自分自身の考えを持っている。このような無数の「人生設計」の中で、事実上すべてが、たとえば子どもの頃の不治のガンによって損なわれるだろう。おそらく、そのことがそのようなガンをはっきりとした「病気」として治療してもよい理由である。ほとんどの人生設計は他者との意思疎通が崩れ落ちることで損なわれる。それが、常にではないにせよ、分裂病が一般的には病気だと考えられる一因なのだ。中には生殖ができないせいでだめになる人生設計もあるが、ゲイかストレートかとか、シェーカー教徒かカソリックかとか、あるいはキャリア・ウーマンか主婦かということには何の関係もない。完全な同性愛は、出産できないからといって病気とされる理由となるほど、人びとの人生設計をだいなしにするわけではない。そして、他のさまざまな同性愛の側面も同様である。

自分自身で望むような、あるいは他の人びとが望むようなすべての目標に到達できる体と心、という意味では、誰も完全に健康というわけではない。異性愛者たちは永遠に、多くの人によって価値を認められた人生経験、つまり同性愛と呼ばれる経験をすることはできない。逆もまた真である。しかし、だからといってストレートの人もゲイの人も病気といえるわけではない。

訳注

[1] ニューヨーク州立大学の精神分析医。レインらとともに反精神医学運動のリーダー。
[2] 前出のアメリカ精神医学会が同性愛を「精神疾患の診断・統計の手引き」からはずすかどうかを決議した投票のこと。
[3] マタシーン協会の発起人の一人。
[4] カメニーの論文で言及されている研究者、という以上の情報は原著者も持っていない。
[5] APAの中で専門用語の統一を図るために標準的な用語を決定する委員会。
[6] 同性愛をAPAのリストからはずすのに多大な貢献をしたコロンビア大学の精神科医。
[7] 重大問題について、それに対する立場を詳細に述べた書類。
[8] いずれもAPAが同性愛を精神疾患のリストからはずす決定をするときに重要な役割を果たした活動家。
[9] ニューヨークの精神科医カルマンが男性同性愛において遺伝子がある程度決定要因になることを示唆した双子の研究。第9章参照。

12

科学と法律

はるか太古から、諸国家はゲイの人びとを抑圧するための法律を作ってきている。これらの中心はソドミー法、つまりゲイたちやレズビアンたちが行なう性行為のいくつか——とくに肛門および口を使った性交——を犯罪として取り締まる法律であった。このためカール・ハインリヒ・ウルリヒスが歴史的な演説をドイツ法学会で行なった一八六七年以来、ソドミー法をくつがえすことがゲイ・リベレーションの主要な焦点となっている（第1章参照）。法律はゲイの人びとに対して、たとえば同性同士の結婚を禁じること、ゲイやレズビアンが親となる権利を否定すること、また雇用、住居、公職において差別することで、人生の中で性以外の多くの側面も侵害している。

科学者と医師たちはヒルシュフェルトの時代の前後から——ときには中立な専門家として、ときには客観性が疑われるかもしれないが、ゲイに賛成か反対の党派に属する者として——ゲイの権利を求める闘争に引きこまれている。本章であつかう科学と法律は、一筋縄ではいかない関係にある。

政府や裁判所が同性愛や同性愛行動に関する科学者の見解を聞いてきたのは、ある意味では妙なことである。というのも、ソドミー法は同性愛行動の価値や道徳に関する価値判断、つまり科学がほとんど口出しできない判断に基づいているからである。多くのソドミー法について、言葉の言い回しそのものから、このことは明らかである。一六七一年のプリマス植民地の法律では旧約聖書の言葉を当地の法律にしている。

もし男が、女とねんごろになるように、ほかの男とねんごろになるなら、双方は忌まわしき行ないをしたことになる。その当事者が強制されたのでなく、一四歳以下であらざれば、彼らは確実に死刑に処せられるべきものなり。そして他のあらゆるソドムの堕落は、その性質に応じて、確かに刑に処せられるべきなり（注1）。

一九八六年、合衆国最高裁はソドミー法が違憲だと宣言するのを拒否し、「本法律は……忠実に道徳の諸観念に基づいているが、道徳的な選択を表明しているすべての法律が無効とされるべきなら……現実として、裁判所は非常に忙しくなるだろう」と書いた。主席判事〔訳注1〕ウォーレン・バーガーは、法廷意見〔訳注2〕に補足する形で、「同性同士のソドミー行為が基本的権利として保護されるのは、数千年にわたる道徳の教えの外にあるはずだということを心に抱いておくべきだ」（注2）と記した。

科学者が法律的な議論に首を突っ込むひとつの方法は、同性愛や同性愛行動が道徳用語で概念化できるという観念そのものに、科学に基づいて異議申立てをすることである。たとえば、ドイツ帝国議会に一七五条を廃止するよう要求する請願の際に、ヒルシュフェルトは次の二節にも同時に言及した。

> 一見、不可思議なこの現象（同性愛）は、実際には、ヒトの胎児が発生初期において両性的（両性具有的）状況になることに関連した発生条件から生ずるものであり、したがって、この種の感情を持ったことのある人を道徳的に咎めるべきではないことは、現在では事実上、証明されたに等しいことを強調し……
>
> 同性に対して魅力を感じる能力があれば、通常の性的欲望と同程度に、あるいは、しばしばもっと強くその肉体的表現を求めるものであることを考慮し……

同性愛は選択されたものだという要因を否定し、その結果として道徳の領域から追い出してしまおうとするこの試みには二つの欠陥がある。第一に、初期胎児での両性愛の状態における同性愛の起源は、どう拡大解釈しても、「事実上、証明されて」はいない。ヒルシュフェルトは一人の科学者としての誠意を、予測された理論を確立された事実として提示することによってねじまげた。第二に、一七五条はすべてのソドミー法と同様、同性愛感情ではなく、同性愛行動を犯罪としていた。ヒルシュフェルトは、人びとが自分の性的な感情を肉体であらわすのを、意思で制御できないという議論に関して、さしたる成功をおさめなかった。犯罪には一般に「基本的な諸本能」――貪欲、攻撃、肉欲など――を行動に移してしまうことが含まれる。道徳教育の機能は、社会全体の善のためにこれらの本能を制限することである。ヒルシュフェルトは、どうしても肉体的に表現してしまう同性愛の感情について、何が特別なのかを示すことができていない。実際に、同性愛行動がほとんど普遍的に非難された長い時代に、数え切れないほどのゲイたちは、同性への欲望に基づいた行動はしないことを選ばなければならなかったし、いまだにそういう状態の人もいるのだ。

現代の合衆国では、ゲイを肯定する法律運動は別々の二つの領域に焦点をあててきている。ひとつにその議論は、ソドミー法は同性同士で性行動を行なう個人のプライバシーの権利を侵害すると強く主張している。もうひとつは、ゲイやレズビアンの差別を許す法律や規制と同様、ソドミー法はゲイたちの法による平等保護を侵害している、という議論である。どちらのアプローチも科学者と精神科医をなんらかの方法でとり込んでいる。

プライバシーの権利

合衆国憲法はプライバシーの権利について明文化していないが、最高裁は一九六五年の判決（注3）で、明文化された保護を受けているさまざまな他の権利から、そうした権利の存在を導き出せるとした。プライバシーの権利は、避妊具を使うこと、人種を超えて結婚すること、妊娠を中絶すること、伝統とは違う家族の単位で暮らすことといった個人の権利を守っているのである。

最高裁の判決のいくつかは、プライバシーの権利は同性愛行動にまで拡大できると示唆しているように見える。たとえば避妊具を使用する権利は結婚したカップルに限定されないと最高裁が言及した一九七二年の事件であるアイゼンスタッド対ベイアード事件で、同裁判所は次のように述べた。「もしプライバシーの権利になんらかの意味があるとすれば、それは既婚、未婚に関係なく、子供をつくり、産むかどうかを判断するといった、ある人に根本的な影響を及ぼすような諸問題に、正当な理由なく政府の介入をうけないという個人の権利の謂いである」。(注4)［訳注3］

一九八二年にゲイ男性ドナルド・ベイカーはテキサス州のソドミー法を撤廃するよう求めて連邦地方裁判所に訴訟を起こした（注5）。ベイカーは、その法律は（合衆国憲法第一四修正の平等保護条項や第一修正の国教樹立禁止条項［訳注4］と並んで）彼のプライバシーの権利を侵害すると訴えた。ベイカーに有利な判決を出すにあたって、バックメイヤー判事は二人の専門家、精神科医のジャド・マーマー（第11章参照）と性研究者であるウィリアム・サイモン（人のセクシュアリティに関する重要な社会学的研究の共著者）（注6）の証言に特別な重みを置いた。彼らの証言に基づいてバックメイヤー判事は次のように記した。

> やむを得ない同性愛は選択の問題ではない。それは幼少期——性行為を行なうようになる前——に確定されるもので、可能性があるとしても、ほんの少数の者だけが変えられたり、「治癒」できる。同性愛の「原因」にはさまざまな理論があるが、専門家の圧倒的多数は、個々人が生物学的、遺伝的要因、環境条件、あるいはこれらや他の要因の組み合わせで同性愛者になり、性的指向を精神医学の治療で変更するのは、無理ではないとしても難しく、苦痛がともなうということで一致している。実際に同性愛は「病気」ではないし、それ自体で精神の不調というわけでもない。

あきらかにバックメイヤー判事は、同性愛の原因として「選択された」要因と、さまざまな「非選択の」要因を区別するのに関心を抱いている。彼の判決はこのことを明示していないが、根底にある思想は道徳的なものであり、ヒルシュフェルトの立場と違わないものであった。ヒルシュフェルトと同様、バックメイヤー判事は同性愛の感情と同性愛行動の結びつきは、多かれ少なかれ、避けられないほど強いものだと結論している。マーマーとサイモンの証言を信用して、彼は「刑事罰を設けても、同性愛ソドミー行為の抑止にはならない――なぜなら、『性は、空腹、喉の乾きにつづいて、人が経験するもっとも強い衝動』なのだから。そして、そのような法律で完全に欲望を抑えられると考えるのは現実的ではない」と記した。

ソドミー法は合憲だといっているものと解釈された最高裁の先例（注8）を理由に、ベイカー判決は控訴審で破棄された［訳注5］。一九九〇年代にさらに、同法に対する違憲訴訟や議会での廃止の動きや、裁判所や議会における同法の有効性に対する攻撃に直面してもテキサス州法は生き残っている。テキサス州法はさかんに攻撃されたのだが、実際のところその法律はアメリカのソドミー法の中で最も甘いもので、同性同士の性交を単に「クラスC軽犯罪」で――プリマス植民地の死刑、あるいは現行のマサチューセッツ州法に規定される二〇年の禁固刑からはほど遠い――二〇〇ドル以下の罰金刑としていた（注9）。

プライバシーの権利に根拠をおいた最も重要なソドミー法の裁判は、ジョージア州のソドミー法が合憲であるという一九八六年の最高裁判決で終わったボウワーズ対ハードウィック事件である（注10）。ハードウィック判決は同性愛の本質や原因を問題として闘ったのではなく、憲法で守られているプライバシーの範囲を家族、結婚あるいは避妊の問題を超えて肛門や口腔性交を含むところまで、とくに同性同士のカップルによって行なわれたときにまで拡大してよいかどうかについて闘われたのであった。最高裁は拡大できないと判決を下した。したがってハードウィック判決がくつがえるまで、あるいはくつがえらなければ、ゲイの人びとはこれらのような性交をする基本的権利がない。さらに最高裁は、伝統的な道徳的諸価値を称揚することはジョージア州法の十分な合理的根拠だと宣言した。

その文面上は、ハードウィック判決は行為（異常な性行為）に関するものであった。しかし異性愛の異常な性行為ではなく同性愛に焦点を置いていたので、この判決はゲイやレズビアンの社会的地位に関することだと、いくつかの法廷は解釈してきた。その結果、彼らの社会的地位を否定し、それどころか、彼らが頻繁に行なうと考えられている行動に彼らを矮小化してしまった。このようにその前後の多数の判決同様、ハードウィック判決は悪い行ないをするストレートの人びとよりもさらに悪いのは同性愛しかない、という信念において聖パウロに追従していると考えられる（導入参照）。

平等保護

諸法律による平等保護の権利は、合衆国憲法の第五、第一四修正によって保障されている。平等保護は社会で冷遇されている集団に、多数派の専制からの避難場所を提供する。もし法や他の政府の決定によって、市民の中のある集団が不利な立場に置かれたら、平等保護の原則は二つの救済方法を提供する。ひとつの方法は、不利益の本質――とくに、それが基本的権利を侵害する性質があるかどうか――に目を向ける。侵害していると裁判所が判断したら、必要不可欠な州の利益に関わることだと示され得ない限り、裁判所は政府の行為を違憲と判定しなければならない。ゲイの権利に関する重要な事件であるエバンス対ロメール事件で、この方法が利用されたことについては後に述べるつもりである。この判決は一九九二年にコロラド州の市民により通過した反ゲイ・イニシアティブ［訳注6］の合憲性を争ったものだった。

二つ目の方法は、不利益を被る集団の種類に焦点を絞る。このアプローチは、社会の中の異なる集団は異なるレベルの保護を必要とし、またそれに値すると認める。たとえば左利きの人は、特別な社会的保護を必要としていない。なぜなら現在では、彼らはそれほど大きな差別にさらされていないし、多くの公然たる左利きの人（元大統領のジョージ・ブッシュなど）が権力のある地位に昇り、それによって彼らは一般に、左利きの政治的利益を求めることができるからである。また別の例を取ると、万引きは特別な保護に値しない。なぜなら、彼らが病的盗癖に苦しんでいるのでない限り、万引きをやめることによって、彼らはすぐにその冷遇される集団から脱け出すことができるからである。また万引きを罰する合理的な理由には、財産の保護を助けるということもある。

このような考えに基づき、裁判所は異なるレベルの保護に見合った、三段階のヒエラルキーの集団を設定してきた。そのヒエラルキーの頂点にあるのは、「疑わしい」クラスである。そう呼ばれる理由は、判事たちは、これらの特性に基づいた差別を容認する法律は社会的偏見を反映しているのではないか、と疑うことになっているからである。人種と出身国が「疑わしい」クラスの主要な例である。裁判所は「疑わしい」クラスを差別する諸法律を厳密に細かく調べ、それらが「必要不可欠な州の利益」に適うものでない限り、それらを無効とする判決を下すよう期待される。たとえそれらが、そのような政府の利権に役立っているとしても、それらは可能な限り差別が少なくなるような手段で、その目的を成し遂げなければならない。中間レベルの保護は、「準・疑わしい」クラスに対して適用される――主な例は性と出自による分類である。政府の合理的な目的に該当しているのでない限り、「準・疑わしい」クラスに対する差別的な法律を、裁判所は無効にするようだ。その他すべては「疑わしくない」クラスで、それは、差別的な法律は合理的な根拠を持たなければならない、という程度でのみ保護される。ハードウィックの事件で見てきたように、そのような根拠は、伝統的な道徳を永続させるといった弱々しいものでよい。

何が、あるグループが「疑わしい」、あるいは「準・疑わしい」クラスに属しているという資格を与えるのだろうか。裁判所が考慮に入れてきた主な要因は以下のようなものであった。第一にその集団が、実際に相当な期間にわたって意図的な差別を受けていなければならない。第二にその集団は、おそらくはそれが構成者の数が少ない集団であるために、通常の政治的過程を通じてこの差別を是正する機会が阻まれていなければならない。三番目にそのグループは、変更不可能であるか、あるいは明白な特性――皮膚の色など生まれつきのもの、あるいは少なくともたやすく脱ぎ捨てることのできないような、ある意味で固定的なもの――によって識別可能でなければならない。

性による分類が人種による分類よりも低いレベルの保護にお かれている理由は、単に、男女間には客観的な相違があり、それがいくつかの文脈において、異なる待遇を正当化するかも知れない、ということである。つまり、女性は概して男性より背が低く、体力的に弱く、より長生きするし、女性だけが妊娠して子供を産むことができる。したがって、男女に差をつけて扱うすべての法律が偏見に基づいていると考えられる訳ではないのだ――それは完全に、その法律の主題に性別が関係しているかどうかによるのだ。一方で裁判所は、人種や出身国が法律に関係することは決してない、と想定することになっている。

合衆国最高裁がゲイやレズビアンが「疑わしい」あるいは「準・疑わしい」クラスを構成するかどうかについて述べたことは、一度もない。それゆえ、現在ではほとんどの裁判は、ゲイやレズビアンは「疑わしい」クラスでも「準・疑わしい」クラスでもないと想定して執り行われている。したがってゲイやレズビアンを差別したり、差別を許す諸法律には、合理的な根拠だけがあればよい。裁判官たち(たとえば、ベイカー裁判でのバックメイヤー判事)は、ときどき同じような合理的な根拠から、反ゲイ的な法律が違憲だと判決を下したが、概して裁判官たちは、これらの法律はこの比較的手ぬるい基準を十分に満たす正当性を持っている、と考えてきた。性的指向をより高いレベルの保護に昇格するよう裁判官を説得するのに相当な努力がなされてきた。しかし、このような高いレベルの保護は得られているだろうか？　たしかにゲイたちは長い間、差別の対象であった。ゲイの人びとがいくつかの立法上の成功を過去二〇年間に収めたところを見ると、この主張は例外がないというわけではないだろうが、ゲイたちやレズビアンたちは通常の政治的な経路を経て救済を得るのは不可能だとも強く言うことができる。なかなか結論が出ず、科学的、医学的な証拠に強く依存しているものは性的指向の変更不可能性に関する疑問である。

変更不可能性の基準はフロンティエロ対リチャードソン裁判における一九七三年の最高裁での判決で初めて明解（注12）に提示され、性を保護されるべきクラスとして挙げた。その裁判官の九名中四名という相対多数の裁判官〔訳注7〕が、「性は人種や出身国家と同様、出生の偶然だけで決まる変えようのない性質である」と明示した。この理由のために、性に基づく差別は「法的な義務は個人の責任となんらかの関係がなければならない、という基本理念を侵害しているようだ」。言い換えると、一般的に人は、自分ではどうしようもないことで罰せられたり、不利益な状況に追いやられてはならない――これは法の根本にある公平さに関する基本概念である。変更不可能性と責任の関係はもうひとつの事例でもはっきりとしている。それは違法入国者の子どもたちは「準・疑わしい」クラスだが、最高裁が彼らの親たちは「疑わしい」クラスではないと判決を出したプライアー対ドー裁判（注13）である。子どもたちの場合には、彼らに対する差別は「子どもがほとんど制御できないような法的性質」に基づいているが、一方大人たちにとって、不法入国者のクラスに入るのは「自発的な行動から生み出されたこと」なのである。

もちろんフロンティエロ裁判で合衆国最高裁が強調しているとおり、ある集団が変更不可能な性質で特徴付けられるという事実だけで、「疑わしい」クラスになるというわけではない。たとえば知能は、雇用など多くの意思決定に関連しているだろうから、知能の低い人びとはいろいろな方法で合法的に不利な状況に置かれている。つい最近のクレバーン対クレバーン・リビング・センター裁判（注14）の判決では、最高裁は再び変更不可能性だけでなく、ある人の特性が仕事のできとか、子どもの養育とか、軍の任務などと関連性を持つかどうかを勘案する必要があると強調した。厳密な論理によると、変更不可能性の基準、さらに実際には保護されるクラスという概念全体が不要だと議論できることになるだろう。つまり裁判所は、一定の集団を不利に扱う法律が取りざたされている問題と関連しているかをケース・バイ・ケースで判断できることになろう（注15）。基準（たとえば仕事のでき）に従って区別を行っているのかどうかしかしこのアプローチの問題は、関連性についての争いは常にあり、関連性は不確かだということである。たとえばゲイの権利に関する裁判では、母親がレズビアンであることが、育てようとしている子どもに悪影響を与えるとか、ゲイの公務員は道徳を破ろうとするなどといった関連を報告する専門家の証人が常にいるだろう。「疑わしい」クラスが行なうことは、裁判官に「ここでは偏狭さが働いていると最初から想定してかからなければならない」と教えることである。それは裁判所による特定の配慮が必要な集団を指定し、各裁判官の気まぐれや偏見の諸効果を最小限にするのである。

軍隊の事件

軍隊の事件は、ゲイやレズビアンたちが行なった同性愛行動の結果としてではなく、単に同性愛という状態によって軍隊を除隊させられているので、平等保護のアプローチにとくに適している。実際には同性愛で捕まった軍人は、「本当は」同性愛者ではなく、ただの興味からだったり、未成熟だったなどの理由でそうした行為を行なったというのが、伝統的に有効な免責事由であった（注16）。このように軍隊はひとつのクラスとしてゲイの人びとの存在を確かに認めており、彼らを集団として差別するのである。

最も興味深い軍隊の事例のひとつに、ワトキンス対合衆国陸軍事件がある（注17）。ペリー・ワトキンスは一九六七年に軍隊に入った時点で陸軍に対して自分がゲイだと告げ、さらに別の二回の機会にも彼らにそう語った。実際、彼が性交を行なってきた人びととして上官の名前をあげ、彼のマイン・シャフト（ニューヨークで最も悪名高い「裏部屋付きのバー《バックルーム》」）での活動を自慢げに話し、毎日のように公然と他の軍人と性交し、下士官舞踏会でドラァグクィーンのエンターテイナーとして非常に人気があった（注18）。一五年後になって初めて、軍は再び採用するのを拒否しようとしたが、その時でさえその決定はいかなる同性愛行動の結果でもなく、自分がゲイだという彼の宣言のみによるものであった。ワトキンスは提訴し、一九八八年に連邦控訴裁判所の三判事合議法廷は二対一の多数で彼に有利な判決を下した。法廷は、同性愛者たちは確かに「準・疑わしい」集団をなしていると宣言した。変更不可能性に関して、ノリス判事は次のように書いている。

平等保護理論上、性的指向は変更不可能だと結論を下しても問題はない。同性愛の諸原因が完全に理解できている訳ではないが、科学的な研究で、われわれはほとんど自分たちの性的指向を制御できないこと、一旦獲得されるとわれわれの性的指向が変化することはほとんどないことが示されている（彼はH・M・ミラーによる一九八四年の記事から科学的な記事の概説を引用した）。（注19）……異性愛者および同性愛者たちの中には、神経手術やショック療法といった広範囲にわたる治療で自分の性的指向を変えられる人もいるかもしれない。しかしそのような困難かつトラウマになるかもしれない変更に可能性があるからといって、平等保護において性的指向が「変更可能」ということにはならない。

三人の裁判官のうち、残りのひとりであるラインハルト判事は、ボウワーズ対ハードウィック裁判が、「疑わしい」クラスをゲイの人びとにまで適用するのをあらかじめ除外していると感じたので、判決に反対した。それにもかかわらず、彼は反対意見の中で、ハードウィック判決を下した最高裁に手厳しい攻撃を加えた。

一九八九年、この争点を再考するための連邦控訴裁判所の大法廷は、ワトキンスを軍隊に再入隊させる命令を出すことに同意したが、広範な平等保護の主張は棄却した。同年、レズビアンの公務員ミリアム・ベン・シャロウの案件に関するもうひとつの連邦裁判では、ゲイの人びとは「疑わしい」クラスであるという下級裁判所の判決を棄却した。ここでもまたハードウィック判決が、そのような判決を除外しているということを根拠としていた（注20）。

変更不可能性の問題を広く扱ったもっと最近の事例は、一九八七年に同性愛者だと言ったために卒業の六週間前に退学させられた合衆国海軍兵学校の将校候補生ジョゼフ・ステファンの例であった（注21）。ワトキンスの事例と同様、この場合の争点は同性愛者であるという状態だけであり、同性愛の行為ではなかった。

ステファンの代理としてゲイ・コミュニティの主要な法律団体「ラムダ法的保護および教育基金（Lambda Legal Defense and Education Fund）」が、コロンビア地区連邦地裁で訴訟を起こした。この事例を担当したオリバー・ガッシュ判事は彼らを呼ぶのに何度も「ホモたち」という言葉を使っており、ゲイの人びとに対していくらか偏見を抱いていたようであった。ステファンの弁護士たちは、ガッシュをこの事件からはずそうとしたがだめだった。

地方裁判所段階での訴訟は、正式事実審理［訳注8］を経ないでなされる判決を原告および被告が申し立てるという形をとった。ステファン側の弁護の申し立ては、軍の規則は違憲だと法廷が宣言するよう要求した。そういった宣言をすべき根拠として、ゲイの人びとは「疑わしい」あるいは「準・疑わしい」クラスであり、該当規則は政府の必要不可欠な利益にも、重要な利益にも適わないことがあげられた。その申し立ては、ゲイの人びとは「疑わしい」クラスと認められるためのさまざまな要件を満たしている、と信じるに足る証拠をあげた宣誓供述書によって支持された。

変更不可能性に関する根拠を記載した供述書はリチャード・グリーンによって書かれた（注22）。グリーンは、同性愛の指向は「意識的に選択されたものではなく、むしろ恋愛感情は個人の心理の基礎をなし小児期初期に確立される」ような不変の性質である、と書いた。この主張を支持するのに、彼は性的指向の遺伝子および出生前のホルモンの影響を証拠として述べた。彼はまた、病因論的な要素として出生前のストレスに対する証拠とともに、認知心理学研究のいくつかを述べた。彼はゲイの人びとを異性愛に転換しようとする努力と、そのほとんどがうまくいかなかったという歴史をいくつか並べた。グリーンはまた、子どものジェンダー不適応と同性愛の関係に関する研究についても述べた。

グリーンの供述書は、その分野について概して公平な概説であった。しかしいくつかの点で、グリーンはステファンに肩入れするために自分の解釈を少し曲げているように思われる。たとえば同性愛の遺伝的な基礎を議論する際、グリーンは、一卵性双生児が一〇〇パーセント一致するという古くてほとんど信用のないカルマンの研究に、相当の力点をおいている（ただし彼は、カルマンの時代から不一致の双子が記載されていることは、はっきりさせている）。別々に育てられた双子に関するミネソタでの研究を記載するのに、彼は両方がゲイの双子だけに触れて、一部でも不一致のある男の双子や、どれも不一致であった三組の女の双子には触れなかった（グリーンの供述書は男女両方の同性愛に触れていた）。さらにグリーンは、新しい供述書で私の視床下部の研究についての記述を加えたときに、彼は新しく出版されたカルマンの研究より一致率がはるかに低い双生児の研究に言い及ぶことはなかった。言い換えればグリーンは、たとえば科学の学会における講演ほどの、客観的な事実に関する見解を提出しなかったようだ。

グリーンが性的指向を転換させる治療を論評した例を読めば、なぜ研究者たちが証言を加減する気になるのかが分かるだろう。彼の供述書のこの部分は非常に率直なものであった——他の研究と共に、精神分析を通じてゲイや両性愛の男性を異性愛に変換する成功率が二七パーセントだったと主張するビーバーの研究に言及したのだ。これらの男たちのほとんどが最初から完全な同性愛ではないこと、彼らは自分の性的指向をどうしても変えたいと思っていたこと、治療はきわめてつらくて高価だったこと、治療終了後にその男性たちは追跡調査されていないこと、この形の「治癒」に深く関わったまさにその分析医以外のだれもこの結果を評価していないこと。これらすべてを考えると、ビーバーの研究は変更可能性ではなく、むしろ変更不可能性の証拠になっているように思われる。しかし被告側は、この二七パーセントの数字を取り上げて、それをもって闘い、グリーン自身が反証を挙げているのだと主張した。それがガッシュ判事が求めていたすべてだったのだ。「性的指向が個人によって常に選択されているかどうかをこの法廷で確定的に言うことはできないが、それが時に選択されているのは明らかである。このように認識すると、性的指向は、「疑わしい」クラスではないカテゴリーに近づくことになる」と彼は述べた。

ガッシュは軍隊に有利な判決を出し、ステファンは控訴した。一九九三年、ワシントンDC連邦控訴裁は彼についての判決を覆し、国防省の指令はゲイの人びとの平等保護の権利を合理性の基準に基づいてみても侵していると述べたので、ゲイやレズビアンが保護されるクラスかどうかを決定する必要がなくなった（注23）。しかし一九九四年一一月、全判事出席の大法廷がこの判決を再びくつがえし、同性愛を禁ずる軍隊の規制は合憲だとした。この法廷は、同性愛アイデンティティと同性愛行為との間の区別——これは平等な保護の議論には非常に重要なのだが——にほとんど重きをおいていなかった。「隊員が自らを同性愛だと言った時、その隊員が同性愛行動を行なっているか、行おうとしていると軍隊がみなすのも当然のことだ」。おそらく、重点的に準備した上で裁判所の判断を求めるより最近の訴訟に、現在第一審段階にあり最高裁判決まで持ち越すかもしれないあたらしいテスト・ケースであるエイブリー対合衆国事件がある。これに判断をゆだねるため、ステファンは最高裁に上告はしなかった。

コロラド州憲法第二修正

同性愛者を保護されるべきクラスへと高めるよう求めたもうひとつの特筆すべき事件は、コロラド州憲法の第二修正の有効性を争ったエバンス対ロメール裁判である。この修正条項は一九九二年にコロラド州の有権者によって通されたのだが、ゲイやレズビアンに対する差別を禁止する法律や条例を無効にし、将来そのような法律が制定されるのを防ぐはずのものであった。「ラムダ法的保護および教育基金」は、そのような条例があるコロラド州の三都市とともに、このコロラド州憲法の修正条項が合衆国憲法のもとで違憲であると認定され、無効とされるよう裁判を起こした。原告らはどこかがひっかかることを望んで、合衆国憲法のほとんど全部の条項を援用した。彼らは第二修正が、デュー・プロセス条項、国教樹立禁止条項、共和政体保障条項、最高法規条項、表現の自由、結社の自由、請願権〔訳注9〕ばかりでなく、平等な保護の条項に反していると主張した（ゲイたちが法的な過程に参加する基本的な権利をその修正が侵害しており、そして、ゲイの人びとは「疑わしい」クラスあるいは「準・疑わしい」クラスとなっているという二つの理由で）。

一九九三年の秋の裁判で、両陣営は変更不可能性の問題を論議するために、彼らの最強の武器を次々と持ち出した。原告を擁護する証言をしたのは、リチャード・グリーン、ジャド・マーマー（今や彼は八〇代になった）、ディーン・ヘイマーであった。彼らに対抗する陣営は、チャールズ・ソカリデス、ハロルド・ヴォス（同性愛を病気のリストからはずすというＡＰＡの決定に活発に反対運動をしたもう一人の保守的な精神科医）、ゲイに反対する心理学者ポール・キャメロン（第４章参照）、家族研究協議会（Family Research Council）のロバート・ナイト、エドワード・イークル（アルフレッド・キンゼイを攻撃した本『キンゼイ、セックス、そしてフロイト *Kinsey, Sex and Freud*』（注24）の共著者）を並べた。すぐに泥試合が始まった。グリーンがキャメロンを、彼が追放されたり、とがめられたりしたさまざまな専門家団体をあげつらって攻撃した（非常に簡単な標的だった）。イークルの著書を説明するよう求められてグリーンは、それを賞賛していることで知られている唯一の人物は右翼の政治家であるパトリック・ブキャナンであると言った。被告側の弁護人ジャック・ウェソキーは、ヘイマーは自分の研究プロジェクトの目的のために国立衛生研究所（the National Institute of Health）をだましていると非難した。また彼は、研究者の幾人か（リチャード・ピラルドや私など）がゲイだという事実をくり返し引き合いに出して、われわれの研究［訳注10］に偏りがあると口には出さないまでも、露骨に示そうとした。

　ステファン事件に見るように、専門家の証人たちは裁判の圧力によって、裁判でなければ採用していたと思われる立場よりも、いくぶん極端、あるいは単純な立場をとるのを余儀なくされた。たとえば、ヘイマーはある点に関して次のように言った。「人びとは自分の遺伝子を選んだりはしないから、自分の性的指向を選べるはずがない。同じことは、変更することに関してもいえる。人びとは自分の遺伝子を変えられないのだ。遺伝的な影響を受けるセクシュアリティに関しても、もちろん簡単には変えられない」。これは二つの点でデータを超えている。第一に、遺伝的影響は部分的かもしれないのだが、ヘイマーの指摘は選択の可能性を全面的に否定しているようだ。しかし、「ゲイ遺伝子」と同性愛になりたいという欲望の両方が、実際にある人が同性愛になるのに必要だ、という仮説を構築することも可能なのである。第二に、遺伝的であることと不変であることを同一視しているが、その関係は検討の余地がある。長年に亘って「遺伝的運命主義」批判者であるヨーゼフ・アルパーとジョナサン・ベックウィズは、ある性質の原因（たとえば、遺伝子か環境か）からは変更不可能性や順応性についてなにもいえないと、議論している（注25）。

　しかしながら、ヘイマーは概して、自分の発見を解釈するのには非常に注意深かった。とくにゲイの兄弟が二人いる家族

（おそらく遺伝的に同性愛になる負荷がかかっている）を、無作為な母集団に一般化する難しさを説いている。彼は、Xq28遺伝子で説明できるのは、男性母集団全体の性的指向のうち少なくて一〇パーセント、多くても八〇パーセントだけだろうと述べた。

この裁判に巻きこまれただれもがおそらく認めていたことは、性的指向の生物学理論はゲイの権利に対して「有益」であり、一方で環境理論、とくに選択の可能性があるものは、「害悪」であるということだった。このことは、ともすると、法的な保護はゲイ男性にまで広げられるべきだが、レズビアンまでは広げられない、という可能性への道をひらいてしまう。たとえば、つぎのようなやりとりがジャド・マーマーに対する反対訊問で行なわれた。

Q：マーマー博士、私が思うに、あなたは午後の早い時間に、同性愛に選択の要素はないと証言しました。私の記憶は正しいですか？
A：正しいです。同性愛指向についてですね。
Q：選択の要素はないのですね？
A：そうです。
Q：女性の同性愛はいかがですか？　それは選択の問題ですか？
A：ときどきは。
Q：あなたが「女性の同性愛には、内気、欠点、拒否されることへの恐怖、適当な男性がいないなどの理由で異性愛の親密さや愛情が得られないと感じるので、同性愛を選択した人がいる可能性がある」と言ったのは確かですか。確かにいいましたね？
A：はい。それは女性がするには厳しい選択です。もう一度言いますが、それはそれらの理由からそのような選択をしなければならない異性愛の女性についての話です。
Q：しかし、彼女たちは同性愛行動をすると選択したのですか？　はいかいいえで答えてください。
A：私がはっきりさせたのは、女性たちは選択でレズビアンになることがあるが、ゲイ男性たちは自分の性的指向を選択できないということです。
Q：だから、ゲイ男性とレズビアンたちには違いがある。そう言いたいのですね？
A：そうです。
Q：それでは、彼らは異なった集団なのですね？
A：違いはあります。男性同性愛と女性同性愛を完全に並行して語ることはできません。

マーマーは、同性に性的に惹かれる経験をする素因としての同性愛指向と同性愛行動を区別することに関して混乱してきたようだった。実際、ウェソキーはマーマーによる一九八八年の記事からの一節を見つけていた。そこでマーマーは「同性愛は同性の人との性交渉を含む行動として特徴付けることができる」と書いていた。この行動に基づく定義（マーマーは裁判で否認した）は、「疑わしい」クラスの事例にとって一見ためになるようで実は破滅をもたらすのである。

ＡＰＡによって同性愛がリストからはずされてから二〇年たったが、被告側はこの決定にいたるまでの駆け引きのいくつかを再討議するのがよいと考えた。ロナルド・ベイヤーによるこの決定に関する本（注26）を徹底的に調べることで、ウェソキーはそれをゲイ・アクティビズム、あるいはゲイの背信行為の所産としてさえ描いた。彼は、リストからはずすための支持を乞う手紙がどのようにマーマーと二人の協力者によって署名され、ナショナル・ゲイ・タスク・フォース（National Gay Task Force）が資金を負担して――手紙自体には出資者ははっきりとは書かれていなかったが――送付されたか、という話を詳述した。ウェソキーの書き方では、アメリカの精神分析医たちはマーマーとゲイの圧力団体にだまされ、それ以来ＡＰＡの決定をくつがえしたくてうずうずしているということになる。

二人の専門家――私自身とウィリアム・バイン〔訳注11〕――はその裁判に同席しなかったが、それにも関わらず、不在のうちに証人になった。グリーンとヘイマーの両者は私の研究を長々と検討し、私が性的指向とは関係のない病気の効果を検出している可能性といった、それなりに正当な批判からそれを弁護しなければならなかった。バインは被告側の証人になった。つまりウェソキーが、バインのいくつかの議論は生物学的な視点に挑戦するものであると述べたのである。これはおそらくバインに対して、二つの理由で不公平だった。第一にバインはゲイの権利を支持する人物で、自発的に被告側の証人をするはずがない。第二に、バインはいくつか生物学的な方法論を完全に否定するようにみえる発言をしているが、彼の議論の主な論点は、使われた実験手法が十分かどうかに対する疑問であり、性的指向が確立されるときの遺伝子やホルモンなどの役割を否定しているわけではない。実際のところ、彼のこの話題に関する論をどう拡大解釈しても、「生物学的な」過程と、環境あるいは文化的な過程の相互作用の結果として性的指向が現れるということになるのである（注27）。

ジェフリー・ベイレス判事はその判決において、ゲイの人びとを「疑わしい」クラスとして認めなかった。その理由は「変更不可能性」の議論のいかなる弱さとも関係なく、彼の見解では、ゲイの人びとは、高度な監視が必要となるほどには、政治的に無力というわけではないからであった。しかしベイレスは、第二修正は平等保護を別の基盤で侵害していると判決を下した。つまり彼は、それがゲイの人びとが政治に参加する基本的権利に干渉していると判決を下したのだ。一九九四年にコロラド州最高裁はベイレスの判決を支持した。この事件は合衆国最高裁に上告され、一九九五年の秋に口頭弁論が開かれた。本書執筆現在、最高裁においては依然として係争中である［訳注12］。

ゲイの結婚

いくらか通常とは違う経路から科学を持ち出した平等保護の事件は、同性婚の権利を扱ったハワイ州の事件であるビーア対レーウィン裁判だった。事実審裁判所ではこの権利に関する原告の訴えを退けたが、ハワイ州最高裁はその第一審判決を無効にした。裁判官たちは、異性との結婚を許可する一方で同性婚を禁止するのは性別に基づいて差別している、と宣言したのである。つまり女性と結婚できなかった女性は、彼女が女性だから差別を受けていたのだし、男性と結婚できない男性も同様だったのである。このように個人の性的指向は、問題になっていなかった。性別はハワイ州憲法では「疑わしい」クラスなので、裁判所はハワイ州に対して、政府は同性婚を禁止するための必要不可欠な利益を示さなければならないと言った。そこでハワイ州議会は、そのような利益（生殖における州の利益）とみなされるものを考えつき、再審理は一九九六年に予定されている［訳注13］。

平等保護の分類として性的指向ではなく性別を使うのは興味深い。なぜならば同性の性交を禁じ、異性のソドミーを禁じないソドミー法の事例など、他の文脈でもひょっとしたら使われる可能性があるからである。しかしそれに加えて、ハワイ州最高裁判事の一人であるジェイムズ・バーンズ判事は、憲法における「性別」の概念の使い方の拡大を示唆する同意意見を書いた。彼は次のように書いている。

> ハワイ州憲法で使用されているところでは、「性別」は何に言い及んでいるのだろうか？　私の見解では、「性別」に対してハワイ州憲法が言及していることは、「生物学的に運命付け」られた各個人の「性別」に関するすべての側面を含んでいる。ある人が生まれた時に男か女かというのは「生物学的に運命付け」られている。したがって、「性別」という言葉は男女の差を含意する。他に「生物学的に運命付けられた」ある人の「性別」の側面はなにかあるのだろうか？

バーンズ判事は私の視床下部の研究を引き合いに出し、違いは「男女間ではっきりした」脳の構造の一部であるという点について、とくに強調した。彼は遺伝子の研究にも言及した。彼は続けた。

もし異性愛、同性愛、両性愛、アセクシュアリティ〔訳注14〕が「生物学的に運命付けられている」のであれば、「性別」という言葉はそれらの違いを含むはずである。それゆえ、異性愛、同性愛、両性愛、アセクシュアリティが「生物学的に運命付けられて」いるかどうかというのは、この事件で提示された問題に答えるために確定すべき事実に関する重要な問題である。もし答えがしかりであれば、個々人の「性別」は「生物学的に運命付けられた」男女差と、「生物学的に運命付けられた」性的指向の差の両方を含むことになり、ハワイ州憲法はおそらく政府が異性間のハワイ州市民法律婚を許可し、同性間のハワイ州市民法律婚を許可しないという性的指向に対する差別を禁止するはずである（注28）。

バーンズ判事の意見は、現代の法学の中で、ヒルシュフェルトによる同性愛の「第三の性」モデルがゲイの人びとの法的保護の根拠になるのを認めることになるかもしれない。彼の意見が潜在的に持つ効果は相当なものだ。たとえばもし同性愛が、「生物学的に運命付けられている」と示されたならば、バーンズ判事の論理によると独身者のゲイの人びとですら、（少なくともハワイ州では）「性別」の分類のもとに保護されるべきことになる。その結果、保護は雇用や住居のような範囲まで拡張されることになるだろう。さらに性的指向に関する科学的な諸発見が法的に重要かどうかは、それらの発見がどの程度「第三の性」のモデルを支持しているか次第、ということになりそうだ。たとえばＸq28にあるヘイマーの遺伝子が性ホルモン受容体だと判明し、性分化のどちらかの道筋に脳を導くのだとすると、彼の発見はバーンズ判事の見解を強めることだろう。一方で、もしその遺伝子がはっきりと性分化に関与していないと分かれば、この発見は実際にその見解を弱めるだろう。つまりそれは、同性愛が「生物学的に運命づけられていること」を支持するだろうが、生物学的な運命づけと性差別問題の関連を弱めるのである。

多数意見はバーンズ判事と同様の理由付けをしたわけではないだろうから、これらは根拠のない予測である。しかしながらそれは、科学者自身が予測できないような方法で、裁判所が科学的発見を用いるかもしれない、ということを示すものだ。

政　治

本章はなにより裁判による法の形成に焦点を絞ってきた。なぜならゲイに賛成あるいは反対する議論が、最も正確に定式化されるのはまさにここだからである。しかし、ゲイの権利は立法の過程にも――ことによるとずっと強く――影響される。もし議会がゲイの人びとの名誉を重んずる法律を作るよう説得されるとしたら、変更不可能性といった憲法上の問題は無関係なものになるだろう。実際には、反ゲイ的な差別を促進あるいは制限する法律、条例、規則の可決と廃止は、現在では立法者や有権者の注意を強く喚起する。ある人の性的指向を決定しているものについての信念が、この過程で主要な役割を担う。

最近の性的指向に関する生物学的報告の波に対する、ゲイに反対する政治家や活動家の反応はいつでも一様に「そうではない！」だった。元アメリカ副大統領ダン・カイルは、一九九二年に脳と遺伝子の研究について尋ねられたとき、「それは生物学的状況というよりむしろ選択……悪い選択なのである」と述べた（注29）。ゲイに反対する「伝統価値保存連盟（Traditional Values Coalition）」の指導者であるルー・シェルドン師は、この問題について自分の見方を次のように表現した。

ジェンダーの自己認識は環境の中でなされるようなものである。現在、私は遺伝子やホルモンがそれに関係しうると考える。しかし、異性に惹かれる感情が起こらないとき、同性愛者がジェンダーを自己認識すること、あるいはそのための葛藤は、ある人が与えられた環境の中で自分で作り上げるようなものなのである。私はアルコール中毒者も、売春婦もその他の行動に基づく集団も、どれも彼らの行動により特別な保護の権利を要求しているのを認めない。たった今、ロサンゼルス統一学校区［訳注15］は六月を「ゲイおよびレズビアン尊厳月間」にすると宣言した。これは実に不快なことである。なぜか？　理由は、感受性の強い子どもたちがいる。そして彼らとその親の税金があり、それがひとつのライフスタイル、ひとつの価値、ひとつの信念――宗教ではないが、宗教のようなもの――を押しつけるために使われているのだ（注30）。

シェルドンのような反ゲイの活動家は、成人の同性愛と学校システムに焦点を絞って活動しているのだが、成人男女の性的指向が本当に根深いものであり、変えることが難しいということを容認するのはいとわないかも知れない。「私は自分の成人期すべてで異性愛者であった。したがって私は型にはまっている。それはドイツ語やフランス語を明日から流ちょうに話し始めることができないことに似ている」とシェルドンは語った。しかしシェルドンのような人々にとっては、成人の性的指向の固定性は、差別を撃退する理由となるのではなく、むしろ子どもたちをゲイ賛成にまわすような影響力から子どもたちを守る重要性を高める理由となるのである。ゲイの教師や同性愛を肯定する立場の公教育労働者すべての解雇を命ずるよう言い出した、一九七八年のカリフォルニア州での「ブリッグス・イニシアチブ」以来、シェルドンは指導的な力をもっていた。その発案は失敗に終わったが、シェルドンはその後ゲイに反対する動きの中で国民的な人物となった。一九九五年に彼は公立学校のシステムの中でゲイを肯定する主張について、議会の公聴会を開くように下院議長ニュート・ギングリッチを説得する一助をなした。一九九五年の一一月二日にシェルドンは、祈禱ために下院議会に招かれた。「彼の神への献身と、強い道徳的信念はわれわれ全員にとって鼓舞激励となるものである」と、シェルドンを招いた共和党のカリフォルニア州選出下院議員ケン・カルヴァートは述べた（注31）。

キリスト教右派は、同性愛は「選択された生活様式」だという理論に非常に力を注いでいるが、その理論はゲイの人びとのセクシュアリティを人間存在にとってとるに足らないものにすぎないとする。したがってゲイに好意的な活動家に共通する反応は、大部分のゲイたちが自分自身について信じている、同性愛は自らのアイデンティティの核心の一部だということを力説するということである。したがって「そのように生まれついた」という主張は、ちょうどウルリヒスとヒルシュフェルトの時代からそうだったように、ゲイに好意的な人たちの政治運動では主要な考え方である。私にはそれだけが自然でふさわしく思われる。科学の知見が「生まれつき」という議論をどの程度支持するかということに、科学はうまく使われる。

同時に性的指向の発達については、かなりの部分が説明されずに残っているのを認める必要がある。さらにゲイやレズビアンになるうえで、選択がひとつの要素であったとか、ゲイ、レズビアン、同性愛、異性愛というカテゴリーは無意味であるか、単なる抑圧のための手段にすぎないと信じる人びともいる。そのような人びとにとって「生まれつき」という主張は、自己肯定というより防衛であったり、ご都合主義を感じさせるものなのかもしれない。幸い、利用可能な論拠は他にもたくさんある。たとえば、ゲイの人たちのプライバシーの権利と表現の自由、社会においてゲイの人びとをかかえることから実際に得られる利益の論証、他の排斥された集団への相互援助の働きかけなどである。これらの主張は、もし「生まれつき」の主張に備わっていると思われるほどの決定打がないとしても、より広く誰もが扱える議論なのかもしれない〔訳注16〕。たとえばゲイの人たちを社会にかかえる利益は、単純にすべてのレズビアンやゲイ男性が人生を進めるその様子によって主張できる。これに対して「生まれつき」という主張は、専門家の判断に依存しているように思われる。

まとめ

現在ゲイの権利をめぐって争われている法的な戦いにより、問題に決着がついたり、何らかの包括的な解決策が引き出されることになるであろうが、いつそのように解決されるのか、またどのような形になるのかはまったくはっきりしない。より多くの科学的データがあったり、存在するデータをより説得的に提示したり、あるいは単により多くの好意的な裁判所の審理があれば、ゲイとレズビアンは保護されるクラスとして認識されるだろうし、彼らに対する差別を許す法律は廃止されるだろう。私の考えではそのような成果は非常に好ましいものであり、社会的・政治的アイデンティティを確立しようとするゲイの人たちの長い苦闘に対する、正当な報いとなるであろう。

実際にはそのような成果は、近い将来にはとくにありそうもない。最高裁は保護されるクラスのカテゴリーを拡大することにも、ゲイの人びとに特別な配慮を与えるのにも躊躇している。判決文の上では、ハードウィック判決はアイデンティティというよりも行為に関するものであったにもかかわらず、この判決が有効である間は、合衆国最高裁がゲイの人びとに対して保護された地位を完全に認めることは、ほとんどありえない。なぜならゲイの人びとは性的欲求によって明らかとなるが、ハードウィック判決は、実際にその性的欲求が肉体を通じて表出されるのを禁止すべきだと、明らかに認めているからである。現在の裁判所の保守主義や、司法の自律を州に譲る傾向の増加といった別の要素も、レズビアンやゲイ男性たちが厚く保護されるべきクラスとして、ただちに認められるのを阻んでいるようだ。以上のようなことを考えると、変更不可能性の問題とそれに関係する科学的証拠が、ゲイの権利を巡る訴訟の中で決定的な役割を担うことは近い将来にはないだろう。

疑わしい分類法理の適用を求めることや、その際に変更不可能性についての議論を持ち出すことが、ゲイの権利を巡る訴訟に対するアプローチを根本的にだいなしにしていると信じている人もいる。たとえば、法律学者のジャネット・ハレーは「穏健な」社会構築主義の見地から、変更不可能性の主張に対して詳細にわたる批評を著わした。その結論で彼女は次のように書いている。「疑わしい」クラスの分析は、（最も正しい解釈をすれば）国家の財源が社会的ヒエラルキーを強め、追認し、承認するのに使われているかどうかを問うものである。ゲイの擁護者の一部は変更不可能性をもちだして、「疑わしい」クラスの分析を行っているが、そのような変更不可能性を主張したところで、卓越した結果をひとつももたらさなかった。なぜなら変更不可能性の主張は、本来の分析にはほとんど何の関係もないからである」。（注32）

（法律家ではない）私にとって、これは間違っているように思われる。「疑わしい」クラスに関する分析は、ある国家の施策が社会的ヒエラルキー一般を補強するために使われているかどうかを問うているのでなく、不公平なヒエラルキーを補強するために使われてきたかどうかを、とくに問うのだ。ひとつの明白なヒエラルキー――社会経済的な状況――は、「疑わしい」クラスの分析に干渉されることはない。というのも（考えを進めると）このヒエラルキーは、それが進取の精神や一生懸命働くことで地位を良くしている人たちに報いるという意味において、正当なものだからである。それゆえ、社会経済的なヒエラルキーを補強する財産法は合憲なのである。同様に、監禁におけるヒエラルキー（自由／保護観察下／服役中）は、人びとが犯罪に関与しなければ監禁されなくてすむという意味で、正当なヒエラルキーだと考えられている。「疑わしい」クラスの分析は、起草者たちが憲法に持たせようとした平等な保護を、道徳的な面から詳細に述べる努力であり、変更不可能性の問題――あるクラスから別のクラスへ変動することが不可能だということ――は、確かに唯一の要素ではないが、その道徳的な面において重要な要素である。

キンゼイ・スケールに基づいた社会的なヒエラルキーは、国家が強く補強する不公平なものだ。不公平な側面の一つは、ゲイの人たちがゲイになることを選ぶわけでも、ゲイであることから逃れる力を持っているわけでもない、という事実である。そうした単純な意味で変更不可能性は、平等な保護が成し遂げようとしていることと深く関連しているのである。

またハレーは、ある人が同性か異性のどちらに性的魅力を感じるかという意味において、その人の性的指向は本当に変えられないものであったとしても、国家が補強するヒエラルキーはまた違ったものなのだと主張した。つまりそれは、性的な行動や、自分自身をゲイとストレートのどちらと称するか、クローゼットの中にいるか外にいるか、ゲイの組織に参加しているか、していないかといったことに基づいたヒエラルキーである。法律が関係してくるのはこのようなカテゴリーに対してであり、それらは変更可能なので、個人の性的感情が変更不可能だとしても、概して無関係だというのである。

確かにここにはいくらかの真実もある。国家は青年たちに、わき起こる感情について質問して、その結果に基づいて、恵まれたあるいは恵まれない地位に彼らを割り当てるわけではない。そうではなくて、待ち伏せしていて、その青年たちが言葉や行為を通じて自分の性的指向を明かすのを待っている。ここで問題となるのは、性的指向と実際の性的表現の間に溝がある場合に、「疑わしい」クラスを考えるときに、性的指向の変更不可能性を持ち出すのが見当違いということになるのか、ということである。

第1章で見たようにヒルシュフェルトは、完全な同性愛者の場合、生物学的な性的衝動が強烈なので、同性愛行動が多かれ少なかれ避けられないのだと主張して、この溝に橋を架けようと試みた。このように主張することで、異性愛者たちに対して、ゲイの人びとには異性愛者たちと同じくらい強い性的衝動があることを明示するのには役に立った。しかし自由に選んだ行動と、性的指向と必然な結びつきがなくてもそこから派生するであろうあたりまえの行動が、それぞれどの程度の範囲なのかについては、実際のところ主張しなかった。

私の見るところ、変更不可能性により性的指向そのものは厚く保護されているが、それを超えて、より広い行動領域までなにげなく保護している。同性愛だからといって、否応なくマイケル・ハードウィックが同性同士のソドミーを犯したのではないし、ジョセフ・ステファンが彼を指揮する将校に自分がゲイだと言ったのでも、ニニア・ベアと彼女の友人が同性婚の許可を要求したのでもないが、同性愛は彼らの行動に強く関連するものだったのだ。彼らはそういった行動をしないようにすることもできたが、一方で、同性愛感情を経験したことのない人がそれらを行うことはまずなかったはずだ。これらの行動は、ゲイの人びとにとって自然であたりまえの行動だったのだ。

社会構築主義の思想が変更不可能性による主張をむしばむという事実は、私の見解では、その思想学派が実際に重要な問題に臨んだ際の弱みを露呈しているということになる。なぜなら社会構築主義は、人間のアイデンティティを、個人とその環境との界面に凝結してきた一種の殻と見ており、その殻の内側にはブラックホールがあって、そこからは何も現れないとしているからである。しかし実際には、われわれは核となるアイデンティティがあり、そこでわれわれの性的指向は一つの重要な要素となっており、外界に放散してわれわれの人生を大いに特徴付け、活気づけることで、それぞれの人生をかけがえのないものにする一助となっている。この核となるアイデンティティがわれわれの行動選択にどう影響するかは、行動に根ざしたカテゴリーが合法的に差別の対象になるのかどうかを判断する際に、考える必要がある。しかし同時に、核となるアイデンティティの変更不可能性は、そのような判断に十分な論拠とは成り得ないのも事実である。

ゲイとレズビアンが「疑わしい」クラスであるという認定を裁判所が拒否したとしても、平等保護を求める訴訟は、まだ多くのことを達成する可能性がある。基本的権利を求める道は、コロラド州憲法第二修正を巡る判例に実を結んでいるようだし、もっと一般的にそのような成果が出るかもしれない。そして、どのような集団にも権利があり、いかなるグループにでも適用できる根拠が、合理的かどうか検討するのは、おそらくゲイとレズビアンが制度化された偏見という最悪の形から逃れる手助けとなるだろう（注33）。

「疑わしい」クラス、あるいは「準・疑わしい」クラスを受け入れるよりもむしろ、裁判所は、ゲイやレズビアンと他のグループの両者に対して、より「関連性を基準とする」平等保護観へと動く可能性もある。そのような見方では、すべてのグループは「準・疑わしい」クラスとなるだろうし、差別を許容するかどうかは、そのグループを定義する特性が、それぞれの法が関わっている社会機能にどのくらい関連しているかということに、完全に依存するであろう。このアプローチはゲイとレズビアンにとって少し利益がある。つまり軍隊の判例のように、性的指向は問題とはならないという好ましい判例が頻繁に出される可能性があるからである。しかし残念ながら、先に述べたように、関連性というものはあまりにもたやすく「偏見に基づいた関連性」と同一視されるので、単純に関連性を基準とするアプローチをとっても、多数決主義者の偏見に対しては限られた保護としかならない。たとえば軍隊の判例で、ゲイの人びとが実際のところ立派な兵士になったとしても、異性愛の兵士がそうではないと考えてしまえば、軍隊の機能を害するには十分だから、性的指向が問題になると論ずるのは、あまりにたやすいのである。

訳　注

[1] 連邦最高裁判所の長官のこと。

[2] 法廷で決定された多数意見のこと。

[3] 傍点はルベイがつけたものではなく、もともとの判決文についている。つまり裁判所は、それまで避妊具の使用が「夫婦の権利」とされてきていたものを、「個人の権利」として保証すべきだと強調したかったのである。

[4] 日本の政教分離規定にあたるもの。訳注9にこの条項を定めた合衆国憲法条文を記載した。参照のこと。

[5] この最高裁判例はソドミー法を合憲とした下級審の判決を意見をつけずに支持したものである。意見がついていない以上、最高裁の立場を明確に示したものではないが、最高裁がソドミー法を合憲としたものと解釈する者もあった。そうしたあいまいな根拠により逆転判決が出た、ということを原著者はいいたい。

[6] イニシアティブとは所定の数以上の選挙権者の署名に基づき、ある具体的内容を持った法案または憲法改正案を発議すること。ここではゲイに反対する憲法改正案を発議した。

[7] ここは原著では単に「相対多数（plurality）」とだけ書いている。過半数に満たないが一番多数の意見という意味である。実際にはこの判決の結果は、九人中八人が「違憲」という結論に達したが、意見は大きく割れ、違憲論が四人‐三人‐一人の三種類、合憲論が一人の一種類出され

た。「相対多数」意見は四人の裁判官で構成され、この四人がこの引用文の内容を述べている。こうした実情を勘案してこの訳とした。過半数の裁判官の同意の下で書かれる「法廷意見（Majority opinion）」と異なり、相対多数意見は、法としての力を持たない（ただし事実上、法廷意見に準ずる、相当の影響を及ぼす）。

［8］裁判の過程には事実認定と法律の解釈当てはめがある。その内事実認定に関する審判を「事実審」といい、法的安定を図るために解釈に関する審判を「法律審」という。アメリカの裁判では「事実審」と「法律審」は分かれていて、事実審に関して、市民の司法統制の観点から陪審を採用している。

［9］これらの条項については、規定している合衆国憲法条文の訳をつける。訳は松井茂紀『アメリカ憲法入門［第4版］』（有斐閣、二〇〇〇年）によった。

デュー・プロセス条項：「何人も、法のデュー・プロセスによらずして生命、自由もしくは財産を剝奪されない」（修正五条）

「いかなる州も、人から法のデュー・プロセスによらずして生命、自由もしくは財産を剝奪してはならない」（修正一四条一節）

国教樹立禁止条項：「連邦議会は、国教の樹立をもたらす法律……を制定してはならない」（修正一条）

共和政体保証条項：「合衆国は、この連邦内のすべての州に共和政体を保障［する］」（四条四節）

最高法規条項：「この憲法及びそれに従って制定された合衆国の諸法律、合衆国の権限の下で締結され、将来締結される全ての条約は、国の最高法規である。そして各州の裁判官は、それぞれ州の憲法または法律にそれに反する定めがあったとしても、それによって拘束される」（六条）

表現の自由、結社の自由、請願権：「連邦議会は、……言論または出版の自由、平和的に集会し、苦情の救済を求めて政府に請願する人民の権利を縮減する法律を制定してはならない」（修正一条）

［10］ピラルドらによる双子に関する一連の研究（第9章参照）と、ルベイによるＩＮＡＨ3の研究（第6章参照）のこと。

［11］コロンビア大学の神経解剖学者。ルベイの結果を再現しようとしている。

［12］すでに合衆国最高裁がゲイに好意的な判決を下している。つまり、その法律はゲイの人びとの政治参加に干渉しているというのである。日本語版への補遺を参照のこと。

［13］日本語版への補遺参照。

［14］性的な興味を持たない性的指向のこと。

［15］学校区は自治体の一つ。つまり税金をとり、使う。

［16］この部分に関して原著者は「ゲイの権利に関して生物学的な『生まれつき』という見解の他に、生物学にも原因論にもまったく依拠しない議論がある。これらの議論には、たとえば、プライバシーの権利やゲイの人びとが社会に持ち込む利益も含まれる。こうした議論は、社会に貢献できる自分の価値を示すことでゲイ全員がこうした議論をできるという意味で包括的で民主的なのだ」とコメントをしている。

13

科学の虚構《サイエンス・フィクション》——科学の未来《サイエンス・フューチャー》？

同性愛に関する科学的な研究はわれわれをどこに連れて行くのだろう？　人の性的指向が単純な血液検査、脳の断層撮影あるいは指紋の分析で分かってしまう時代へ向かっているのだろうか？　子どもや、あるいは胎児でさえも将来の性的指向を予想できるようになるのだろうか？　なんらかの形の脳の操作や遺伝子改変によって、ある人の性的指向、あるいは未来の指向を変えるのに、技術が使われるようになるのだろうか？　そしてこのような技術開発のどれか一つでも実現したら、善悪どちらに使われるのだろうか？

科学的発見が将来悪用されることへの憂慮はたしかに正当なものだ。われわれは、過去において、同性愛の原因に関して主張されたことが、しばしば「治療」の試みにつながった過程を見てきた。フロイトの精神分析理論は「語りによる治癒」へと導いたし、行動理論は嫌悪療法へ、内分泌理論は臓器療法へ、脳の理論は神経手術による「療法」へと導いた。遺伝理論がこの点で遅れをとったのは、最近までヒトの遺伝子を操作する技術が存在しなかったからにすぎない。

ゲイの劇作家ジョナサン・トリンズが私の視床下部の研究が出版されたすぐあとで書いた『ゴールド家のたそがれ（*The Twilight of the Golds*）』では、この種の研究の結果はことさらに暗く描かれている。近未来と思われる場面で、この劇はゲイの男性デイヴィッドとその姉妹で妊娠中のシュザンヌに関わるものである。シュザンヌの夫で生物工学企業の管理職のロブは、彼女の胎児を企業の科学者ロッジ博士が開発した最新の検査にかけるようシュザンヌを説得する。結果はおもわしくないものであった。

ロブ：たぶんデイヴィッドみたいなんだろう。調べた染色体を、コンピュータに集約したデータと照合したら、統計的にそのような（遺伝）形質に連鎖しているいくつかの遺伝子がこの染色体にあることが分かったんだ。それから、この結論を二重にチェックするために、脳の磁気画像を調べたんだ。そしたら見ろ、こんなに早い発達段階でも、視床下部の大きさが平均よりずっと小さかったんだ。それに、左右の大脳半球皮質をつないでいる脳梁は、普通より有意に大きい。これはふたつとも最新の研究と合致してる。こうして得られた情報を総合して、ロッジ博士はそう結論したんだ。
シュザンヌ：まあ！
ロブ：彼は九〇パーセントの確率だといっている。でも、彼はうぬぼれが強いからね。わかったもんじゃないよ。といっても、証拠を見るかぎりそういうことになるわけだ（注1）。

堕胎を迫る夫と胎児を救おうと彼女に懇願するデイヴィッドに引き裂かれて、シュザンヌはほとんど手遅れになるまで揺れ動く。結局、彼女は中絶を選ぶが、合併症で彼女は不妊になってしまう。デイヴィッドはこの事件で家族と疎遠になるが、後に彼が知るのは、ロッジ博士自身がいわばゲイ——つまりデイヴィッドの見解では、彼はユダヤ人社会における「非セム語系のユダヤ人」に相当する同性愛者だ［訳註1］ということだったた。

現実世界でも、トリンズの憂慮を裏書きするような声も、たしかにある。たとえば、一九九一年に英国（正しくは連合王国）のユダヤ教首長ヤコボビッツ卿が、下記のような声明を出して、私の研究（と双子の研究）のニュースに反応した。一部を引用すると「もし遺伝子操作を何らかの形で使ってこれらの傾向を取り除くことができるのなら、われわれは——治療の目的でなされる限り——そうすべきだ」。一九九三年にイギリス・ユダヤ教会「閣議」における医療倫理の主任勧告者であったラビ［訳註2］のニッソン・シュルマン博士は、提案された計画は強制ではなく随意とすることを明白にしながらも、ヤコボヴィッツの発言を支援した。彼は報道関係者に「遺伝的な介入操作を行って、ある人物が、自分では克服できない不自然な傾向を自分の自由意志で治療するのを助けられるのなら、また、同性愛の子どもをもつ性質を「もとにもどす」のを助けられるのなら、そのときには彼がそうできるようにしておくべきだ」と語った。しかし、彼はこの結論を達成する手段として中絶は除外した（注2）。

性的指向を検定する技術

ある人の性的指向をみつけるのに直接的でまずまず信用できる方法がすでに一つある。つまり、それはただ単に尋ねればよいのだ。大人ならほとんど誰でも、男と女に向かう相対的な性関心の強さをはっきりと意識していて、質問に対する返答を言葉に表わすことができる。しかし、こんな質問はあまり表立って問われるわけではない。私の知るかぎり、現代のアメリカにおいて、さまざまな職業でその職に就こうとしている人が、このことを日常業務として訊ねられるようなものではない——軍隊（一九九三年以後）、ボーイスカウト、ローマ・カトリック教会でさえそういうことはない。また、医療または生命保険、結婚証明、帰化、その他多くの社会的特典のための申請にあたっても、そういうことはない。

もちろん、人は簡単にウソをつくので聞いてもしかたない、ともいえるだろう。数え切れないほどの軍隊の新兵が、その質問がなされていた時代にはウソをついていた。しかしそうだとしても、プレチスモグラフ［訳註3］があるわけだ。クルト・フロイントによると、同性愛が「治った」と主張する男たちでさえ、この機械で検査すれば真の性的指向を露呈した（第2章参照）。しかし、プレチスモグラフも、研究目的以外では使われていない。そういうわけで、見たところ一般に人の性的指向を是が非でも明らかにしようとする欲求はないのだという単純なことなのか、あるいはたとえそれがあっても、法律や社会的慣習でうまく抑制されてきたということになる。ゲイやレズビアンたちに対する差別ははびこっているが、一般的には、ゲイだと知られていない人びとの同性愛をあばき出すという形はとらない。この事実だけでも、ゲイの人びとをそう同定して、彼らの利益をそこなうために、将来研究が用いられるのではないか、という不安は軽減されるはずだ。

性的指向と関係していると思われる生物学的な指標の中でも、指紋、脳の構造、遺伝マーカーの三つは、とくに注目に値する。これら三つすべてについて本書では、いまだ追試による再現のない最近の研究について論じているので、それらの研究で報告されているような差が確かに確実なものであり、将来の性的指向検定の基盤になるとはまだ言えない。また、これらの報告はどれもレズビアンたちに関するものではない、というのも心に留めておくべきだ。

ホールとキムラが報告した指紋の違い（第7章参照）は、本質的に統計的であり、個人に応用しても予言力はほとんどない。よりはっきりと区別できる別の掌紋学的な性質が認められるようになるかもしれない、ということもあり得るが、左右差効果は一般に弱い傾向にあるのでそれは疑わしく思われる。

私の研究（第6章）で報告したようにゲイとストレート男性の視床下部の違いはかなりのもので、被検二群の重なりは少なかった。つまり、INAH3には「閾値」が見られ、調べた一六人の異性愛者のうちわずか三人だけがその閾値を下回ったし、一方で一九人のゲイのうちわずか三人だけがそれを上回った（また、この三人のうち一人は両性愛者であった）。しかしこのことが、INAH3の大きさが有用な診断的検査の基礎となりうる、というのを意味するわけではない。一つには、ストレート男性の総数はゲイ男性の総数をはるかにうわまわるので、INAH3が非常に小さい人びとの間でさえ多くのストレート男性がいるはずである。それゆえ、この検定の眼目がゲイ男性をそれと特定することにあるのなら、偽陽性の結果が多数出るだろう。さらに、ＩＮＡＨ３は小さな核で（直径一ミリメートル以下）、繊維束や水分の多い脳室によってはっきりと区画されていないので、ＭＲＩや他の走査技術で画像化できない。少なくとも近い将来、生体のＩＮＡＨ３を測定するのが可能になることはないだろう。

ゲイとストレートで違いがあると報告されている脳の構造にはそれ以外にも前交連があり、ＭＲＩで走査して可視化し測定できる。しかし、アレン〔訳注４〕らが報告した違いは非常に小さく、（ゲイとストレート間での）重複部分が非常に大きいので、この構造の大きさを基礎にしても、情報の得られる検査は期待できそうにない。

脳の構造よりも脳の機能を画像化する技術から有用な情報が得られるかもしれない。このような技術には陽電子放出断層撮影法（positron emission tomography, PET）、脳磁気図（magnetoencephalography, MEG）、および特殊な様式のＭＲＩがある。また、脳での性ホルモンの受容体の分布を画像化することができる単光子放出断層撮影法（single photon emission computed tomography, SPECT）のような技術もある。これまで、これらの方法が人のセクシュアリティの問題を研究するのに応用されたことはないが、それがこれからあってもおかしくはない。それによって人の性的指向についてどのような情報が得られるかは、さだかではない。

最も興味ある疑問は遺伝マーカーに基づいた検査の開発にかかわる。同性愛の遺伝性は男性でもせいぜい五〇パーセントで、おそらく女性ではそれ以下なのだから、そんな検査が完全に正しいとはいえないことは分かっているが、それでもいくつかの状況で有用な情報を与える可能性がある。

現時点では、現実の遺伝子は同定されておらず、ただＸ染色体のＸｑ28領域にある遺伝子のおよその位置が同定されているだけである。しかしある一定の限定された状況では、この知識でさえなんらかの情報を与えることもありうるだろう。たとえば、一九歳、一七歳、一一歳の三人の息子がいる家庭を想像してみよう。二人の兄は同性愛者だが、年下の少年は彼が何であるかをまだ知らない。遺伝的な分析によって年下の弟の性的指向を予言できるだろうか？

兄弟の研究にもとづくと、単純にゲイの兄弟を持っているがために、この年下の子はゲイになる確率が二〇から二五パーセントある。ところが、Ｘｑ28マーカーを分析すると、この予言はかなり精緻なものになるだろう。もし（ディーン・ヘイマーの結果が正しければ、大部分の事例で当てはまることだが）二人の兄が同じＸｑ28マーカーを持っていれば、これらのマーカーは彼らが母親から受け継いだ「ゲイ遺伝子」に連鎖しているというのを仮定して、考えを進めてもよいことになるだろう。下の弟がそれとは異なるＸｑ28マーカーを持っていれば、この遺伝子を受け継いでいることはまったくありそうもないことだろうし、ゲイである可能性も二〇から二五パーセントを——おそらく大きく——下回るだろう。他方、彼のXq28マーカーが兄たちと同じならば、ゲイである可能性は二〇から二五パーセントより——おそらく大きく——上回るだろう。正確な確率はXq28遺伝子の浸透度［訳註5］についての情報によるだろうが、この情報はまだ報告されていない。とはいえこれまでに知られたことから十分に示唆されることは、Xq28マーカーの検査が持つ判別力は、このたいへん特殊な状況では非常に有効なものだろう、ということである。下の弟が胎児であっても同じことがいえるだろうが、胎児に二人の兄があって、彼らが自分がゲイだと分かるほどすでに成長しているという状況は、たぶんあまりないことである。

Xq28の結果が確認され、その遺伝子（一つまたは複数個）自体が同定されれば、兄弟を引き合いに出さなくても、ある個人がもっているその遺伝子が「ゲイ型」かどうかを判別できるようになるだろう。したがって、ゲイの兄弟がいない成人男性（あるいは将来的には少年や男性の胎児）の性的指向に関して有用な情報が得られると思われる。現時点では、ゲイの兄弟がいない男性がゲイになるのにXq28遺伝子がはたしてどのくらいの役割を演ずるかは定かではないが、このような男性の中にはそれが一役買っている人もいることだろう。なにしろ、多くの男性には兄弟がひとりもいないのである。ということは、もし彼らに兄弟がいたとしたら、そういった兄弟の中には間違いなくゲイがいるだろうし、彼らは、Xq28が一役買っていることが既にわかっている男性群に入ることになるであろう。さらにいうと、おそらく男女どちらでも、性的指向に関与している他の遺伝子が同定される可能性は高い。だから性的指向の遺伝的な検査の性能は、間違いなく向上するだろう。前にも強く述べたように、それらが一〇〇パーセント近い確実さになることは決してないだろう。しかし、遺伝学的な検査、脳の画像検査などを組み合わせて用いると、どれか一つの検査で得られるよりも高い精度を実現できるだろう。

性的指向を変える技術

前章までに、性的指向の研究から生まれたさまざまな方法でゲイの人びと（おもに男性）を異性愛に変えるいくつもの試みを紹介してきた。これらの試みはすべて、私に確認できる限り、不成功に終わっている。しかし、さらに研究が進んで、性的指向を変えられるようになる可能性を無視すべきではない。

性的指向は、INAH3やそれと結合する構造など脳にあるいくつもの核の大きさや機能の状態に影響されると仮定してみよう（あくまでも憶測である）。ゲイ男性たちでこれらの構造を変えることはおそらく不可能ではない。おそらくゲイ男性たちの脳に神経細胞を移植し、ＩＮＡＨ３や他の構造の大きさを異性愛に興味を抱くようになるまで増やすことができるだろう。もしゲイとストレートの男性の違いが遺伝的なもの——たとえば、脳のこれらの領域にある神経細胞が発現しているレセプターの違い——であれば、移植された細胞が「ストレート型」のレセプターを発現するよう遺伝的に操作できるかもしれない。

これはバカバカしく、実現するはずのないサイエンス・フィクションのように聞こえるかもしれないし、おそらくそのとおりである。しかし実際に、似たような転換は実験動物では、すでに行なわれている。交叉上核（suprachiasmatic nucleus）として知られている視床下部の細胞群がある。これは日周活動の概日リズム［訳注６］を制御するのを助けている。ある系統のハムスターは、一日の長さが普通二四時間のところ二〇時間になるという異常な概日リズムをもつ。これらの動物の交叉上核を破壊し正常なハムスターの核をそこに移植すると二四時間のパターンに戻すことができることが実証された。つまり、移植した神経細胞がホスト動物の脳と一体化して、欠損していた神経の機能を担うのだ（注３）。移植はヒトでさえも成功している。というのは、胎児の脳細胞をパーキンソン病の人びとの脳に注入すると、症状を緩和するのに役立ったのである。同様の手段で人の性衝動を変化させられるとも考えられそうだ。

もう一つの可能性として、脳細胞を移植するのではなく、ゲイの人（成人、子ども、あるいは胎児でさえ）に、「異性愛」の遺伝子を挿入することができるかもしれない。この操作は、脳の特定の部分に遺伝物質を直接注入する「in situ 法」、あるいは適切な脳細胞に拾い上げられ、転入できるようにタグ（宛先札）をつけた遺伝物質を血流に注射する全身方式により行なわれるだろう。*in situ* 法は嚢胞性繊維症（注４）（cystic fibrosis）を治療する試みにすでに使われているが、全身法は現在も開発中である。

このような純粋な遺伝子に関する技術が、とくに成人で働かないかもしれない理由はたくさんある。性的指向に影響を与える遺伝子（一個または複数個）は、通常、胎児が発育する間に効果をあらわして、異性愛や同性愛に向かう傾向が確定するよう脳の配線を進める。このような場合には、成人に新しい遺伝子を加えてもなんの効果も期待できない。たとえば、ＩＮＡＨ３がゲイでストレートの男性よりはるかに小さいという事実は、ゲイ男性では神経細胞の数が少ないというのを示しているかもしれないが、いくらＤＮＡを注入しても成人の脳に新しいニューロンが現れるわけではないだろう。

これらのシナリオは、それらがうまくいこうがいくまいが、不安をかきたてるものだ。ここ一〇〇年間にあった多くのゲイの人びとが被った害は、成功しないような、あるいは不必要な同性愛「治療」を行なってきたことに原因がある。この種の苦しみが来世紀も続くかもしれないという考えは、忌まわしい。

遺伝子プールから同性愛遺伝子を取り除く

同性愛に対する技術的な決定打は「ゲイ遺伝子」を人から完全にとりのぞく試みだろう。すべての同性愛には遺伝的な素因がいくらかは関与しているというのであれば、これらの遺伝子を除去してしまえば、将来の世代にはゲイがいなくなるはずだ。

これを行なうためのハイ・テクならぬ「ロー・テク」で非効率な道は中絶によるものである。胚や胎児が望ましくない遺伝子を持っているかどうか常時検査し、もしそれを持っているのが分かったら、その胚や胎児を破壊する。より洗練された手法には、初期胚を検査し、「ゲイ」遺伝子があれば「ストレート」遺伝子で置きかえることなどがあるだろう。こうすれば、結果として発生してきた胎児の、生殖系細胞（卵や精子のもと）も含む、すべての組織から「ゲイ」遺伝子がなくなり、それゆえ、さらに成長した大人はそのような遺伝子を子孫に伝えることができないだろう。さらに他の方法としては、受胎（妊娠）前に精子や卵にこの手法を適用することもあるだろう。おそらく、この種の手法は同性愛を除去するのに用いられるだけでなく、受胎（妊娠）の前から直後にかけて、全般的な遺伝性のDNA浄化の一部としても用いられるかもしれない。この種の浄化を行なう技術は、きっと、来世紀の中頃には使えるようになっているだろう。

倫理的考察

今後の可能性をはらんだ、このような展開に関連する倫理的問題は、もちろん巨大なものだ。これらの問題については、とくにヒト・ゲノム計画に関連して、多くのことが書かれている。これらの諸問題は広くヒトの生物学全体に関わるが、同性愛に特有な事例に倫理問題の焦点をあわせれば、発火点にまで達する。なぜなら、同性愛はその立場（宗教的な罪、法律上の罪、良くも悪くもない単なる差、あるいはためになるもの、といったように）が非常に論争を呼びやすいからだ。

ディーン・ヘイマーらは、彼らの研究から生じる倫理的問題に関して、明白に自分たちの立場を記録に残している。一九九三年に『サイエンス』に発表した論文の末尾に、彼らは次のように書いた。

われわれの研究［訳注7］は、分子連鎖分析法をヒトの行動の正常な範囲での変動に応用した、いち早い実例となっている。ヒト・ゲノム計画が進むにつれて、おそらくは、多くの同様の相関が発見されることだろう。このような情報をある個人の現在や未来の性的指向を評価したり変えようとして使うのは、それが異性愛であろうと同性愛であろうと、また、ヒトの行動における他の正常な属性であろうと、基本的に非倫理的だと信じる。むしろ科学者、教育者、政策立案者、そして公衆は、このような研究が社会のすべての人びとに利益を与えるべく使われるよう、力をあわせるべきである（注5）。

ヘイマーはまた、この問題を彼の著書『欲望の科学（*The Science of Desire*）』でも扱った。彼は次のように書いている。「生命の危険のない形質に遺伝的に介入する試みは、私の考えるところ、賢明でなく、かつ危険をはらむ」。彼は、研究に従事する科学者として彼自身がゲイの人びとに被害を及ぼすことを防ぐのに役立つ方法を三つ並べた。すなわち、彼はみずから次のような行動を取れるだろう——公的に同性愛の遺伝子検査や「治療」に反対する。倫理委員会その他の組織と協力する。立法措置により、また技術やDNA配列の特許をとることによって、検査技術が使われるようになるのを防ぐように努力する（注6）。

ヘイマーの本心はたしかに正しい位置にあるので、彼に同意しないのはわからずやだと思われるかもしれない。しかし、私はいくつかの点で彼に同意しない。私の見解では、遺伝の研究がだれかある人の性的指向を評価したり、変えたりするのに決して使われるべきではないというのは、あまりにも包括的にすぎる。情報がほどほど簡単に手に入るのなら、人びとが自分自身についての遺伝情報を得るのを制限すべきではないのは確かである。その情報入手を禁じるのはどんなソドミー法よりもっと確実に基本的人権をおかしているだろう。同様に、親は彼らの子どもについての、あるいは妊娠中の女性なら胎児についての、そのような情報を持つ権利がある。

国立衛生研究所（National Institute of Health）の国立ヒト・ゲノム研究センター（National Center for Human Genome Research）の所長であるフランシス・コリンズはこういっている。「あなたがいまから一八回目の誕生日を迎える二〇一〇年までに、あなたが受け継いだ遺伝子に基づいた、将来の発病の危険度が印刷された報告書を入手できるようになる、というのも十分ありうることだ（注7）」［訳注8］。実際に、病気になる体質に関する諸遺伝子の情報を制限するための根拠は、法的、倫理的、実際的に存在しないだろう。また、一八歳以下の人びととその親の両方に対してそのような情報を与えないのは不可能か、または望ましくない。つまるところ、遺伝子が関与している多くの病気は子どものころに発病するし、後で発病するものの中でも、多くのものは子どものころに対応策をとることで発現防止の努力がなされる。さらにもっと意味のあることとして、一八歳になる前に子どもをもうける人も多いので、彼らがどんな遺伝子を持っていようと、それを次の世代に伝えてしまう。病気の体質についての遺伝情報が入手できるのであれば、そうする権利は明らかに存在する。

とはいえ、権利だけの問題ではない。子どもや一〇代の人びとが同性愛者になる素因をもつ（あるいはもっていない）という知識は、役に立つ可能性がある。ゲイになることに関して、最も難しいことは、それがまさに当人の予想とは逆だ、ということである。一〇代のゲイは、男性であれ女性であれ、外から承認のことばをただの一語もきかされることなしに、自分自身の感情に耳を傾け、それを信用しなければならない——しかも承認されることとは逆の信号がごまんとはびこるなかで。この観点からは、ゲイ（あるいはストレート）になることは、男や女になることとはまったく似ていない。なぜなら後者の場合、股間になによりの証拠が承認のしるしとしてちゃんとあるからだ。性的指向に関するそのような承認のために、遺伝子診断、脳の断層撮影、その他なんでもが利用できるとすれば、一〇代のゲイは、彼らの同性愛を大変、受け入れやすくなるだろう。また、彼らの家族にとってもそのことが受け入れやすくなるだろう。たしかに、その情報は誤った使い方をされるかもしれないが、すくなくとも利益になりうるときにさえ、そのような情報を得る権利を否定するのは、私には独裁的にも誤りにも見える。

この考え方に関して、私は完全に孤立しているわけではないようだ。たとえば、リチャード・アイゼイは以下のように書いている。

> もしもこれらの（同性愛予備軍の）子どもたちのなかに、早期にそれと認められる子どもがいたとしよう、そうしたら両親や家族に助言して、まわりでその子どもの傾向を拒絶したり、自尊心を傷つけたり、子どもが自分で自己否定的になることなどを最小限にとどめ、あるいは完全に避けるようにできるのではないだろうか。たとえば、同性愛の息子を持つ父親たちに対しては、息子から手を引いてしまうのでなく、息子の興味をはぐくみ、活動をともにするよう助言できるのではないか。必要かつ適切なら、母親たちに助言して、息子ともっと多くの時間を父親と過ごすようにすすめてもらうのもいいだろう。その子どもが同性の対象を選ぶことが自分の発育の正常な一面だと感じるようにしてやれば、「周りの子と違っている」のだとしても、またたとえ周りに偏狭さがあっても、自分と他者を愛して

成長するだろう（注8）。

私はまた、遺伝的、神経外科的な技術が使えるようになったとして、性的指向を変えるのにそのような技術を使うのを法律で禁止するべきではない、と信じている。たしかに、どのような手法が安全で効果的かを確認する規制は必要だろう。過去の災難と失望から、そのことは幾重にも明白である。また、そのような遺伝子や神経の治療を受けようと考えている人があれば、そのような考えを捨てるよう説得したいと思う。私は彼らに（私がそうだ、と確信しているとおり）同性愛はあらゆる点で異性愛に勝るとも劣らない充足した人生経験なのだ、と諭すだろう。しかし最終的に人は、少なくとも他人を傷つけないかぎり、人としての活動の領域において個人の自主性を重んじなければならない。事実、ヘイマー自身も以下のように書いたとき同様のことを認めたはずだ。「私自身の行動原理は単純である。すなわち、他人の権利を侵さない限りにおいて、すべての人は生命、自由、幸福追求の権利を持っている、ということだ」。ヘイマーはそのことを説得するような包容力でゲイの人びとのために書いたが、幸福という考えがすなわちストレートになることであるような人びとにも、等しくあてはまるはずである。

性転換手術にもこれと同様のことがいえる。女性が医師を訪ねてきて、男性になることを要求したとしたら、女性であることはなにもわるいことではなく、りっぱなことだと指摘するためにも、また、手術の限界を説明するためにも、たしかにその医師はその女性の動機を疑ってみる責務があるだろう。おそらく、同じことは「民族的」な顔立ちをアングロ＝サクソン風のものにする形成手術についてもいえるだろう。しかし、望まれた転換が実現可能で、悪い影響がないとしたら、だれでも自由に手術をうけてよく、外科医も自由にそれを行なうべきなのである。これらの手術を受ける権利は、病気であるということから導き出されるのではない——男性や女性であることとか、ユダヤ人やアフリカ人の鼻を持っていることは病気でも奇形でもない。むしろ、この権利は彼自身、彼女自身に関わる個人の基本的な尊厳から導き出されるのだ。

それでは、ソカリデスやニコロシ（第3章参照）のような今日の「転換治療者たち」は何なのだろう？　彼らが行なっていることは倫理的なのだろうか？　私の見解では二つの点でそうではない。第一に、同性愛ははっきりと健康な状態であることを確認することから始めるのとはまったく違い、当人がゲイでありたいと思うかどうかを考えもしないで、ソカリデスもニコロシも同性愛を最悪の光で染めようとしている。彼らはこのような手段で、彼らに相談にきた人びとの内面化された同性愛嫌悪を緩和しようとするのではなく、むしろ補強している。第二に、彼らに相談にきた人びとが望む転換を実行する彼らの能力に著しく疑いがあることである。彼らが相談に来たゲイの人のうちかなりの割合を異性愛者に変えることができることを、疑問の余地なく示すのでなければ、いつでもその行為が他人も自分も欺くことになる可能性があるだろう。

もし息子がゲイになりやすい素質があると、両親が知ったらどうだろうか？　その結果を変えるよう、子どもたちに遺伝子治療や神経手術を受けさせる権利を持つべきなのだろうか？絶対に否、というのが私の意見である。親の権限は、大体において、信託統治の性質をもつ。自分の財産に権限をふるうのと同じようなやり方で、勝手に子どもたちに権利を行使すべきではないのだ。親たちが自分たちだけで（子どもを交えずに）行動するときの自主性はいままでどおり制限しないとしても、親・子の単位の自主性に社会が制限を加える方法はいくらでもある（注9）。だから親は、子どもを一つの健康な状態から、親が好んでいるもう一つの健康な状態に変えるためだけに、体が傷つく医学的処置をさせてもいいなどとは、考えるべきではない。

この問題に関する法的な立場はあいまいである。伝統的に法律には、親は子どもにとっての最大の利益のために行動するだろうという推測があり、この推測をもとに子どもの意思に反してさえ医学的な処置をほどこす権限が、親に与えられている。われわれはその陰惨な例を、女性的な性質を取り除こうとしてオペラント条件付けを施された少年カイルにみた（第4章参照）。しかし、合衆国最高裁によれば、親たちが自分の子どもを虐待するのを禁止する法律で、親の権利は規制されており、同時に医師は、親から求められた治療の医学的な妥当性を独立に評価しなければならない（注10）。同性愛はもはや病気として分類されていないのだから、医師がこの種の処置を親の要求に従って行なうのは誤りと思われる。しかし、たとえば突き出した耳のような、正常だが「見苦しい」身体的特徴を矯正する手術が妥当とされるのと同様に、彼や彼女を嘲笑、同性愛嫌悪などから救うのだから、そのような処置は子どもの精神衛生の利益になるという議論も可能である。たとえば遺伝子組換え成長ホルモンなどのように、子どもの身長、強さなどを「改善」するために、いち早く分子遺伝学的な技術の成果を親が求め始めるので、この分野の法律はおそらくこれからの数年で急速に進展するだろう。

中絶

ここでついに、シュザンヌ・ゴールドと彼女のゲイの胎児に戻ることになる。そのような人物は実生活で中絶を選ぶだろうか？　もしそうなら、それは問題なのか？　また問題だとすれば、それに関してなにをすればよいのだろうか?

その劇の状況の中で、シュザンヌが中絶を選ぶのはありそうもないことのように私には思われる。彼女は高い教育を受け裕福で、同性愛嫌悪が最も弱いと思われる都市社会の一員である。彼女にははっきりとしたゲイの兄弟がいて、彼女は彼を愛し、彼の方は成功していて、健康で幸せである。彼女はゲイの息子に続いて、ほかの異性愛の子どもたちを持つ見込みがおおいにある。シュザンヌに中絶を選ばせることによって、トリンズは同じ状況であれば「どんな」女性でもそうするだろうと語っている。トリンズのシュザンヌ像は、まことに女性嫌悪的である。というのも、彼女は彼女自身の欲望や意思の力をまったく持っておらず、ロッジ博士、彼女の夫、彼女の兄弟の策謀が繰り広げられる受動的な場にいる。シュザンヌが「これは決めたことなの。赤ちゃんが欲しいのよ」と簡単にいってのけるかもしれないという期待は、トリンズの視野にはまったくないようだ。トリンズの劇のメッセージとは対照的に、多くの女性は(中絶などに道徳的な反論がないような人びとの間でさえ)、ゲイの子どもを誕生させるのを決心し、その決心をするのになんの障害もないのではないだろうか。

そう述べておいた上で、私は、ゲイになる可能性の高い胎児を中絶することを選ぶ女性も、なかにはいるだろう、ということに同意する。レズビアンやゲイの子どもが欲しくて、異性愛の素因をもった胎児を中絶しようとするレズビアンも、実際にいるかもしれない。このような状況はすべて、それを可能にした科学者が責めを負うべきものであるとトリンズは描いている。とくに、ゲイの人びとを根絶やしにしようとすることによって、(われわれの仮定でいえば)内面化された同性愛嫌悪のはけ口にしようとした、例のクローゼットに入ったままの(カムアウトしていない)ゲイの遺伝学者の過ちなのだと、彼は示唆している。トリンズの描いたロッジ博士は、科学的な領域における、J・エドガー・フーバーと同じような人物である。彼はFBIの元長官でゲイのアメリカ人を法的に迫害する指揮をとった人だが、少なくとも噂によれば、彼自身、四四年間に亘り同性愛関係を持ちつづけていたといわれる(注11)。

この将来的なジレンマ——ゲイの胎児を中絶すること——を考えるときに、すでにわれわれが直面しているもう一つのジレンマ、すなわち胎児をその性別によって中絶することを考えておくのは役に立つだろう。性別による中絶は、男女の胎児からはがれた細胞の核に構造的な違いがあることが発見された一九五五年にはじめて可能になった。これらの細胞は羊水穿刺によって集めることができ、顕微鏡下で観察できる。さらに最近になって、胎児の生殖腺を直接画像化することによって——これは産科での超音波技術で可能となっている——胎児の性別を知るのは当たり前のことになってきた。

はじめのころ、性別を選別するような中絶が行なわれたのは、どちらかの性別の胎児に、たとえば血友病のような性に伴った遺伝性の病気がある危険性が高い場合であった。そのような病気は一般的に男がかかり、したがって選択的に中絶されるのは男であった。しかし、羊水穿刺や超音波がいっそう当たり前に行なわれるようになったので、とくに病気の疑いがなくても、女性が自分の胎児の性別を訊ねたり、告げられたりするのがもっと当たり前のことになった。女性のなかには、すでに一方の性別の子どもがたくさんいて、反対の性別の子どもが欲しいと思っていたところで、希望する性別ではなかったというだけの理由で正常な胎児の中絶を選んだ人もいた。開発途上国にも出生前胎児診断の技術が広がってきたので、女児の中絶が目立ってきた。とくにインドでは、結婚のときに支払う金は重い負担になるので、女の胎児の中絶は当たり前のことになってきている。それは最も若い世代の性比を、どうやら、男のほうに加重するほどになっているようである。

性別を選択する中絶について問題があることがわかったのに対応して、ジョン・フレッチャーのような生命倫理学者の何人かは、それを妨げる法案を通過させるべきだと議論している（注12）。合衆国憲法は、現在の解釈では、理由をたしかめることなく女性が妊娠をとりやめる権利を守っているので、こうした性別を選択する中絶を禁止する法律は健康管理をする専門家に向けられなければならないだろう。言い換えると、このような法律のもとでは、性別を診断する諸検査を行なったり、その検査結果を妊娠中の女性に見せることを罪としなければならないと思われる。そのような法律は、私が見るところ、現実的ではないし、妊娠した女性の自己決定権に反するだろう。

歴史家のルース・シュワルツ・コーワンは、フェミニスト倫理学の課題としてこの問題の枠組みを捉え、もっと自由主義的な考えかたをとっている（注13）。彼女の論議では、妊娠した女性は彼女の選択で子どもを産むかどうかを決める自己決定権を持っている。なぜなら、後にその子どもが自己決定権を持つ年齢になるまで、その子を養育する責任を持つわけだから。コーワンが見ているように、選択と養育を結びつけるのには意味がある。というのは、母の資質と子どもの要求をうまく釣り合うようにするからだ。つまり最もよいのは、母親はきちんと育てることのできるような子どもだけを生むことである。この戦略は児童虐待防止を保証するのではなく、どんな規制よりも慈悲深く実際的な解決策だ、ということにつきるからである。「二〇世紀の歴史からわれわれが学んでおくべきだったのは、個人はときどき悪い行いもできるが、なにごとをもさしおいて政府ができることほど悪くて破壊的なことは決してしない、ということだ」とコーワンは結論している。

私見では、コーワンの議論は将来の「性的指向による中絶」

の事例にも同じように適用できる。私は、ゲイの胎児を中絶するのを選ぶ女性がいるだろうということは知った上で、しかしそれ以外の解決策はもっと悪い、あるいは実際的ではないと信じて、このように述べているのである。

　結局のところ、現在行なわれている性別を選択する中絶も、将来の性的指向を選択する中絶も、女性やゲイ男性が価値の低いものと見られていることの結果である。しかし、このように低く見られている価値は変えることができるし、合衆国での女性の価値に関する限りすでに変わっている。インドでも、時節を待てばフェミニズムによって同様の変化がおこるだろうと期待してよいはずである。もしそうでなくても、女の胎児の中絶によって引き起こされた女性の不足そのものによって、女性の価値を人びとは意識せざるを得なくなるだろう。同様に、ゲイの人びとの世間的な価値も変わりうる。この価値はすでにここ数十年間で劇的に改善されているし、ゲイの人びとに重きを置いていた文化も知られていることから、われわれにはこのことが分かるのである（注14）。

　まだ問題が残っているだろう。社会にとっての価値と個人にとっての価値は必ずしも同じものではない。人びとは、ゲイの人たちは社会に対して独特の貢献をしているとか、単に人の多様性の例として価値があるとかの了解をするかもしれないが、それでもたとえば孫を持つ見込みが減るという理由で、レズビアンやゲイ男性を育てるのは、自分たちにとって損失だと考えるかもしれない。しかし、社会はいつでもこの種の問題に直面しているし、それを人びとの権利を侵すことなく処理している。典型的には、慈善的な寄付とか、症例の少ない奇病に対する薬の開発とか、汚染のない燃料への転換とか、ある程度の利他主義への要求にあわせて、ある種の誘発動機が社会には用意されている。ひょっとすると今から五〇年もすれば、ゲイの子どもをもつことに対して免税措置が設けられているかもしれない。われわれ二〇世紀の人間の耳には、あまりにも行き過ぎた考えだろう！　しかし、次の世紀は今世紀とは違うだろう。つまり生物学的な発見の強い影響の下で、社会は個人の自由と社会の善の均衡をとるために、新しくかつ革新的な方法を見つけなければならないだろう。

優生学

一九世紀おわりから二〇世紀はじめの優生学運動は深く道徳的な欠陥をはらんでいた。その運動は、当時の最も著名な遺伝学者たち——ほとんどみな白人男性——によって先導されたが、これらの学者たちは、人間にとってなにが望ましくてなにが望ましくないのかを判断できる、と思いこんでいたのであった。彼らはそのとき、望ましくないと見なされる人びとの基本権は無惨に奪われるような計画を法制化しようと試みた。彼らのエリート主義的な考えが多数派の偏見を補強したとき、その計画は実行され、極めて恐ろしい結果を生んだ（注15）。

ヒトの遺伝学や神経生物学における近年の革命の大きさ・底深さが明らかになってくるにつれて、過去の科学の悪用再来の見通しには、だれもが憂慮を覚えるはずである。よくある反応は、ヒトの遺伝子工学は完全に禁止すべきか、もしくは（ヘイマーが前記の引用個所で示唆しているように）「生命に危険がある」条件を避ける場合にのみ限定すべきだ、と要求することであった。

私見では、こうした遺伝子工学の利用を禁止する方向に沿って法律を制定することは、それ自体不道徳だろうし、人類がヒト・ゲノム計画から得られるであろう利益の大半を奪ってしまうだろう。われわれは遺伝性網膜変性症で盲目になる子どもに「ゴメンね。こんなことは避けてもよかったんだけど、盲目は現代の社会では命に関わるようなことじゃないし、目が見えなくてもすばらしい生活の質《クオリティ・オブ・ライフ》を保つこともできるし、生産性のある市民にもなれるし、まだいろいろあるね。あなた個人が目がみえないでいいかどうかは、わたしたちにはまったくなんともいえない。だから、自然の不可解さをわれわれは善意に解したわけだ」とでもいうことになるのだろうか。その子どもはわれわれに対して道徳的に正当な苦情を抱くだけでなく、実際に「人生の道を誤らせた」ことを訴える法的な根拠を持つことになるだろう（注16）。

たとえ「生命に関わるかどうか」の基準を、後にヘイマーが自著で行なったように「クオリティ・オブ・ライフ」の考えを含むように拡張したとしても、介入に値するクオリティ・オブ・ライフについてだれが決定をくだそうというのだろうか？　遺伝学者だろうか？　ＮＩＨの委員会だろうか？　それとも議会だろうか？　それでは再び優生学の最悪の事態になるだろう。

遺伝学の専門家のいうことより、世界に新しい世代の子どもをもたらし、大人になるまで育てあげるまさにその当事者の意見の方が間違いなく安全だ、と私には思われる。問題は母親の体内に宿り生まれてくるかもしれなかったけれども、決してそうはならなかった無数の個々人の諸権利なのではない。問題は、未来の子どもの実際の利益を心にかけて先頭に立つのは誰なのか、ということだ。

両親にこのような選択をさせることによって、われわれは新しい優生学、つまり昔の邪悪の中心点を回避するような、民主的で「自分できめる」優生学を導入することになるだろう。そうなれば、往時の優生学では生殖する権利を奪われた遺伝的に恵まれていない人は、いまや自分たちが本当に恵まれていないのかどうかを定める自由、また、もし恵まれていないのなら、彼らの子孫について必要な調整をする自由をもつことになるだろう。

民主主義にはそれ自体の悪がある。しかし、民主主義が成功するための鍵は教育と言論の自由である。新しい優生学についても同じだろう。ゲイの人びとをおいて、それをさらによく理解するものはないはずだ。彼らは人びとに向かって説き伏せるべき緊急かつ困難な課題に直面しているのだから。

訳注

［1］ユダヤ人は大きく分けてセム語系のスファラジーとイディッシュ語系のアシュケナージに分かれるが、このうちアシュケナージのこと。彼らは自民族に対する嫌悪感情があった。ここではゲイでありながらゲイを嫌悪するロッジ博士は、ユダヤ人を嫌悪するユダヤ人であるアシュケナージと同様、自分が属するカテゴリーを嫌悪している。

［2］ユダヤ教の聖職者。

［3］体積変動計。うそ発見器の一種。

［4］サイモン・ルベイが男性同性愛者と異性愛者で差を発見したＩＮＡＨ3の研究に先行してそこに男女差を発見していたＵＣＬＡの神経解剖学者。

［5］ある遺伝子がある個体で発現する程度。

［6］一日の内因性リズムのこと。正確に二四時間ではないことが多いので、おおよそ一日のリズムという意味で「概日リズム」という。

［7］ヘイマーらが一九九三年に発表したゲイの遺伝子の研究。

［8］一八歳は法的に成人とされる年齢であるから、一八歳になれば自分の遺伝情報を自分の判断で手に入れることができるはずだが、それが二〇一〇年には行われているかもしれないと、フランシス・コリンは主張している。

14

結　論

なぜ、人はゲイやストレートや両性愛になるのだろうか？ 一世紀にわたる研究や議論の中から、この問に対する解答は得られたであろうか？ あるいは依然として無知と推測の中でもがいているのだろうか？ 社会構築主義者たちがいうように、この問いを問うこと自体が間違った姿勢なのだろうか？

現時点で最も広く受け入れられている意見は、数多くの因子が関与しているというものである。一九八八年にPFLAGの一員であるティンケ・ハーセは同性愛の見方について、大勢のこの分野での有名人を調査した。彼女は「多くの研究者は、性的指向は次に挙げるような因子の中で一個かそれ以上が重なって決まると考えています。その因子とは、遺伝的因子、ホルモン系の因子、心理学的因子、社会的因子です。今日の科学の状況に基づいて考えると、あなたの意見はどうなりますか？」と質問した。返答は次のようなものであった。「上記の因子すべてが積み重なって決定される」（アラン・ベル）、「ここにあげたすべての因子による」（リチャード・グリーン）、「複数の因子群」（ギルバート・ハート）、「挙げられた因子すべての組み合わせによる」（エヴリン・フーカー）、「これらすべての因子による」（ジャド・マーマー）、「複数の要因の組み合わせ」（リチャード・ピラルド）、「遺伝的因子とホルモン系の因子の可能性もあるが、幼少期における性的準備行為が重要な要因であろう」（ジョン・マネー）、「遺伝的およびホルモン系因子、そしておそらくは小児期の経験も関与しているだろう」（ジェームズ・ワインリッヒ）。これらの意見となんらかの違いがあったのはリー・エリス（「胎児期の要因」）、マーティン・ワインバーグ（「両性愛のさまざまな度合のものも含めて、同性愛および異性愛に関する生物学的要因による」）、そして、当時のキンゼイ研究所の所長であったジューン・ライニッシュ（「だれにも分からない」）などの意見であった（注1）。もし、ハーセの調査が一九九六年に繰り返されていたら、おそらくここ数年の科学的発見で、「生物学的な」因子へとはっきりと移行が見られたであろうが、最も広く同意が得られるのは相変わらず、「これらすべて」という意見であることだろう。

複数の因子が関与しているという、最もはっきりとした証拠は遺伝学の研究から得られる。そうした研究結果から、少なくとも男性の同性愛には遺伝子が影響し、一役かっているのが非常に強力に証拠立てられているが、同時に遺伝子ですべてを説明できないというのもはっきりしている。遺伝的要素の影響が非常に重大か、あるいは、すべてであるような家系もあれば、ほとんど、あるいはまったく関係ない家系もあるだろう。あるいは、すべてのゲイは同性愛に関してなんらかの遺伝的素因をもっており、それが他のさまざまな因子と組み合わされて実際の同性愛が発現するのかもしれない。

遺伝的因子以外の因子が何かはよくわからない。生後の性的指向に影響する胎児期の発達において、本質的に予測不能な過程があるかもしれない。たとえば、第10章で言及したが、メスの齧歯類で見られるように、性行動は子宮内の位置、とくにメスの個体がメスかオスのどちらの隣にいたか、ということに影響される。これは偶然のできごとだ。つまり、自然はメスの齧歯類がオスの隣に来るのか、メスの隣に来るのかを決めるのにサイコロを振っているだけである。ヒトの胎児はほとんど単生児なので、他の胎児から影響を受けるということはないが、発達の過程で同様の予測できない事態はさまざまな形で起こりうるだろう。スロットマシーンで、ある記号の列が揃ったときにだけお金が支払われるのと同様のことは、多くの遺伝子の複雑な相互作用においても起こりうる。初期胚が子宮のどこに着床するかということや、胎内での血液供給によっても起こるだろうし、胎児の脳や内分泌系の発達における偶然のできごと、また他にもさまざまなまったく、あるいはほとんど予測不可能なできごとで起こるかもしれない。

また別の要因としては、非遺伝性の要因、いわゆる環境因子が考えられる。本書で胎内でのストレス、養育に関する親の態度、幼少期の条件付けのパターン、幼少期の性的体験などすでにさまざまな環境要因に関する理論を網羅した。ほとんどの専門家たちは、さきほど引用したように、これらの因子の少なくともいくつかは、なんらかの役割をはたしていると確信しているが、これを信じるに足る十分な理由があるかどうかわからないのは、遺伝的な差異や胎児期の偶然の過程によってすべての多様性はやすやすと作られうるからである。しかし同様に、現時点で生後の環境要因がなにも関与していないともいえない。

ここまでで述べてきたように、一世紀にわたる性的指向の研究によって、パズルを解く鍵が提案されてきている。つまり、同性愛は孤立した現象ではなく、広い意味での非典型的な性現象の特徴と関連しているのだ。これらの特徴にはさまざまな心理的な特徴、脳の構造、脳機能の左右分離、掌紋のパターンなどがある。性に関する典型的ではない心理特性は小児期に顕著に現われるが、それらは大人になっても追跡、定量できる。性に関して非典型的な脳の構造と掌紋のパターン（これらはゲイに関してだけ報告があり、レズビアンにはない）は、脳の構造の方はまだ証明されていないが、おそらく一生続く特徴である。

ヒルシュフェルトがゲイを「第三の性」として描くとき、彼が言及しているのはこれらの非典型的な性に関する特徴の「一まとまりの性質（パッケージ）」である。彼はゲイやレズビアンを完全な男性、完全な女性とは違うと見ており、男性と女性のモザイクででき上がると考えていた。そのモザイクという概念により、一般的な性の二分法から脱出できたのである。私の見るところ、「第三の性」という用語はこの概念を説明するのに便利であったし、現在でも便利である。

ヒルシュフェルトの時代にはジェンダーという用語は心理学には導入されていなかった（ドイツ語には依然としてこれに対応する用語はない）。もし、ヒルシュフェルトが現在も生きていれば、「第三の性」ではなく「第三のジェンダー」という用語を使った可能性があるだろう。それどころか、彼はレズビアンとゲイの特徴の違いを述べるのに、「第三、第四のジェンダー」と呼んでいたかもしれない。しかし、同性愛はより広い非典型的な性の発達の一つの在り方であるという基本概念は変わっていない。

ジョン・マネーによって導入されたジェンダーという用語には、利点も欠点もある。主な利点は男女の性差には解剖学的な性質以外のものもあるということを、はっきりと承認させた点である。主な欠点は、最初にマネー自身も陥ったように、解剖学的な性差以外は環境要因だけによって決まるという誤解が生じてしまった点である。実際、環境要因はまさに「ジェンダー」という語の定義の一部だと考えるべきである、という論者もいる。私は、「ジェンダー」のような使用価値の高い言葉を特定の原因論と結び付けて考えるのはもったいないと思うが、もしそうなると、遺伝やその他の非環境的要因がジェンダーに影響していると信じている私たちのような者は、あまりパッとしないが、より中立的な「性にまつわる心理特性」というような言葉を使わざるをえなくなってしまうだろう。

「第三の性」という概念に対して提出された主な反論は、同性愛者を一まとめにしていて、その中での多様性を無視してしまうことになる、というものだ。しかし、ウルリヒスとヒルシュフェルトは二人ともレズビアンやゲイの中でも、彼あるいは彼女らの性格には幅広い多様性があるのを強調しているし、この視点は後継の研究者たちに重ねて支持されてきている。ゲイの中には女性的な行動をしていた経験を持つものもいるが、さほど男性的ではなかったという程度の人もいるし、完全に男性的な子どもだった人もいる。同様にレズビアンになる少女にも広い多様性がみられる。いうまでもなく、これから同性愛か異性愛かになる子どものジェンダー特性には重なりがある。そして、本書でもさまざまなところで触れたように、同様のことは大人にも当てはまる。私は間違っても、同性愛者を典型的なゲイと典型的なレズビアンに、ましてやただ一つの典型的な「同性愛者」などに無理やり押し込めてしまおうなどとは考えていない。

この結びつきにおいて、「最初の二つ」の性、つまり男と女に関して知っていることを思い出しておくのは有益である。男と女では、解剖学的な特徴以外にもさまざまな性質が異なっている（第7章参照）。私の考えでは、この事実を無視すると、性差別のない世界では、男女は現在とは違う職業や活動に配置されるのだろうか、といった非現実的な想像をふくらませるのとともに、人の多様性の主要な源泉を否定することになる。しかし、われわれは男女の特性には大きな広がりがあり、重なり合っていることも意識していなければならない。もし、両性のこのような多様性を無視したら、真実を理解できなくなるばかりでなく、「平均的」ではない特性を持った人たちを間違って評価してしまう危険性もある。

だから、このことは同性愛にも異性愛にも共通することだ。私見では、ゲイやレズビアンが平均的に（いくつかの性質に限ると）、その性の規範とはかけはなれた所に位置しているのを示す科学的な証拠はたくさんある。このずれは、なぜゲイやレズビアンは独自の歴史と文化を持っているのか、なぜ特定の職業に彼らが大勢集まっているのか、なぜ彼らが汚名を着せられることになったのかといったことを理解する一助となる。しかし、それは平均のずれに過ぎない。個々のレズビアンやゲイの多くは一般的な性の規範の範囲に収まるジェンダー的性質を持っているし、だからといってジェンダーの規範からはずれた性質の人と比べて同性愛傾向が少ないという訳でもなければ、ゲイ・コミュニティの中での地位が低くなるという訳でもない。それゆえ、脳がその性の典型とは異なる発達をするという文脈で語るのは、その一歩は大きいが、はじめの一歩でしかない。つまり、同性愛の人びとの中での（また異性愛や両性愛の中での）多様性は依然として説明されるべきものなのである。

「第三の性」という概念に対する第二の反論は、いくぶん価値の低いものである。ゲイの男性がこれを主張し始めたのだが、ゲイ男性がジェンダー不適応と分かってしまうと、男性同性愛の印象を蔑むことになるというのである。この態度は「自由精神共同体（*Gemeinschaft der Eigene*）」に表明されているのだが、第1章で述べたように、彼らはゲイを女性的で脆弱に描いたとして、ヒルシュフェルトを攻撃した。今日でも、このような態度はまだ一掃されてはいない。多くのゲイが、子どもの頃、男性的ではないということにされて精神的、肉体的にいじめられた傷が完全には癒されてないのだ。彼らは同性愛嫌悪を除くことはできたのかもしれないが、必ずしも「女っぽさ嫌悪」を除くことはできておらず、このことにより、同性愛アイデンティティの一つの特徴としてジェンダー不適応の過大な否認がみられるのかもしれない。しかし、ここ数十年、フェミニズムは男女間の性差別を減らすという大きな成果をあげただけでなく、同時に男性同性愛者の「女っぽさ嫌悪」を減少させた。ジェンダー不適応は二〇～三〇年前と比較してゲイ男性のコミュニティではるかに広く認識され、受容されている。

性別に関連する一まとまりの特性がどのようにして典型的ではない方向に発達するのか説明しようとしたとき、ほとんどだれでも最も単純な仮説を真っ先に思いつくだろう。つまり、典型的に性別を発達させているその機構そのものにおける多様性を通じて、そうなるというものである。とくに、典型的にしろ非典型的にしろ、性的な特性は性ホルモンの影響下における胎児期の脳の分化を通して形成される、という仮説を考えてみる。

ステロイド代謝に遺伝的な欠損があったり、胎児期に合成ホルモンに曝されたり、アンドロゲン受容体が機能していない人の観察結果、ならびにホルモン濃度を操作した動物実験の結果から、この仮説を支持する結果が得られてきている（第5章参照）。動物では胎児期のホルモン濃度が性的二型核の大きさを制御している主要な要因だと分かっていて、ＩＮＡＨ３における女性と異性愛男性の差およびゲイ男性とストレート男性の差はこの仮説と矛盾しない（第6章参照）。

この仮説を立証するのに、性ホルモンの実際の循環量が将来同性愛になる胎児と将来異性愛になる胎児で違っている、と証明する必要はない。いくつかの例では違っていると言ってもよい。というのは、副腎過形成症は、胎児期のアンドロゲンが過剰なために大人になって同性に性的興味を覚える確率が高くなるのだが、これなどはそう思わざるをえない例である。しかし、脳の性分化には、それ以外にもさまざまな要素が関与している。たとえば、ステロイドホルモン受容体やアロマターゼのような変換酵素、ホルモン濃度でオン／オフを決定する遺伝子制御因子などの分子が関わっているだろう。これらの因子すべてが遺伝的あるいは非遺伝的理由により各個人で違いうるのだ。

このように制御システムが複雑であることこそが、われわれが実際に目の当たりにする多様性を与えてくれている。同性愛は「一まとまりの性質（パッケージ）」の一部分ではあるが、性別や性の心理を完全に変えてしまうスイッチと結びついているわけではないし、パッケージの詳細は個人個人で違う。様々な分子要素はそれ自体が変化しうるものだと提案することで、このことは容易に説明できた。極端な例では、次のような例が正しいと知られている。たとえばアンドロゲン不感症侯群では、遺伝的に機能不全のアンドロゲン受容体が原因となり、外部解剖学的、認知の性向、ジェンダー・アイデンティティ、性的指向などがそうでなかった場合とは異なるのである。私が提案したいのは（独自の主張ではないが）、性の発達経路は分子レベルで広い多様性があり、単純に「完全な男性」と「完全な女性」に二分できないほど人の性的指向は微妙な差異があるということだ。

この多様性を形作っているのがすべて遺伝的要因というわけではないだろうが、分子遺伝学的アプローチで、性的多様性がどのようにして形作られるかということに関する一番優れた予想が出来るようになるだろう。最も単純な仮説は、たとえばXq28にある遺伝子などは脳の性分化を制御している分子カスケードの要素である、というものである。もしこれが事実だと分かれば――まだはっきりとした直接的な証拠はないが――現在のところ、われわれに閉ざされている問題の領域に足を踏み入れることになるだろう。そして、これは遺伝学的なアプローチではあるが、間違いなく関係しているであろう非遺伝子的な要因を同定する大いなる望みをも与えてくれる。というのも、同様な遺伝子要素が発現するには、遺伝子以外の要因がまさに大きな影響をもつからである。

精神力動学の諸理論そのものには、人がなぜゲイ、両性愛、ストレートになるのかを説明するには大きな欠陥があったが、性的指向の確立過程における、幼少期体験の役割を除外することもできない。親の子どもに対する接しかた、扱い方によって成人してからの性行動に影響が出るのを示した動物実験もいくつかある（注4）。人の性的指向形成において幼少期の経験がなんらかの役割を演じているかどうかを調査するのが困難なのは、主に必要な実験ができないという事情による。しかし、「社会的な実験」により古典的な精神力動学による説明をくつがえすような結果が出てきている。たとえば、父親が不在だったり、陰が薄かったりすると、そのことが男性の同性愛の原因になるというのが古典的な精神力動学の説明であった。しかし、ここ二十数年間、都市部のアフリカン系アメリカ人の若者たちの多くは母親一人に養育されてきているが、だからといって一〇代の黒人男性に同性愛の人が爆発的に増加していたりするだろうか？ そんなことはないのである。

最もよく知られている精神力動学理論は、ある人の同性愛指向とその人のそれ以外のジェンダー不適応とを、このうちひとつは生得的で、もう一方は生まれながらの性質と家族や社会的な力学によって起こるとして区別した。第3章で述べたリチャード・アイゼイの男性同性愛の理論によれば、生得的なのは同性愛の方である。というのは、生まれながらにして同性愛者であった小さい男の子は父親と恋に落ちて、女性的な性質を身に付けることによって父親の愛情の対象になり、母親に取って代わろうとしたというのである。この予測によると、もし「遺伝的にゲイの」少年が父親一人か男性のカップルに養育されたら、彼はゲイにはなるだろうが、女性的な特徴を身に付けることはないだろう。

ウィリアム・バインとブルース・パーソンズによる別の理論

（注5）によると、ゲイの少年は完全に女性的であったり、たとえば競争的なスポーツに対して興味が薄いなど決定的に女性的な面をいくつか持って生まれてくる。このことで父親や友達から拒絶されることになり、そのように拒絶されるので今度は同性愛になってしまう。この理論によると、女の子っぽい男の子であっても、ありのままで愛され、受け入れられていれば同性愛者にはならないだろう。

ダーナーのストレスの理論と同様、これも同性愛の「病理学的な」見方といえるだろう。というのは男性同性愛者が明らかに健康で、器質的に正常であることと相容れないのである。もっと重要なのは、異なる文化でのデータとあまり合わないことだ。文化の中には、アメリカと比べて男の子でも女の子でも遙かにジェンダー不適応に寛容なものもあるが、だからといって同性愛者の出現が食い止められたりはせず、若者が自分をよりよく受容しながらゲイやレズビアンになるのを助けるだけである。同じことはアメリカ先住民族の文化におけるジェンダー不適応の子どもの扱い方に関してもいえる。彼らは儀式を通過することで、通常のジェンダーかアマゾネス／ベルダッシュ［訳注1］の地位かを選択することをたいてい許されているのだ。親の愛、友人に受け入れられることなどによって、同性愛者になる可能性のある子どもが異性愛へと向かうというのは、まるっきり根拠がない。

このように、この種の相互作用説にもなんらかの真理があることは認めようと思うが、現在、われわれが知っている範囲では複雑に過ぎるようだ。私の意見では、ひねくれていて、検討が難しい理論を追及する前に、性的指向とジェンダー不適応に関する、より単純な説明がどこまで通用するか試みた方が、賢明な戦略である。

動機と偏見

本書でその研究を検討してきた研究者たちは、同性愛の望ましさやゲイの人びとの権利について、そして科学がそのような権利にどう影響を及ぼすべきかということについて、極端に多岐にわたった見方をしている。生物学的な研究をしている研究者の間でさえ、まったく相反する見解がみられた。たとえば、ヒルシュフェルトは、同性愛に関する生物学的理論はゲイの人びとに非常に有益であるとした。つまり、彼は同性愛者が道徳的な地位を強め、ソドミー法など法制化されている同性愛嫌悪の基盤に異議を申し立てることができると考えたのだ。ダーナーはまったく違う考えをとっていた。彼の同性愛に関する科学的な見解は、基本的にはヒルシュフェルトと非常によく似ていたが、最近まで彼は科学をゲイやレズビアンを育み、守るための手段としてではなく、同性愛そのものを取り除くためのものと考えていた。

精神力動学理論の信奉者の間にも、同様の食い違いがあった。フロイトは、少なくとも公式の見解としては、ゲイやレズビアンについて合理的で肯定的な見方をしていた。彼は、同性愛は病気だという見解に異論を差し挟んでいたし、刑法第一七五条の撤廃を支持していた。ジャド・マーマーはここ数十年――同性愛の成因に関する彼の考え方が多少なりとも完全に精神力動学的な見方に傾いた六〇年代でさえ変わらず――ゲイやレズビアンを強く支持してきている。ところがビーバー、ハッタラー、ソカリデスといったアメリカの分析医たちに関しては、同性愛に関する原因論はフロイトと非常に近かったが、彼らは同性愛の病理学的本質を証明したと解釈していたのだった。ソカリデスは意識的に彼の理論をゲイやレズビアンから法的な擁護を剝奪するために使っていた（第12章参照）。

このように多様性はあるが、今日では精神力動学や環境要因による原因説明をした研究者と比較して、生物学的な仮説に焦点をあてた研究者はゲイの人びとに対してより好意的な態度を示している、といってもよいだろう。多くの生物学的な研究者は実際に彼ら自身がゲイであることが多い。もちろん、自分の性的指向を云々されるのを望まない人たちも数人いるにせよ、本著で言及しているアンジェラ・パタトゥッチ、リチャード・ピラルド、リチャード・アイゼイ、フレデリック・ワイタム、そして私自身などはそうなのである。本人がゲイでなくても、ゲイに好意的で、ゲイの権利を支持してくれるような人びとがほとんどである。ドリーン・キムラ、リチャード・グリーン、マイケル・ベイリーなど多くの人がいる。例外的な人でさえ、そうであることがわかる。ギュンター・ダーナーは過去においてはゲイの人びとに対して好意的ではない生物学者であり、彼が特に傾倒した理論――胎児期のストレス症候群――は、同性愛の究極的な成因を環境においた。この一〇年間で、ダーナーが次第にゲイを肯定的に捉えるようになってくるにつれて、ストレス説を唱えることは少なくなり（注8）、遺伝的な機構の可能性について語ることが多くなってきた（第9章参照）。

私は、性的指向に関して精神力動学的あるいは環境要因論的な理論を唱える研究者が誰でも同性愛を嫌悪しているといっているわけではない。親子関係や友人関係が同性愛の発達には重要だと信じているが、少なくとも反ゲイ的ではないウィリアム・バインのような人もいる。しかし、総じていえばゲイやレズビアンの原因に関して生物学的な理論を拒絶する学者たちはすべての原因論を拒絶する。そのような態度は同性愛、異性愛、両性愛というのは外から貼られたレッテルだとする社会構築主義者にありがちである。

生物学指向の研究者たちが精神力動学的あるいは環境要因論的な研究者よりゲイに対して好意的だという事実は、より広い世間の人間関係に反映する。「導入」に書いたように、ゲイやレズビアンは「生まれつきだ」と考える人びとはまた、ゲイの権利を強く擁護する立場に立つことが非常に多く、子どもたちをゲイの先生につけるといったこともいとわない。ここで、不安な問題が生じる。つまり、親ゲイ派であれ反対の立場であれ、研究者の見解は、学問的ないいまわしで着飾ってはいるが、街行く一般の人びとの意見に比べて尊敬にも注目にも値しない、単なる個人的な態度や先入観の表明に過ぎないのではないだろうか？

こう考える人は確かにいる。アドルフ・ブラントらのグループは、ヒルシュフェルトが（自分の）ゲイの権利運動を科学的な言説による虚飾で隠したといって、はっきり非難したし、フロイトもヒルシュフェルトは「倒錯者のスポークスマン」だといって同様のことをほのめかしている。逆に、反ゲイ的として精神力動学志向の研究者の動機を責める試みも数多くあった。たとえば本書でも、レカーズ、ソカリデス、ニコロシらが、ゲイの人びとに対する自分たちの態度をはっきり示さないで、同性愛全体を非難する宣言を書いたときなどには、私自身も数か所でそうした。

私自身も視床下部に関する研究で世間の注目を集めたので、先入観（あるいは偏見）による非難の的になってしまった。これらの非難は、いくつかの違う方向からのものだった。コロラド法第二改訂の事例で被告側弁護人だったジャック・ウェソキーに代表される一派によれば、私の発見は私がゲイであるがゆえに信用に足らないそうだ。また、別の一派によれば、私が生物学的な同性愛の研究にまさに従事することで、ゲイの人びとを密かに排斥することになるというのだ。これは『ゴールド家のたそがれ（*Twilight of the Golds*）』に表明されているように、ジョナサン・トリンズの視点である。私をその両面から攻撃しようとした批評家たちさえいる。たとえば、『ジャーナル・オブ・ホモセクシュアリティ（*the Journal of Homosexuality*）』の編集者であるジョン・ディチェコは、私の研究が出版されたその日のテレビ放送で、私の研究が「医学的な同性愛嫌悪の新しい例」であると短いコメントを出したが、数か月後『フィル・ドナヒュー・ショー』の録画の時に、彼は「あなたは、自分がゲイであることが、自分の過ちではないことを証明しようとしたにすぎない」といった。

科学が人間によって行なわれている限り、それはなんらかの偏見の影響を受けやすい。大切な問題は、偏見が存在しているかどうかではなく、科学がそのような先入観の効果を最小限に止めるような手続きが、そこにあるかどうかなのである。そして、かなりの程度あるといってよいだろう。これらの手続きは、たとえば盲検（研究の間、どの実験に参加しているのかを実験者に知らせないようにすること）、グループ間での差異を適切に評価する統計的方法論、発表論文の厳しい審査など、確立された研究の進め方の方法論も含んでいる。さらに、科学的研究である以上、実験方法は、最初の研究者とはまったく違った先入観を持っているかも知れない他の研究者によって追試できるように記載されなければならない。この科学的知見の再現性（あるいは反駁）こそが、長い目でみてある程度の信頼性を与えることになり、その中で科学はわれわれに何かを語らなければならないのだ。あいにく、そのような再現性を確かめるには何年もかかるし、私の発見など本書に記述されているいくつかの発見は、まだそういった再現性が確かめられていない。したがって、これらの研究の結論は仮定として扱わなければならない。最終的には、新しい科学技術が開発されて、既成の科学的なドグマに対する挑戦が続けられるのである。たとえば、いつかは健常者のＩＮＡＨ3を生体条件で画像化できるようになり、私が調べた死亡した験体での結果について、病気が原因なのかそうでないのかを直接、調査することができるようになるだろう。私の意見では、性的指向に関する生物学的な理論は、さまざまな間違いの横行、時代ごとの流行、研究者の潜在的な偏見を乗り越えて、ここ一世紀よく持ちこたえてきた。どのようにして人はゲイやストレートになるのかという説明の大部分が、最終的には科学理論によって確定されるだろうと、私は予想している。

科学者の動機は、あまりにも頻繁に憎悪の対象になるが、われわれを人間たらしめているのは何かを知りたいと単純に望むことなのだ。当然、生物学者はわれわれの生存形態の共通性を研究する傾向がある。つまり、解剖学、生化学、神経生物学のそれぞれの細かな部品、すなわち、われわれだれもが共有しているハードウエアを調べてきたのである。しかし、多様性こそは人間の成功の真の秘密なのだ。人類はあらゆる種の中で、遺伝的に最も多様性に富むといわれている（注9）し、人間の発達と文化の多様性については考証するまでもない。この多様性の基礎を理解することはたしかに科学の最高の目標の一つであり、日増しに生物学者の注目が集中しつつある分野なのである。男女の差や、性的指向の違いは人間の多様性を理解するためには重要な視点であり、この研究がもたらす利益や害悪がなんであろうと、大いに研究する価値がある。ほとんどの現代の性学者たちは、まずなによりこのような知的好奇心によって研究にのめり込んでいるのであって、自分たちの仕事が潜在的に持っている社会的な文脈からではないと、私は確信している。

社会的文脈

前章では、同性愛の生物学的な研究の否定的な側面について検討した。次に主要な利益がなにかを考えてみようと思う。それは、彼らあるいは彼女らの実際の性行為とはかなりの程度無関係に、より広い社会の中で他とは違った集団としてゲイたちやレズビアンたちのアイデンティティを強める一助となるのである。

ミシェル・フーコーらが強調するように、約一五〇年前には、自分と同じ性別に性的な感情が向かう人を客観的にあらわすカテゴリーがあるとは、一般的にはほとんど認められていなかった。ゲイやレズビアンたちの中には、自分たち自身がそういうカテゴリーに属していると感じていて、大都市で自分たちの隠れ文化をつくってきた人もいたかもしれないが、一般社会や法的な言説の上では、ただ行動——ソドミー——だけがあった。道徳的、法的規制力が働かなければ、このような行動にふけるようになる可能性が誰にでもあるかもしれない、と思いこまされていた。

今日、実際の行動とは関係なく、ゲイやレズビアンが存在するという認識が多少なりとも生まれてきているのは、性科学者がもたらしたからではなく、ゲイの人びと自身の努力が結実してきているのである。若い女性が「私は女性とセックスはしたことはありません。でも、私は自分がレズビアンだということは知っています」という発言をすれば、それは多くの人にとって意味を持ち、ある意味では類似している多くの陳述（「私は詩的な言葉を書いたことはありません。でも、自分が詩人だと分かっています」とか「私は誰かの家に押し入ったことはありません。しかし、自分が泥棒だと分かっています」）とは違うのだ。今では、かなりのアメリカ人は、同性に性的魅力を感じる素因は、異性に性的魅力を感じる素因と同様に、人間の個性を形作る永続的なものだと考えている。

それでもまだ、そう考えているのは全人口の一部分に過ぎない。それ以外の相当数の人びと——おそらく全人口の半分にも達するだろう——は、いまだに、同性愛とはある一連の行動に過ぎないと主張している。同性愛を嫌悪しゲイの人びとの人権擁護に対して組織だった反対をするのは、このような人びとなのである。「伝統価値保存連盟（Traditional Values Coalition)」という反ゲイ団体のルー・シェルドンによると、ゲイやレズビアンは「行動に基づく集団」であり、たとえば男女、民族などのアイデンティティに基づく集団とはまったく違うものなのである。実際、反ゲイ的な政治運動の攻撃の矛先は、行動とは別にゲイの人びとがいるというアイデンティティを否定することに向かう。これはオレゴン市民連合（Oregon Citizens' Alliance）によって一九九四年に提出された、イニシアチブの声明文によく描かれている。その一部を抜き出してみる。「児童、生徒、勤労者に、あらゆる公的機関、その部局、政治的団体は、同性愛が法的にも社会的にも人種、肌の色、宗教、ジェンダー、年齢、国籍と同等であると助言、教示あるいは示唆してはならない」。

この見解の動機ははっきりしている。もし同性愛が単純に一連の行動なのだとすると、誰でもそうした行動だけを切り離して判断できるのだ。つまりその結果、「そういう行動はよくない。やめなさい」といえるようになる。同性愛がアイデンティティの問題だとすると、異性愛と同様、その人にとって最も馴れ親しんだ個性と結び付いているから、同性愛嫌悪は彼女や彼自身に向けられるし、人種問題と同等の道徳的問題になる。ゲイの人びとが、同性愛は客観的なアイデンティティだと考え、「私たちは何をしたのか?」という問題から「私たちは何者なのか?」という問題に、社会的に議論されている論点を方向転換しようとしたとき、生物学的研究はゲイの人びとの強い味方である。

生物学的な研究がゲイの人びとに対する態度にどのような影響を与えるのかという例が、若者向けのテレビのトークショー『ジェリー・スプリンガー・ショー』に見られる。同性愛嫌悪が大勢を占めていたショーの中で、スプリンガーは「最終的な考え」として次のようにいった。

> いいですか、ゲイであることや、少なくともゲイになりやすさは本人が選んだものではなく、生まれたときにはすでに決定している遺伝的な状況であるというのを示唆したり、確定している新しい研究報告をいくつか目にすることなく、一か月過ごすことはほとんどありません。最近のそうした研究の例では、ゲイの指紋パターンは異性愛者の指紋パターンと違うという研究があります。指紋の隆起から染色体の類型までどの証拠にしても、そのような研究の衝撃は深いのです。というのは、意思で選んだわけではない、生まれながら同性愛者がいるとわかれば、ゲイがなにかしら異常で罪深いという議論をしても無意味だというのは、お分かりでしょう。それは背が低いから、背が高いから、ブロンドだから、盲目だから、その人を憎むというようなものです。実際のところ、彼らが何をしたか、何を選んだのかに基づいて判断をしてしまうのは認められるかもしれません。しかし、彼らが何者なのかに基づいて差別をするのは偏見なのです。そして、そう考えれば、同性愛嫌悪こそ罪深いのだと分かります。

もちろんスプリンガーは、「導入」で紹介したアリゾナ新聞の編集者と同様に、道徳や罪悪とはなんなのかということに関して特別な主張を持たない素人でしかない。しかし、宗教家にも、これに似た議論を提出する人もいる。たとえば、一九九六年に独身主義のゲイ男性を助祭に任命したとして異端審問にかけられた、ニュージャージーの監督教会派の司教ワルター・ライターは、自らの行動を自己弁護して、「ゲイの人びとは遺伝的原因によってゲイなのだと、私は結論を出しました。そこに道徳的な決断はありません。道徳的な決断は、どのように自分の性的指向を生きるかという点にあるのです（注11）」といった。ライターの意見はウルリヒスが一世紀以上前に提出した、同性愛行動は「反自然な」ものではなく、「自然による」ものなのだという意見の焼き直しである（第1章参照）。

監督教会派の場合と同様、アメリカの長老教会派は、性的に活発なゲイとレズビアンを聖職者に任命すべきかどうかという問題と苦闘している。一九九四年、私はこの問題を話しあうための教会会議で講演をするよう招かれた。私を招待したのは、明らかに「親ゲイ」派だった。講演の後、反対派から「同性愛の行動に関する道徳の問題に、科学を持ちこむのは不適切である。とくに、長老派教会ではすでに、同性愛の存在は人びとの中で独立したカテゴリーとして認定していることでもあるのだから」という反論があるだろうと予測していた。しかし、反対派は明らかにウィリアム・バインのある記事を暗記したと思しき科学者を立てた。彼は、私のいったこと一つ一つに反論をした。彼が暗にいおうとしたのは、「人がゲイになる原因などにはだれも興味がない。それは単に罪深いのだ」ということではなく、「もし仮にあなたが正しいとしたなら、物事はすっかりと変わってしまうだろうが、現実にはあなたは正しくないのだ」ということであった。

哲学者の中には、ニューヨーク大学のエドワード・シュタインや、イリノイ大学のリチャード・ムーアのように、性的指向の決定要因について科学的研究をしても、社会の中でゲイやレズビアンがどのように扱われるべきかということについてなにもいえない、という見解を押し出している者もいる。したがって、彼らが何を論拠とし、彼らに対して正当な反応が出来るのはだれなのか、ということを検討するために、少なくとも足首くらいまで学問的哲学界の水に浸かって進む必要がある。

この話題についてさらに広げておくと（注12）、シュタインは、生物学をゲイの権利に結びつけるために用いられた議論を分析して、いくつかの条件と帰結の組み合わせを示した。そこで彼がいうには、一つの条件から必ずしも一つの帰結が導かれるわけではない。ここで一例をあげる。シュタインは同性愛に生物学的な根拠を確立すると、レズビアンやゲイが差別から守られるようになるかどうかを考察している。彼は次のように書いている。

特徴的な主張は次のようなものだ。

（一）同性愛には生物学的な根拠がある。

（二）同性愛に生物学的な根拠があるなら、性的指向は保護されるべきカテゴリーになる［シュタインのいう

「保護されるべきカテゴリー」とは法的なカテゴリーではなく、道徳的に保護される権利としてのカテゴリーである」。

(三) もし性的指向が保護されるべきカテゴリーであれば、レズビアンとゲイは差別に対する権利、認識、保護を与えられることになる。

(四) それゆえレズビアンとゲイは、差別に対抗する権利、差別されていると認められること、差別からの保護を付与される。

しかし、なぜ前提(二)を信じることができるだろうか? 実際、この正当性を疑う理由はいくつかあがっている。まずそのカテゴリーに生物学的な根拠があるからといって、そのカテゴリーの成員が保護されることを含意しているわけではない。つまり、生物学的な根拠がありながら、道徳的に適切ではないと考えられているカテゴリーは多数ある。保護されるのが当然ではないカテゴリーはいうまでもない。たとえば毛髪の色は生物学的な根拠を持っているが、ある色の毛髪の人が、保護されるカテゴリーを構成したりはしていない。したがって生物学的な根拠だけでは、保護されるべきカテゴリーとなるには十分な条件とはいえない。生物学的な根拠があることが必要条件でもないことはいうまでもないだろう。たとえば、ある宗教を信仰していることやある国籍を持っていることは生物学的な根拠はないが保護されるべきカテゴリーとされている。

この引用を中断して、最後の二文は不適切であることを指摘しよう。なぜなら、前述の議論に関して生物学的な根拠を持ったカテゴリーだけが保護の対象となる必然性はまったくないからだ。他のカテゴリーは、根本的には生物学的根拠と関連した形で道徳的に保護されているようだし(たとえば、国籍などは自分で選択できないという共通の根拠を通して)、また(たとえば宗教のように)まったく異なる根拠に基づいていることもある。シュタインは続ける。

レズビアンやゲイの権利に対する「保護集団」議論を支持する人は、もしも人びとが毛髪の色を根拠として不当な差別を受けたとしたら、その時点で、それは遺伝的な根拠が原因なのだから、毛髪の色は保護されるカテゴリーとなるべきであるという、毛髪の色の例を持ち出すかもしれない。この反応の背後には、あるカテゴリーを保護の対象とするには生物学的な根拠だけでは不十分だという観念がある。つまり、なんらかのさらなる必要条件――おそらくはそのカテゴリーが不当に差別されているという条件――がなければならないというのである。これはある意味では妥当なようだが、特別に保護されるのが正当であるカテゴリーの成員に対して「不当な差別」が存在するというための、さらなる必要条件は、必ずしも「生物学的な根拠」と関連している必要はない。不当な差別の根拠となっているどんなカテゴリーも、生物学的な根拠があろうがなかろうが、保護されてしかるべきカテゴリーの候補であるように思われる。つまり生物学的な根拠に支持されているかどうかは、そのカテゴリーが保護されるべきかどうかとは関係ないように思われる。まさにこの事実から、性的指向の原因と性的指向が保護されるべきカテゴリーになるべきかどうかということには、興味深い関連はないことが示唆される。それゆえ、前提二は無根拠である。

生まれながらの毛髪の色のように、生物学的な根拠があるのに明確に道徳的に保護されるべきカテゴリーを形成していないような性質にも、人びとをカテゴライズする特性があることには同意する。それでもやはり、生まれながらの性質であるがゆえに、毛髪の色は「選択できない」特性の一つに数えられているのである。そして、「選択できない」項目であるため、生まれつきの毛髪の色は暗黙の了解の下に保護され、そのような性質があるという理由で人びとが不利益を被るやいなや、確実に保護されるようになるであろう。シュタインに不当に攻撃された議論［訳注2］について誤解されがちなのは、特定の色の毛髪を持つ人の集団が保護されるようになる前に、「不当な」差別に直面しなければならない、という考えである。このことは、その特性が生まれつきだったり、選択できないという事実が不当性と関係ないことを示唆する。現実には、ほとんどの人の道徳世界では、ある集団を特定する性質が生まれながらのものであるか、あるいは自分で選択したものでないなら、その集団に不利益を与えるのは不当、あるいは非常に不当とされてきた。たとえば、私が霊安室の管理人で、そこの受付係が、ある日、緑の髪でやって来たと想像してほしい。私は彼を解雇したい。もし彼が前日の夜に自分で髪を緑に染めたのであれば、たいていの場合そうだろうが、解雇することには道徳的には問題はないと感じるだろう。一方で、ホッキョクグマに感染症を起こす藻類が感染して髪が緑になったのだとしたら、たとえ結果として私の仕事にさしさわりがでても、私は彼を解雇するのには道徳的に抵抗を感じる。換言すると、その特性の由来（自己選択かそうでないのか）が、人びとに不利益を与えるのが道徳的に正当化されるのだろうか、という問題と関連している。たとえ他の要因が関与していたとしても、である。これは個人に対しても集団に対しても当てはまる。シュタインは、差別はとにもかくにも不当だ、とあらかじめ決め付ける単純なご都合主義によって、差別の対象となる特性の原因と差別の道徳性の関連を断ち切ってしまった。

シュタインはまた、生物学的な議論がなにがしかの擁護を与えるとしても、それは同性に惹かれる経験をするという性質についてだけであり、その特性に起因するであろう行動や信条についてではないと主張している。この観点は第12章で検討している。

リチャード・ムーアの議論（注13）は、いくつかの点でシュタインの議論と似ている。たとえばムーアは、自分では選べないカテゴリーなのに、差別が道徳的に容認されている例を挙げている。それは「祖父条項」［訳注3］によって不利益を被っている人びとである。ムーアがそのような奇妙な集団を掘り起こしたことは、そのような集団を見つけることが困難であることをきわだたせているように思われる。しかし私の見解では、祖父条項の背後にある道徳的な判断は、恩恵を取り去ることの方が、そのような恩恵を得るのを阻止するのより、しばしば難しいという事実に基づいている。たとえば、洪水になりやすい場所（洪原）に家があるから、そこから立ち去るように命じるのは、どこに家を建てるかを考えている人に洪原には家を建てないように命じるのよりはるかに難しい。荷重にさほど違いがない場合には、通常、祖父条項は制定されない。たとえば、税率が引き上げられるときには、普通、新規の納税者も以前から低率で納税していた人も両方とも上がる。このように、祖父条項は（なんらかの不正な目的がある場合をのぞけば）市民の間の差別を確立するためではなく、差別を最小にするよう計画される。

集団に対して向けられた不当な扱いの根源は、主に、社会がある集団を扱う方法にあるのであって、その集団がどのように選ばれるかにあるのではない、とムーアはいう。彼は「少数者に対する不当な扱いは、ある誤った対象に向けられた運用というよりは、主として社会運用の方法や流儀にあるのである。奴隷制を考えてみよう。奴隷制は、その焦点をたとえば黒人からブロンドの人へずらすことで、救済策がみいだされるような社会的処遇ではない」という。なるほど、その通りで、黒人からブロンドではだめである。というのは、生まれつき明るい色の肌という定義の集団は、生まれつき暗い色の肌を持った人の集団と同じく変えようのないものだからだ。そうではなくて、黒人から殺人者へと焦点をずらしたらどうなるだろうか？　ほとんどの点で奴隷制と同等な状態である終身刑は、人は他人を殺すか否かの選択ができると考えられているので、殺人者に対する正しい処遇であると考えられている。もちろん、たとえば殺人は非常に有害であるなど、他にも殺人を罰するのに適切な要因はある。それでもなお、殺すという選択をしたわけではない（事故だった、そのとき精神的に錯乱していたなど）示せば、有罪判決を避けられるという事実をみると、殺人者を道徳的に取り扱い終身刑と決定する際における、選択の重要性が明らかになる。就職の機会を否定されるなどといったゲイやレズビアンに対する実際の不公平な扱いを見ると、このような取り扱いは、不正だという感覚無く他の集団に広く適用されているかのように思う。たとえば、大学の卒業資格がない人びとは、一様に就職の機会を否定されている。前述の考えを敷衍すると、人は一生懸命勉強して学位を得ることも、そうしないことも選択できるのだから、この扱いは正当なものなのである。

しかしムーアの主たる議論［訳注4］は、これらの点が指摘するより、実際にはもっと興味深く、射程が広い。ゲイの人びとは自然なものとしてすでに認識されているので、ゲイの人びとを客観的なカテゴリー（あるいは「自然なもの」）として確定しても、彼らの不公平な扱いをなくすことにはならないと、彼は信じている。ムーアによれば、問題は「十分な道徳を欠いた人としてではなく、動物や子供、けがらわしいものとして」、彼らが道徳的に劣っている存在と見られていることだ。

このことはゲイやレズビアンの呼ばれ方、とくに俗語に見て取れるとムーアは主張している。ゲイの人びとは性的な行為ではなく、ゲイの外見、とくにジェンダーの逆転について強調されていると主張した。たとえば、彼はアメリカ手話法（American Sign Language）から「ゲイ男性」をあらわす表現を引用している。それは指先を軽く唇に当て、その後、まるで色をつけるようにまつげを掻きあげる動作だ。まつげに色をつけることは、同性への欲望とは直接的には関係ないので、この身振りは、ゲイは女性的であるなど、なんらかの一般化ができる人びとで構成されているという確信を示している。

実際には、ゲイを表わす多くの口語表現は正反対のようだ。つまり、同性への欲望を満たしていると考えられている実際の性行動に、ゲイたちを矮小化しているのだ。「ちんぽ吸い（cocksuker）」「男色野郎（bugger）」「ケツ食らい（butt-munch）」などがその例である。ゲイをあらわすのに「矮小化」、「一般化」どちらの表現も流布しているという事実は、一般にゲイの概念が複雑で不確かであることを示唆する。

ムーアは続けて、行動ではなく状態でゲイの人びとを道徳的に分類するのは、（移住政策、婚姻法などの）法律、宗教、医学に顕著だという。こうしてゲイに対する偏見が顕在化するどのような場合でも、行動ではなく、はっきりゲイだと分かっている集団に向けられる。

ここでもまた、これは部分的な真実でしかない。たとえば、婚姻法を例にとってみよう。この法律には、婚姻の相手は異性でなければならないと書かれている。ゲイたちが異性のだれかと結婚してしまえば、ゲイの人びとの結婚に対する法的な障害は、顕在も潜在もしない。それゆえ婚姻法は、ゲイの人びとを、好ましいかどうかは別にして、集団として認識できていない。しかし、異性のだれかと結婚しなければならないという規定は、あきらかに同性愛行動は間違っていて、二人の男、二人の女が結婚するのを法律で許して、そのような行動を助長するわけにはいかないという信念を前提としている。言い換えると、婚姻法はゲイの人びとを不利な立場に置く実際的な効果があるが、ゲイの人びとを自然なものとして法的に捉えた上でのことではない。一方で、移民法は同性愛という状態によって、ゲイの人びとを長年にわたって差別してきた。法律はゲイを状態によって扱うのか、行動によって扱うのか混乱しており、一貫していないように思われる。そして、この混乱が合衆国最高裁でのボウワーズ対ハードウィック裁判の判決の核心にあるようだ（12章参照）。

宗教に転じてみると、組織的な教会もゲイの人びとの見方に関して分裂しているのがわかる。ゲイの権利に反対する多くの宗派ではゲイを行動に限っている。それはアメリカの多くの原理主義的キリスト教会が該当し、前出のルー・シェルドン師が用いた「行動に基づく集団」などのいいまわしを例にとることができる。しかしローマ・カトリック教会は、状態に基づく見方を採用している。このことがどのように、ゲイの人びとに対するカトリックの公式方針に影響を与えているかを見ておくことには、時間を割く価値がある。

カトリック教会は、同性愛者たちは二つの集団、つまり「一時的」と「永続的」に分けられるという立場をとっている。第二回バチカン会議が提出した御教書［訳注5］によると、後者の集団は「治るとは思えない生まれつきの欠陥により」同性愛になったということになる。文書はさらにこう続く。

第二のタイプ同性愛者の状態は、生まれつきなので同性愛を正当化されるべきだと、多くの人が主張している。……たしかに、そのような同性愛者たちに宗教的な忠告をするにあたっては慎重かつ親切であるべきだ。いつかは彼らの困難と社会からの疎外感を乗り越えられるという望みを吹きこむべきである。彼らの罪は慎重に裁かなければならない。しかし、彼らが規約を守っているからといって、教会のいかなる方法や理論をも彼らの行動を正当化するのに使うことは許されない。同性同士の性的な関係は、客観的な道徳秩序によると、必然的かつ本質的に不道徳である。聖書には、彼らは忌々しき堕落として描かれていて、神を拒絶した悲劇的な結果としてさえ描かれている（注14）。

このように、ヒルシュフェルトの試み通り、生物学者が同性愛行動と同性愛指向とが強く切り結んでいることを示すことができなければ、カトリック教会の公式見解は「生物学による議論」に対する防波堤となる。さらに、カトリックの見解は「客観的な道徳秩序」に基づいているので、カトリック教徒であるかどうかに関わらず、どんな人にでも適用できる。このように、カトリック教会はそれ自体の権力範囲からはるかに離れた領域に侵入する権利があり、そういう義務があるとさえ思っているようだ。そして、ニューヨーク州を含むいくつかの州や、大学の許可委員会のような影響力のある私的機関による、反差別法規の制定に反対する陳情に成功している（注15）。カトリック教会は（モルモン教会と共に）、ハワイで同性の法律婚に反対する運動を先導した。独立国家の権利（バチカン市国）として、世界的な重要性のある反差別法に反対する運動をするために、国連での議席を利用した（注16）。そして、ゲイを認める性教育、エイズ予防戦略としてのコンドーム配布などに、一貫して強硬に反対してきた。

しかし、世界中でゲイやレズビアンの市民権に反対する、このような運動を行なったことによって、カトリック教会はその道徳的立場の基礎そのものをだめにしてしまった。これまで「生物学的な議論」を避けるために、教会は同性愛のアイデンティティではなく、同性愛行動の罪を強調してきた。ところが前述の政治運動では、同性に欲望を感じることは変えようのない性格だと教会が認め、その人びとの市民権に反対しているのだ。教会の運動の結果、ゲイとレズビアンがベッドの中での行為をする、しないは関係なく、雇用、住居、行政、大学への入学、法律婚などにおける差別に対する保護が否定されることになるのなら、「罪を罰し、人を罰さず」という教会の道徳的立場とは正反対にならないだろうか？

この矛盾に気づいて、最近バチカンはゲイの人びとそのものに対する差別を、行動を考慮せず正当化できるよう試みている。一九九二年のバチカン宣言によると、『性的指向』は人種、出身地域などと同じように差別されない性質というわけではない。これらと違い、同性愛の指向は客観的な異常であり……道徳的な関心を引き起こす。たとえば、養子縁組の子どもの受け入れ先や里親、教師やスポーツ講師の雇用、軍隊での採用など、性的指向を考慮に入れるのが不当な差別ではない領域がある」。そのような差別をなくすと「真の家族のための住居」に悪い影響を与えるから、ゲイやレズビアンに対する住居の差別さえ許されると示唆しているのだ。その上、ゲイの人びとは自分の性的指向を明らかにすることで、自分が差別されることになってしまう。「質素な生活をしようとしている同性愛指向の人びとの多くは、決して彼らの性的指向を明らかにしない。したがって、雇用、住居などの差別問題は普通、浮上しない（注17）」。

これらの残酷な断言は「生物学による議論」の限界を極めて

はっきりと示している。リチャード・ムーアの見方［訳注6］がカトリック教会の場合にも適用できるのは明らかである。しかし、それは普遍的な真実とはほど遠いものだ。

とくに、異性愛者の同性愛者に対する「本能的な」反応——最も深い同性愛嫌悪の源——というレベルでは当てはまらないと思われる。私が見るところ、ストレートの人びとが自分と同性の人を性的な対象とする人びとがいるという事実に直面した時、彼らは次のような心理過程を通過するようだ。まず、彼らはそのような人びとの立場に立つと想定してみる。つまり、自分自身が同性愛行動をすると想像するのである。そして実際に（異性愛者である自分が）そのような行動をしたら感じるであろう嫌悪感を経験する。それから、彼らはこの嫌悪感を実際にそのような行動をしている人びとにあてはめる。このように、「本能的な」同性愛嫌悪はゲイの人たちとの不充分な距離のとり方に起因している。つまり、異なるカテゴリーに自分を置いた感情移入による判断が不適切だと考えられないのだ。これに対して、動物が気持ちの悪くなるような、不道徳なことをするのを見ても、自分の種とはかけ離れた種の生き物とみなすので、普通、彼らは感情移入して判断したりしないし、動物を道徳的な目的で寓意に使うことはあっても、そのような行動をするからといって動物を憎んだりはしない。

ゲイの人びとも異性愛行動に対する態度として同様の過程を経ると、私は考えている。しかし文化的な理由で、異性愛者たちの「他者性」はいうまでもなくはっきりしている。彼らは自分自身のことを不適応者だと考えるかもしれないが、彼らはほとんどの場合、そもそも適応できるわけがないと気づくものだ。彼らはストレートの人たちはゲイを支配している精神的な法則とは違う法則に則って性生活を営んでいる、自分たちとは違った人たちだと考えていて、普通そのままにしている。

このように、人類の中に実在するカテゴリーとしてゲイの人びとの地位を高めることができれば、科学はストレートとゲイの人びとの関係を改善するのに役立つと、私は考えている。しかし、私はゲイの人びとがどう扱われるべきかという問いは、基本的に科学的なものではなく道徳的なものだということについては、完全にムーアらに同意する。科学は道徳的な言説の製粉機にかける穀物を提供できるだけだ。ムーアが述べたように、「下働き」になることができるだけである。科学はゲイの人びとを記述し、測定することができるし、おそらく彼らがどのようにしてそうなったのかを描き出すこともできるし、ゲイの人びとの存在が、法律、経済など社会に対して及ぼす効果を研究できる。しかし、価値の評価は道徳的な判断、つまり彼あるいは彼女自身の良心にしたがって個々人が行なうような判断なのだから、結局は社会がゲイをどう扱うべきかとか、ゲイの人びとがいる価値はあるかということは科学的な判断ではない。

この価値の世界では、結局のところゲイやレズビアンの言動こそが、価値判断の基準になる。ゲイの人びとが自分の性的指向を解放するようになり、自分のコミュニティのための活動を積極的に行なえば、ゲイの人びとによる特別な貢献がもっと目に見えるようになり、必ずや、たとえば彼らは「反家族的だ」などの彼らに関する否定的な神話が間違いだと分かるようになるだろう。また、ゲイの人びとは彼らにふさわしい生き方をしているということも明らかになるだろう。このように彼らの世間的な価値は、実際的な面でも道徳的な面でも、科学研究のあるなしに関わらず、増していくだろう。

生物学にいえることは次のことだ。理性において、道徳において、あるいは感情だけでも同性愛が劣っているという根拠があると信じるなら、またあなたの価値体系において異性愛より下に位置する根拠があると信じるなら、そうすればいい。しかし、ある人が同性愛者であることがその人のそれ以外の部分から切り離せたり、精神の片隅に追いやり、閉じ込めたまま忘れたり、医療、法律、宗教によりきれいに切り落としたりできると考える愚を犯してはならない。同性愛指向は彼らの存在全体になくてはならない性質だということ、彼らの同性愛に対する攻撃は、単に行動、権利、自尊心だけに対する攻撃なのではなく、まさに彼らの人間性そのものに対する攻撃なのだということ。そういったゲイの人びとなら知っている同性愛者自身のことを、生物学は裏打ちしてくれるのだ。

訳 注

[1] アメリカ先住民の中で、一般的には男の役割であることが多い兵士の役割をする女性をアマゾンあるいはアマゾネスといい、逆に女の役割をする男性をベルダッシュという。

[2] 差別と生まれつきかどうかということに、関連があるという議論。

[3] たとえば「車の購買者は毎年税金を払わなければならないが、その法律が議会を通過する前に車を買った人びとは税金を払わなくてよい」と法律が規定していれば、それが「祖父条項」である。言い換えれば「祖父条項」は、ある法的な荷重が課せられる前にその集団のメンバーであったということに基づいて、ある種の人びとにその人が属する集団に課せられた法的な荷重の免除をすることである。したがって、祖父条項で不利益を被ることはほとんどないはずなのである。

[4] ある誤った対象に対して運用したことではなく、主として社会が差別する方法や流儀にあるという議論。

[5] 教会が重要な決定事項に関して提出する公的な文書。

[6] リチャード・ムーアの視点とは、ゲイに対する差別をする人びとは、だれもが示しうる単なる行動に同性愛を矮小化するのではなく、ゲイの人びとの存在を社会の中ではっきりとした集団として存在していると信じている、とい

う視点である。それゆえ、「生まれつき」という議論は有用ではない、と彼はいう。なぜなら、同性愛嫌悪をする人びとはすでに「そのように生まれついた」と認識しているのだから。カトリック教会は、ムーアの評価が正しくあてはまる例である。つまり、カトリック教会は同性愛を変更不可能な性質だろうと考えている。

原注

序章

（1）アリストファネスの言葉の解釈には論争がある。私が依拠したのは、おおまかには古くからの見方である（たとえば、M. Duberman, M. Vicinus, G. Chuncey, Jr., "*Hidden from History: Reclaiming the Gay and Lesbian Past*" [New York: Meridian Books] に再録されている J. Boswell, "Revolutions, universals, and sexual categories" 参照）。デヴィッド・ハルプリンは同性愛者で社会構築論者の文学者で、次のように議論している。「アリストファネスは同性愛というカテゴリーを認識していない。彼が認識しているのは男を愛する男、女を愛する女だけだ」。さらに彼は述べている。「アリストファネスは男を愛する男を二つの独立した〝セクシュアリティ〟に分割している。若者が成人を愛する場合と成人が若者を愛する場合である」。この議論はいくらかこじつけがましいところがある。というのは、二つの愛の形はある一人の人生の中での段階の違いだとアリストファネス自身が言っているのである（D. M. Halperin, *One Hundred Years of Homosexuality and Other Essays on Greek Love* [New York: Routledge, 1990], pp. 18-21. 邦訳：『同性愛の百年間』石塚浩司訳、法政大学出版局、一九九五年）。

（2）歴史学者の故ジョン・ボズウェルは次のような議論をしている。「この記述からは、パウロが同性間に性的魅力を感じることや性行為が道徳的に非難されるべきであると考えていると推論することはできない。というのはこの一節には性向としてのゲイについて議論されていない可能性がある（*Christianity, Social Tolerance, and Homosexuality: Gay People in Western Europe from the Beginning of the Christian Era to the Fourteenth Century* [Chicago: University of Chicago Press, 1980], pp. 112-113. 邦訳：『キリスト教と同性愛：一～一四世紀のゲイピープル』大越愛子、下田立行訳、国文社、一九九〇年）。同様の議論はアンドリュー・サリヴァンというジャーナリストによってもなされている（Virtually Normal [New York, Alfred A. Knopf, 1995], pp. 28-30）。しかし、パウロがそのような人の存在を認めているという示唆もみられない。ボズウェルの論拠は、同性愛嫌悪を聖書以外に読もうとする試みの典型例だが、それは私の予想では望みがない。

（3）J. Schmalz, *New York Times*, March 5, 1993.

（4）J. E. Aguero, L. Bloch, D. Byrne, "The relationship among beliefs, attitudes, experience, and homophobia," *Journal of Homosexuality* 10: 95-107 (1984); B. E. Whitly, Jr., "The relationships of heterosexuals' attributions for the causes of homosexuality to attitudes towards lesbians and gay men," *Personality and Social Psychology Bulletin* 16: 369-377 (1990).

（5）K. E. Ernulf, S. M. Innala, and F. L. Whitam, "Biological explanation, psychological explanation, and attitudes," *Psychological Reports* 65: 1003-1010 (1989).

（6）J. Piskur and D. Degelman, "Effect of reading a summery of research about biological basis of homosexual orientation on attitudes towards homosexuals," *Psychological Reports* 71:

1219-1225 (1992).

(7) J. Taylor 製作, *Born That Way ?* (London: Windfall Films, 1992).

(8) これはもちろん単純化である。というのは私は、必要条件、十分条件を区別していないし、シグナルに依存しているのか、本来そういう風に発達するのかも区別していない。私は、同性愛と異性愛の発達において、正確に相補性がなけらばならないと言っている訳ではない。そうではなくて、ただ、同性愛と異性愛が分岐する点が最低一箇所（おそらくは一箇所以上あるだろうが）は、なければならないといっているのである。そのひとつ、あるいは複数の分岐点を同定することで、なぜある人がゲイになり、またある人はストレートになるのかを解明できるはずである。

(9) J. Lever, "Sexual revelations: The 1994 Advocate survey of sexuality and relationships: The men," *The advocate* (August 23, 1994), pp. 17-24.

(10) J. Lever, "Lesbian sex survey: The 1995 Advocate Survey of sexuality and relationships: The women," *The advocate* (August 23, 1994), pp. 22-30.『アドヴォケート』誌で調査されたゲイやレズビアンは、一般的なゲイやレズビアンと比べて、より〝アウト〟だし、より政治的関心が強いという事は心に留めておくべきである。

(11) D.Y.Rist, "Are homosexuals born that way ?" The Nation 255 (October 19, 1992), pp. 424-429.

(12) 高度な教育を受けたゲイの男性とヘテロセクシャルの若者に関する最近の研究では、自己評価にはこの二つのグループで有意な差がない。(R. C. Savin-Williams, "An exploratory study of pubertal maturation timing and self-esteem among gay and bisexual male youth," *Development Psychology* 31: 56-64 [1995])。経済的に不利な立場だったり、自分のジェンダーに強く違和感を感じているゲイやレズビアンの若者は、自己評価が低いが、これらの人々は社会的な態度が変われればそれに反応するし、若者に向けたアウトリーチ活動にも好反応を示す（たとえば、G. Herdt and A. Boxer, *Children of Horizons: How Gay and Lesbian Teens Are Leading a New Way Out of the Closet* [Boston: Beacon Press, 1993] を見よ)。

第1章

(1) この評価は主に H. Kennedy, *Ulrichs: The Life and Works of Karl Heinrich Ulrichs, Pioneer of the Modern Gay Movement* (Boston: Alyson Publications, 1998) に基づいている。ウルリヒスの小論集は英語翻訳で入手できる。K.H.Ulrichs, *The Riddle of "Man-Manly" Love: The Pioneering Work on Male Homosexuality,* M. A. Lombardi-Nash, trans. (Buffalo: Prometheus Books, 1994)。

(2) K. H. Ulrichs (Numa Numantius, pseudonym), *Inclusa: Anthropologische Studien büer mannmänliche Geschlechtsliebe* (Leipzig: Mathes, 1864). 復刻版は K. H. Ulrichs, *Forschungen über das Rätsel der mannmännlichen Liebe* (New York: Arno Press, 1975)。

(3) K. H. Ulrichs, (Numa Numantius, pseudonym), *Formatrix: Anthropologische Studien über urnische Geschlechtsliebe* (Leipzig: Nathes, 1865). 復刻版は K. H. Ulrichs, *Forschungen über das Rätsel der mannmännlichen Liebe* (New York: Arno Press, 1975)。

（4） K. H. Ulrichs, Critische Pfeile: *Denkschrift über die Bestrafung der Urningsliebe* (Leipzig: Otto and Kadler, 1979). 関連した部分が英訳で復刻されている。Kennedy, Ulrichs, pp. 196-198.

（5） M. Hirschfeld, *Berlins Drittes Geschlecht* (Berlin: H, Seemann, 1904). 引用した1節は拙訳である。

（6） H. Ostwald, *Männliche Prostitution: Erste umfassende, Aufsehen erregende Schilderung dieser verderblichen Erscheinung* (Leipzig: Ernst Muller-Verlag, 1906). 復刻版は *Männliche Prostitution im kaiserlichen Berlin* (Berlin: Janssen-Verlag, 1991).

（7） M. Hirschfeld, (Th. Ramien, pseudonym), *Sappho und Socrates: Wie erklärt sich die Liebe der Männer und Frauen zu Personen des eigenen Geschlechts?* (Leipzig: Max Spohr, 1896).

（8） シャルロッテ・ヴォルフはヒルシュフェルトの伝記の中で（Magnus Hirschfeld: *A Portrait of a Pioneer in Sexology* [London: Quartet Books, 1986] p. 35)、「サフォーとソクラテス」のこの部分にひどく間違った説明をつけている。彼女は、レズビアン・アイデンティティの発達はクリトリスの退化を伴うとヒルシュフェルトが主張しているとする。これは、“Rückgang der männlichen Außenteile” という文の誤解に基づいている。その文は、異性愛女性の発生についての相当する一節が明らかにしているように、単に女性の肉体的発生の正常な過程について言及しているだけなのである。

（9） 私はこの請願書について新たな、より正確な翻訳を行なった（*Jahrbuch für sexuelle Zwischenstufen* [1899], pp. 239-241 の中に再版されたドイツ語版に基づいている）。というのも、最もたやすく入手できるシャルロッテ・ヴォルフによる英語版は（*Magnus Hirschfeld*, pp. 445-448)、その文書のもつ役人風の言い回しを捕らえておらず、またいくつかの間違いを含んでいるからである。もっとも著しい間違いは、その請願書が立法府ではなく裁判所に向けたものだとしていることである。

（10） R. Dyer, *Now You See It: Studies on Lesbian and Gay Film* (London: Routledge, 1990), pp. 10-27.

（11） Wolff, *Magnus Hirschfeld*, p. 73.

（12） M. Duberman, M. Vicinus, and G. Chauncey, Jr. eds. *Hidden from History: Reclaiming the Gay and Lesbian Past* (New York: Meridian, 1990), pp. 233-263 所収の J. D. Steakley, “Iconography of a scandal: Political cartoons and the Eulenberg affair in Wilhelmin Germany.”

（13） ヒルシュフェルトの同性愛についての著作は、百科辞典的な書物である一九一四年の *Die Homosexualität des Mannes und des Weibes* (Berlin: Louis Marcus) において頂点を極めた。第二版の一九二〇年版の英訳は準備中である（*The Homosexuality of Men and Women*, M. A. Lombardi-Nash trans. [Buffalo: Prometheus Books])。おそらくより独創的な著作は *Die Transvestiten: Eine Untersuchung über den erotischen Verkleidungstrieb* (Berlin: A. Pulvermacher, 1910；英訳版は *Transvestites: The Erotic Drive to Cross-Dress*, M. A. Lombardi-Nash trans. (Buffalo: Prometheus Books, 1991) である。この先駆的な著作は服装倒錯と同性愛が別物であることを示したが、異性愛の服装倒錯的フェティシズムと同性愛者が異性の服を身につけること（「ドラァグクイーンとキング」)、そして同性愛のタイプとしてのトランスセクシュアルの三者について明確な区別をしなかった。この話題の最近の総説は D. R. Laws and W. O'Donohue eds. *Handbook of Sexual Deviance: Theory, Assessment and Treatment* (New York: Guilford Press, 1997) 所収の K. J. Zucker and R. Blanchard, "Transvestic fetishism: Psychopathology and theory." を参照のこと。

(14) *Die Homosexualität*, 第5章。

(15) E. Steinach, "Willkürliche Umwandlung von Säugetier-Männchen in Tiere mit ausgepr ägt weiblichen Geschlechtscharakteren und weiblicher Psyche. Eine Untersuchung über die Funktion und Bedeutung der Pubertätsdrüsen," *Pflüger's Archiv der gesamten Physiologie des Menschen und der Tiere* 144: 71-108 (1912).

(16) E. Steinach, "Operative Behandlung der Homosexualität," *Jahrbuch für sexuelle Zwischenstufen* 17: 189 (1917)。精巣の移植は男性の「若返り」の目的で時折行われた。一八八〇年代には既に、先駆的な内分泌学者である Charles Brown-Squard が精巣抽出物の度重なる注射により、自身の加齢過程を逆戻りさせたという評判であった。

(17) *Die Homosexualität*, 第二版の序文。

(18) M. Hirschfeld, *Geschlechtskunde* (Stuttgart: Julius Puttmann, 1930) vol. 3, p. 537. (M. Herzer, *Magnus Hirschfeld: Leben und Werk eines jüdischen, schwulen und sozialistischen Sexologen* [Frankfurt: Campus Verlag, 1992] p. 81 に引用されている)拙訳。

(19) J. Strachey ed., trans., *Standard Edition of the Complete Psychological Works of Sigmund Freud*, Vol. 11 所収、S. Freud, "Leonardo da Vinci and a memory of his childhood" (London: Hogarth Press, 1957) p. 100.

(20) W. McGuire ed. *The Freud/Jung Letters: The Correspondence between Sigmund Freud and C. G. Jung*, R. Manheim and R. F. C. Hull trans. (London: Hogarth Press, 1974) p. 453.

(21) H. Oosterhuis and H. Kennedy ed. *Homosexuality and Male Bonding in Pre-Nazi Germany* (New York: Harrington Park Press, 1991).

(22) Benedict, Friedländer, *Denkschrift für die Freunde und Fondszeichner des Wissenschaftlich-Humanitaren Komitees* (Berlin：私家版、1907). (Osterhuis and Kennedy, *Homosexuality and Male Bonding*, pp. 71-84 に再掲載されている)。

(23) Herzer, *Magnus Hirschfeld*, pp. 87-88.

(24) ヒルシュフェルトとその研究所についての記述については C. Isherwood, *Christopher and His Kind* (New York: Avon Books, 1976)、第二章を参照のこと。以下の段落が特に興味深い。「そうして、ある午後、アンドレ・ジッドが彼らを訪れた。彼はヒルシュフェルトに案内され、構内を見学した。生き生きとした展示が、『中間段階、第三の区分』といったコメントと共に紹介された。これらのうちのひとつは、若い男性が控えめな笑顔を浮かべながらシャツを開き、ふたつの完璧な形をした女性の胸を見せているものであった。ジッドは観察し、思慮深げにあごを指でいじりながら、最小限の礼儀正しい論評をした。彼はフランスの偉大な小説家としての盛装をしていた。ケープのついた完璧なもの。彼が、ヒルシュフェルトのパフォーマンスを絶望的に不作法であり非フランス的だと考えたのは間違いない。クリストファーのフランス嫌いが燃え上がっていた。冷笑をこめながら、思い上がったカエルめ！　と。にわかに、ジッドはヒルシュフェルトを愛した——彼自身ちょっと前には冷笑していたのに——犬のような口ひげ、分厚く透けた眼鏡、そして不体裁なドイツ・ユダヤ風長靴をつけた質朴な老教授を。……やはり、彼らは三人とも同じ側にいたのだ。クリストファーがそれを好もうがそうでなかろうが。そして後にジッドは、彼の一族の英雄的な指導者として二人を尊敬することになるであろう」（一六–一七頁）。

(25) Herzer, *Magnus Hirschfeld*, p. 22.

(26) Research of Rüdiger Lautmann. 以下に引用されている。R. Plant, *The Pind Teiangle: The Nazi War against Homosexuals* (Henry Holt, 1986) p. 154; G. Grau, *Hidden Holocaust? Gay and Lesbian Persecution in Germany* 1933–45, P. Camiller trans. (London Cassell, 1995) p. 6.

(27) M. Dannecker and R. Reiche, *Der gewöhnliche Homosexuell in der Bundesrepublik* (Frankfurt/Main: Fischer, 1974) p. 27. (Herzer, *Hirschfeld*, p. 12. に引用されている) 拙訳。

(28) Oosterhuis and Kennedy, *Male Bonding*, pp. 241–263 所収の Grau, *Hidden Holocaust*, p. 165; H. Oosterhuis, “Male Bonding and Homosexuality in German Nationalism,” も参照のこと。

(29) P. Russell, *The Gay* 100: *A Ranking of the Most Influential Gay Men and Lesbians, Past and Present* (New York: Citadel Press, 1995) pp. 15–18.（邦訳：『ゲイ文化の主役たち』米塚真治訳、青土社、一九九五年）

(30) J. N. Katz, *Gay American History: Lesbians and Gay Men in the U. S. A.* (New York: Meridian Books, 1992) p. 393.

(31) S. Timmons, *The Trouble with Harry Hay, Founder of the Modern Gay Movement* (Boston: Alyson Publications, 1990) p. 141.

(32) G. Schiller 監督, *Before Stonewall: The Making of a Gay and Lesbian Community* (1986).（記録映画）。

(33) ティモンズ（四三頁）はまた一九三〇年に、ヘイの恋人の一人がどのようにシカゴ人権協会について語ったかを詳述している。ティモンズによれば、「……『神経質な』男たちの組織的な集団という考えにハリーは魅せられ、その考えは深く根を下ろした」。

(34) P. Gay, Freud: *A Life for Our Time* (New York: W. W. Norton, 1988) pp. 144, 181, 460.

第2章

(1) *Ortiz v. Bank of America*, 547 F. Supp. 550 (E. D. Cal. 1982) p. 565.

(2) A. C. Kinsey, W. B. Pomeroy, and C. E. Martin, *Sexual Behavior in the Human Male* (Philadelphia: Saunders, 1948); A. C. Kinsey, W. B. Pomeroy, C. E. Martin, and P. H. Gebhard, *Sexual Behavior in the Human Female* (Philadelphia: Saunders, 1953).（邦訳：『キンゼイ報告　人間に於ける男性の性行為』永井潜・安藤画一訳、コスモポリタン社、一九五〇年）。

(3) Kinsey, *Human Male*, p. 647.

(4) たとえば彼は、以下のように書いている。「異性愛男性はもし結婚により妻として迎えることのできる独身女性を捜し当てれば、通常のはけ口を見いだす。同性愛男性はより頻繁に、次々とパートナーを見つけることに関心をもち、その誰とも数回以上の接触は持たないか、接触をもつのは一回きりである」（*Human Male*, p. 632）。

(5) Kinsey, *Human Male*, p. 664.

(6) K. Wellings, J. Field, A. M. Johnson, and J. Wadsworth, *Sexual Behavior in Britain: The National Survey of Sexual Attitudes and Lifestyles* (London: Penguin Books, 1994).

(7) E. O. Laumann, J. H. Gagnon, R. T. Michael, and S. Michaels, *The Social Organization of Sexuality: Sexual Practices in the United States* (Chicago: University of Chicago Press, 1994).

(8) D. Hamer and P. Copeland, *The Science of Desire: The Search for the Gay Gene and the Biology of Behavior* (New York: Simon and Schuster, 1994).

(9) J. M. Bailey and R. C. Pillard, "A genetic study of male sexual orientation," *Archives of General Psychiatry* 48: 1089-1096 (1991).

(10) M. T. Saghir and E. Robins, *Male and Female Homosexuality: A Comprehensive Investigation* (Baltimore: Williams and Wilkins, 1973); A. P. Bell and M. S. Weinberg, *Homosexualities: A Study of Diversity among Men and Women* (New York Simon and Schuster, 1978); S. Hite, *The Hite Report: A Nationwide Study of Female Sexuality* (New York: Dell, 1981); S. Hite, *The Hite Report on Male Sexuality* (New York: Dell, 1982); J. Lever, "Lesbian sex survey: The 1995 Advocate survey of sexuality and relationships: The women," *The Advocate* (August 2, 1995), pp. 22-30.

(11) K. W. Freund, F. Sedlacek, F., and K. Knob, "A simple transducer for mechanical plethysmography of the male genital," *Journal of the Experimental Analysis of Behavior* 8: 169-170 (1965).

(12) G. Sintchak and J. A. Geer, "A vaginal plethysmograph system," *Psychophysiology* 12: 113-115 (1975).

(13) J. A. Loraine ed., *Understanding Homosexuality: Its Biological and Psychological Bases* (New York: Elsevier, 1974) 所収の K. W. Freund, "Male homosexuality: An analysis of the pattern," pp. 25-81.

(14) E. Laan, J. Sonderman, and E. Janssen, "Straight and lesbian women's sexual responses to straight and lesbian erotica: No sexual orientation effects," the International Academy of Sex Research に展示されたポスター, 21 st Annual Meeting, Provincetown, Massachusetts (1995).

(15) A. M. L. Pattatucci and D. H. Hamer, "Development and familiality of sexual orientation in females," *Behavior Genetics* 25: 407-420 (1995).

(16) P. C. Rust, "'Coming out' in the age of social constructionism: Sexual identity formation among lesbian and bisexual women," *Gender and Society* 7: 50-77 (1993).

(17) J. Lever, "Sexual revelations: The 1994 Advocate survey of sexuality and relationships: The men," *The Advocate* (August 23, 1994) pp. 17-24.

(18) M. Foucault, *The History of Sexuality, Volume I* (New York: Pantheon, 1978). （邦訳：『性の歴史Ⅰ　知への意志』渡辺守章訳、新潮社、一九八六年）。

(19) D. M. Halperin, *One Hundred Years of Homosexuality and Other Essays on Greek Love* (New York: Routledge, 1990).

(20) R. D. Mohr, *Gay Ideas: Outing and Other Controversies*

(Boston: Beacon Press, 1992) pp. 221-242.

（21）ハルプリンの立場はフーコーの極端な社会構築主義からすでに離れた段階にあり、その中で彼は、自然の中に現れる客観的なカテゴリーとして性それ自体が明確になっていることを容認している。社会構築主義のより細かな段階を調べるには、D. Altman, C. Vance, M. Vicinus, and J. Weeks eds., *Homosexuality, Which Homosexuality?* (London: GMP Publishers, 1989) 所収の C. S. Vance, "Social construction theory: Problems in the history of sexuality" を参照のこと。

（22）M. Warner ed., *Fear of a Queer Planet: Queer Politics and Social Theory* (Minneapolis: University of Minesota Press, 1993) pp. 82-102 所収の J. E. Halley, "The construction of heterosexuality."

（23）異文化における同性愛関係の多様性は、S. LeVay and E. Nonas, *City of Friends: A Portrait of the Gay and Lesbian Community in America* (Cambridge, MA MIT Press, 1995) の第二章に、（参考文献と共に）より長く論じられている。

（24）W. L. Williams, *The Spirit and the Flesh: Sexual Diversity in Native American Culture* (Boston: Beacon Press, 1986).

（25）G. H. Herdt, *Guardians of the Flutes: Idioms of Masculinity* (New York: Columbia University Press, 1981).

（26）特性としての同性愛と、文化的に押しつけられた同性愛、あるいは年齢が限定した同性愛行動の間の差異に関する議論は、W. Gapaille, "Cross-species and cross-cultural contributions to understanding homosexual activity," *Archives of General Psychiatry* 37: 349-356 (1980) を参照のこと。

（27）F. L. Whitam, "Culturally invariant properties of male homosexuality: Tentative conclusions from cross-cultural research," *Archives of Sexual Behavior* 12: 207-226 (1983); F. L. Whitam and R. M. Mathy, *Male Homosexuality in Four Societies: Brazil, Guatemala, the Philippines and the United States* (New York: Praeger, 1986); F. L. Whitam and R. M. Mathy, "Childhood cross-gender behavior of homosexual females in Brazil, Peru, the Philippines and the United States," *Archives of Sexual Behavior* 20 151-170 (1991).

（28）S. Timmons, *The Trouble with Harry Hay: Founder of the Modern Gay Movement* (Boston: Alyson Publications, 1990), pp. 136-137.

（29）たとえばリチャード・ムーアは以下のように書いている。「……ともかく五%かそこらの人口がゲイであり、男性である」（つまり、男性の人口の一〇%程度ということ）(*Gay Ideas: Outing and Other Controversies* [Boston: Beacon Press, 1992], p. 247)。

（30）ACSF Investigators, "AIDS and sexual behavior in France," *Nature* 360: 407-409 (1992).

（31）A. F. Fleming, M. Carballo, and D. F. Fitzsimons eds., *The Global Impact of AIDS* (London: Alan R. Liss, 1988) 所収の J. M. Sundet, I. L. Kvalem, P. Magnus, and L. S. Bakketeig, "Prevalence of risk-prone behavior in the central population of Norway,"

（32）S. M. Rogers and C. F. Turner, "Male-male sexual contact in the U. S. A.: Findings from five sample surveys, 1970-1990," *Journal of Sex Research* 28: 491-519 (1991); J. O. G. Billy, K. Tanfer, W. R. Grady, and D. H. Klepinger, "The sexual behavior of men in the United States," *Family Planning Perspectives* 25: 52-60 (1993); E. O. Laumann, J. H. Gagnon, R. T. Michael, and S. Michaels, *The Social Organization of Sexuality: Sexual Practices in the United States* (Chicago: University of Chicago Press, 1994).

(33)　A Yankelovich *MONITOR Perspective on Gays/Lesbians* (Norwalk, CT: Yankelovich Partners, Inc., 1994).

(34)　R. L. Sell, J. A. Wells and D. Wypij, "The prevalence of homosexual behavior and attraction in the United States, the United Kingdom and France: Results of national population-based samples," *Archives of Sexual Behavior* 24: 235-248 (1995). この研究の最も重大な問題は、回答者が同性に対する感情を述べるという形で、その行動を報告するように求められたことである。実際には、同性間の行動は同性に性的に惹かれることなくあり得るし、実際にある（たとえば、単なる試し、売春、性的いたずら、レイプ、寄宿学校や刑務所のように異性と接する機会の欠如、あるいは単に相手を喜ばせるため、など）。更に性的行動は、非接触的あるいは非性器的な接触をもつ関係を含み得るような、漠然とした言い回しの「性交の相手の数」に関する質問によって評価されている。最後にその結果は、同性と異性のそれぞれに対して魅力を感じる程度、そして行動を見積もることができるような形では発表されていない。著者らはまた、それ以前の全国的な研究が男女どちらに性的魅力を感じるかについて調査していないという間違った主張をしている。

(35)　たとえば、H. Taylor, "Number of gay men more than 4 times higher than the 1 percent reported in a recent survey," *The Harris Poll* 20: 1-4 (1993) を参照のこと。この記事はビリーらの研究を批判している。しかし、ルイス・ハリス事務所自体が、手法的に欠点のあるセルらによる調査を行った。

(36)　K. Ellingwood, "The 'gay Camelot' grows up," *Los Angeles Times* (June 27, 1994), pp. A1+

(37)　Laumann ら, *Social Organization of Sexuality*.

(38)　フレッド・ワイタムは、Tobias Schneebaum の *Keep the River on Your Right* (New York: Grove Press, 1969) という本に詳述されている、すべての人がゲイであるペルーの「アカラマス」への架空の訪問記を、どうして真面目に受け取った性科学者がいたのかを述べた (F. L. Whitam, "Culturally invariant properties of male homosexuality: Tentative conclusions from cross-cultural research," *Archives of Sexual Behavior* 12: 207-226 [1983])。

(39)　二つの例がある。「一つの事が明らかである。つまり同性愛がこんなにも広く広がるための中心は、アジアに探し求められるということである。そこから、同性愛はその道をギリシャとローマの間にみつけ、ついにチュートン人［訳注：ゲルマン民族の一派。現在のドイツ、オランダ、スカンジナビアなどの北欧民族、特にドイツ人］にも伝わったのだ。同性愛は本質的に北欧人には馴染みのないものであるということは、この放散の道のりからすでに見て取ることができる」（一九三七年の四月に行われた、反同性愛、反中絶ドイツ事務所の代表者であるジョセフ・メイジンガーによる講演より。G. Grau, *Hidden Holocaust? Gay and Lesbian Persecution in Germany 1933-45* [London: Cassell, 1995], p. 100 に引用されている。「カブールがイスラム教徒に征服され、カブールのイスパバッドがイスラム教を採用したとき、彼は牛の肉を食べさせられたり、ソドミーをさせられたりはしないと明言した（これは，彼がその両者とも忌み嫌っていたことを示すものである）」（A. Swidler, *Homosexuality and World Religions* [Valley Forge, PA: Trinity Press International, 1993], pp. 47-80 所収の eleventh-century scholar cited in A. Sharma, "Homosexuality and Hinduism."）。

（40） F. L. Whitam, "Culturally invariant properties of male homosexuality: Tentative conclusions from cross-cultural research," *Archives of Sexual Behavior* 12: 207-226 (1983).

第3章

（1） S. Freud, *Three Essays on the Theory of Sexuality*, James Strachey trans. Basic Books, 1962), p. 11（脚注）.

（2） 同書，四八頁

（3） 同書，四九頁

（4） J. Strachey ed., *The Standard Edition of the Complete Works of Sigmund Freud* (London: Hogarth Press, 1958), vol. 12 所収の S. Freud, "Psychoanalytic notes on an autobiographical account of a case of paranoia (dementia paranoides)," p. 466.

（5） J. M. Bailey, S. Gaulin, Y. Agyei, and B. A. Gladue, "Effects of gender and sexual orientation on evolutionarily relevant aspects of human mating psychology," *Journal of Personality and Social Psychology* 66: 1081-1093 (1994).

（6） S. Freud, *Some Neurotic Mechanisms in Jealousy, Paranoia and Homosexuality, in Freud, Standard Edition* (1955), vol. 18, pp. 223-232.

（7） Freud, *Standard Edition* (1955), vol. 18, pp. 147-172 所収の S. Freud, "The Psychogenesis of a Case of Homosexuality in a Woman,"

（8） 「彼女に深く影響する（Affecting her intimately）」は旧訳の「彼女に密接に関係する（touching her nearly）」を私が改訂したものである。

（9） E. Jones, *The Life and Work of Sigmund Freud* (New York: Basic Books, 1955), pp. 208-209 に引用されているS. Freud, letter of April 9, 1935。

（10） 実際，親族間競争の理論には確かに神経症的機制を含み，それゆえ治療可能であるはずなのである。

（11） L. Ovesey, *Homosexuality and Pseudohomosexuality* (New York; Science House, 1969).

（12） M. Duberman, *Cures: A Gay Man's Odyssey* (New York: Dutton, 1991).

（13） C. W. Socarides, "Homosexuality: Findings derived from 15 years of clinical research," *American Journal of Psychiatry* 130: 1212-1213 (1973).

（14） C. W. Socarides, *Homosexuality* (New York: Jason Aronson, 1978), pp. 83-85.

（15） リチャード・ソカリデスは，ラムダ正当防衛委員会（the Board of Lamda Legal Defense）で働いてきた著名なゲイ活動家で，現在労働省へのホワイトハウス連絡担当である。

（16） このインタビューはイギリスのドキュメンタリー映画「*Born That Way?*」(London: Windfall Films, Jeremy Taylor 製作）の一部であるが，描写した部分はソカリデスの希望により削除された。

（17） J. Nicolosi, *Reparative Therapy of Male Homosexuality*,

(Northvale, NJ: Jason Aronson, 1991), pp. 109-110.

(18) I. Bieber, T. B. Bieber, H. J. Dain, P. R. Dince, M. G. Drellich, H. G. Grand, R. H. Gundlach, M. W. Kremer, A. H. Rifkin, and C. B. Wilbur, *Homosexuality: A Psychoanalytic Study* (Northvale, NJ: Jason Aronson, 1988).

(19) *Archives of General Psychiatry* 17: 626-634 (1967) 所収の H. E. Kaye, S. Berl, J. Clare, M. Eleston, B. S. Gerschwin, P. Gerschwin, L. S. Kogan, C. Torda, and C. B. Wilbur, "Homosexuality in women,".

(20) H. MacIntosh, "Attitudes and experiences of psychoanalysts in analyzing homosexual patients," *Journal of the American Psychoanalytic Association* 42: 1183-1207 (1994)。マッキントッシュが調査した二八五人の分析医のうち、六二%が、同性愛の患者は「ときに」異性愛に変わり得るという意見に賛成した。これらの分析医の治療を受けたレズビアンの患者のうち、二〇%が異性愛に変化したと報告され、また二四%のゲイの男性患者もそうであったという。この結果に懐疑を唱える理由はいくつかあるが、とくにマッキントッシュが自分の調査を、ゲイであることを公にした分析医であるリチャード・アイゼイの言説への信任投票だと言っており、アイゼイの立場に対立する反応を引き起こそうと計算されたように見える戦略である点が重要である。加えて、その「変化した」ゲイやレズビアンの追跡調査や第三者による調査が報告されていないことも一因である。

(21) P. Wyden and B. Wyden, *Growing Up Straight: What Every Thoughtful Parent Should Know About Homosexuality* (New York: Stein and Day, 1968).

(22) とくにJ. Marmor ed., *Sexual Inversion* (New York: Basic Books, 1965); J. Marmor ed., *Homosexual Behavior: A Modern Reappraisal* (New York: Basic Books, 1980) を見よ。

(23) E. Marcus, *Making History: The Struggle for Gay and Lesbian Equal Rights, 1945-1990* (New York: Harper Collins, 1992), p. 251.

(24) 彼はS. Coates and E. S. Person, "Extreme boyhood femininity: Isolated behavior or pervasive disorder?" *Journal of American Academy of Child Psychiatry* 24: 702-709 (1985) を引用している。

(25) R. C. Friedman, *Male Homosexuality: A Contemporary Psychoanalytic Perspective* (New Haven: Yale University Press, 1988), p. 193.

(26) W. L. Williams, *the Spirit and the Flesh: Sexual Diversity in American Indian Culture* (Boston: Beacon Press: 1986).

(27) M. Warner ed., *Fear of a Queer Planet: Queer Politics and Social Theory* (Minneapolis University of Minesota Press, 1993), pp. 69-81 所収の E. K. Sedgwick, "How to bring your kids up gay."

(28) K. Lewes, *The Psychoanalytic Theory of Male Homosexuality* (New York: Simon and Schuster, 1988) pp. 236-238.

(29) R. A. Isay, *Being Homosexual: Gay Men and Their Development* (New York: Farrar, Straus and Giroux, 1989). (邦訳：『ホモセクシュアルであるということ―ゲイの男性と心理的発達―』金城克哉訳、太陽社、一九九六年)。

(30) R. A. Isay, *Becoming Gay: The Journey to Self-Acceptance* (New York: Pantheon Books, 1996).

(31) B. Burch, *On Intimate Terms: The Psychology of Differ-

ence in Lesbian Relationships (Urbana: University of Illinois Press, 1992); N. O'Connor and J. Ryan, *Wild Desires and Mistaken Identities: Lesbianism and sychoanalysis* (New York: Columbia University Press, 1993); J. M. Glassgold and S. Iasenza eds., *Lesbians and Psychoanalysis: Revolutions in Theory and Practice* (New York: Free Press, 1995)

(32) Glassgold and Iasenza eds., *Lesbians and Psychoanalysis*, pp. 19-37 所収の L. Deutsch, "Out of the closet and on to the couch: A Psychoanalytic exploration of Lesbian development."

(33) B. Burch, "Heterosexuality, bisexuality, and lesbianism: Rethinking psychoanalitic views of women's sexual object choice," *Psychoanalytic Review* 80: 83-99 (1993).

(34) Glassgold and Iasenza eds., *Lesbians and Psychoanalysis*, pp. 39-61 所収の M. Suchet, "Having it both ways: Rethinking female sexuality."

(35) たとえば、ダイアン・ファスはフロイトの女性同性愛の「病因」の探索を、「説明する趣旨が何かを前もって憶測することができる程度の問い」と批判している。

第4章

(1) W. Churchill, *Homosexual Behavior among Males: A Cross-Cultural and Cross-Species Investigation* (New York: Hawthorn Books, 1967).

(2) P. Cameron and K. Cameron "Does incest cause homosexuality?" *Psychological Reports* 76: 611-621 (1995).

(3) 大規模なイギリスでの調査（*Britain: The National Survey of Sexual Attitudes and Lifestyles* [London: Penguin, 1994] 所収の K. Wellings, J. Field, A. M. Johnson, and J. Wadsworth, Sexual Behavior, pp. 204-209）によると、そのような学校に通った男女は、通わなかった人に比べ三倍、同性間の性的接触を経験した率が高いが、その調査の直前五年間に（すなわち、成人において）同性愛行為を持った人の傾向について、通学した学校の種類の有意な影響はまったくない。

(4) *Behavior Research and Therapy* 2: 185-190 (1965) 所収の R. J. McGuire, J. M. Carlisle, and B. G. Young, "Sexual deviations as conditioned behavior: A hypothesis."

(5) H. Eysenck, *Behavior Therapy and Neuroses* (London: Pergamon Press, 1960), pp. 312-326 所収の K. Freund, "Some problems in the treatment of homosexuality," K. W. Freund, "Should homosexuality arouse therapeutic concern?" *Journal of Homosexuality* 2: 235-240 (1977) も参照のこと。

(6) B. James, "Case of homosexuality treated by aversion therapy," *British Medical Journal* 1: 768-770 (1962).

(7) N. McConaghy, "Subjective and penile plethysmograph responses following aversion-relief and apomorphine therapy for homosexual impulses," *British Journal of Psychiatry* 115: 723-730 (1969); N. McConaghy, "Subjective and penile plethysmogragh responses to aversion therapy for homosexuality: A follow-up study," *British Journal of Psychiatry* 117: 555-560 (1970); N. McConaghy, "Penile response conditioning and its relationship to aversion therapy in homosexuals," *Behavior Therapy* 1: 213-221 (1970); N. McConaghy, "Aversive relief of homosexuality: Measures of efficacy," *American Journal of*

Psychiatry 127: 141-144 (1971); N. McConaghy, D. Proctor, and R. Barr, "Subjective and penile plethysmograghy responses to aversion therapy for homosexuality: A partial replication," *Archives of Sexual Behavior* 2: 65-78 (1972).

(8) J. Money, "Strategy, ethics, behavior modification and homosexuality," *Archives of Sexual Behavior* 2: 79-81 (1972).

(9) R. Bayer, *Homosexuality and American Psychiatry: The Politics of Diagnosis* (New York: Basic Books, 1981), p. 103.

(10) N. McConaghy, "Is a homosexual orientation irreversible?" *British Journal of Psychiatry* 129: 556-563 (1976).

(11) N. McConaghy, "Should biological theories of sexual orientation ignore feelings?" *International Behavioral Development Symposium: Biological Basis of Sexual Orientation and Sex-Typical Behavior* (Minot State University, May 1995), p. 58.

(12) M. P. Feldman and M. J. MacCulloch, *Homosexual Behavior: Therapy and Assessment* (Oxford: Pergamon, 1971).

(13) たとえば L. Birk, "Group psychotherapy for men who are homosexual," *Journal of Sex and Marital Therapy* 1: 29-52 (1974).

(14) J. Bancroft, "Aversion therapy of homosexuality: A pilot study of 10 cases," *British Journal of psychiatry* 115: 1417-1431 (1969).

(15) B. A. Tanner, "Shock intensity and fear of shock in the modification of homosexual behavior in males by avoidance learning," *Behavior Research and Therapy* 11: 213-218 (1973).

(16) M. F. McBride, "Effect of visual stimuli in electric shock therapy," Ph. D. dissertation, Brigham Young University, 1976.

(17) R. Schow, W. Schow, and M. Raynes eds., *Peculiar People: Mormons and Same-Sex Orientation* (Salt Lake City: Signature Books, 1991) 所収の D. D. Harryman, "With all thy getting, get understanding," pp. 23-35.

(18) J. R. Cautela, "Treatment of compulsive behavior by covert sensitization," *Psychological Record* 16: 33-42 (1966); J. R. Cautela, "Covert sensitization," *Psychological Reports* 20: 459-468 (1967).

(19) E. J. Callahan and H. Leitenberg, "Aversion therapy for sexual deviation: Contingent shock and covert sensitization," *Journal of Abnormal Psychology* 81: 60-73 (1973).

(20) N. M. Owensby, "Homosexuality and lesbianism treated with metrazol," *Journal of Nervous and Mental Disease* 92: 65-66 (1940).

(21) J. N. Katz, *Gay American History: Lesbians and Gay Men in the U. S. A.* (New York: Meridian, 1992), pp. 201-207.

(23) J. M. Bailey and K. J. Zucker, "Childhood sex-typed behavior and sexual orientation: A conceptual analysis and quantitative review," *Developmental Psychology* 31: 43-55 (1995).

(24) H. Bakwin, "Deviant gender-role behavior in children: Relation to homosexuality," *Pediatrics* 41: 620-629 (1968); P. S. Lebovitz, "Feminine behavior in boys: Aspects of its outcome," *American Journal of Psychiatry* 128: 1283-1289 (1872); J. Money and A. J. Russo, "Homosexual outcome of discordant gender identity/role: Longitudinal follow-up," *Journal*

of Pediatric Psychology 4: 29-41 (1979); B. Zuger, "Early effeminate behavior in boys: Outcome and significance for homosexuality," *Journal of Nervous and Mental Disease* 172: 90-97 (1984); R. Green, *The "Sissy Boy Syndrome" and the Development of Homosexuality* (New York: Yale University Press, 1987).

(25) J. Money, J. G. Hampson, and J. L. Hampson, "Imprinting and the establishment of gender role," *Archives of Neurology and Psychiatry* 77: 333-336 (1957).

(26) R. Green, *Sexual Identity Conflict in Children and Adults* (New York: Basic Books, 1974).

(27) G. A. Rekers and O. I. Lovaas, "Behavioral treatment of deviant sex-role behaviors in a male child," *Journal of Applied Behavior Analysis* 7: 173-190 (1974). また G. A. Rekers, O. I. Lovaas, and B. Low, "The behavioral treatment of a 'transsexual' boy," *Journal of Abnormal Child Psychiatry* 2 99-116 (1977) も参照のこと。

(28) G. A. Rekers, *Shaping Your Child's Sexual Identity* (Grand Rapids, MI: Baker Book House, 1982), p. 139.

(29) Green, *The "Sissy Boy Syndrome,"* pp. 292-319.

(30) S. F. Morin and S. F. Shultz, "The gay movement and the rights of children," *Journal of Social Issues* 34 (2): 137-148 (1978).

(31) A. C. Rosen, G. A. Rekers, and P. M. Bentler, "Ethical issues in the treatment of children," *Journal of Social Issues* 34 (2): 122-136 (1978).

(32) Rekers, *Shaping Your Child's Sexual Identity*, pp. 87-88.

(33) K. J. Zucker and S. J. Bradley, *Gender Identity Disorder and Psychosexual Problems in Children and Adolescents* (New York: Guilford Publications, 1995).

(34) J. Money and A. A. Ehrhardt, *Man & Woman, Boy & Girl: The Differentiation and Dimorphism of Gender Identity from Conception to Maturity* (Baltimore: Johns Hopkins University Press, 1972), pp. 118-123.

(35) E. R. Kandel and J. H. Schwartz, *Principles of Neural Science*, 3 rd edition (New York: Elsevier, 1985) 所収の D. D. Kelly, "Sexual differentiation of the nervous system," pp. 771-783. 引用した文章は第3版（一九九一年）からのもの。

(36) M. Diamond, "Sexual identity, monozygotic twins reared in discordant sex roles and a BBC follow-up," *Archives of Sexual Behavior* 11: 181-186 (1982).

(37) M. Haug et. al. eds., *The Development of Sex Differences and Similarities in Behavior* (Amsterdam: Kluwer Academic Publishers, 1993) 所収の M. Diamond, "Some genetic considerations in the development of sexual orientation," pp. 291-309; M. Diamond, H. K. Sigmundson, "Sex Reassignment at Birth: A Long Term Review and Clinical Implications," *Archives of Pediatrics and Adolescent Medicine* 1997; 151: 298-304

(38) P. Mussen and L. Distler, "Masculinity, identification, and father-son relationships," *Journal of Abnormal and Social Psychology* 59: 350-356 (1959); E. M. Hetherington and G. Frankie, "Effects of parental dominance, warmth, and comfort on imitation in children," *Journal of Personality and Social Psychology* 6: 119-125 (1967); E. M. Hetherington and J.

Duer, "Effects of father absence on child development," *Young Children* 26: 233-248 (1971).

(39) E. E. Maccoby ed., *The Development of Sex Differences* (Stanford: Stanford University Press, 1966) 所収の L. Kohlberg, "A cognitive-developmental analysis of children's sex-role concepts and attitudes," pp. 82-173.

(40) M. Lewis, "Early sex differences in the human: Studies of socioemotional development," *Archives of Sexual Behavior* 4: 329-335 (1975).

(41) S. Cahill, "Reexamining the acquisition of sex roles: A social interactionist approach," *Sex Roles* 9: 1-15 (1983).

(42) J. Strachey ed., *The Standard Edition of the Complete Works of Sigmund Freud* (London: Hogarth Press, 1955) 所収の S. Freud, "The psychogenesis of a case of homosexuality in a woman," pp. 147-172. 引用は一六八頁より。

第5章

(1) E. Pfeiffer, "Ein Geheilter Fall von Homosexualitat durch Hodentransplantation," *Deustche medizinische Wochenschrift* 48: 660-662 (1922).

(2) マーカーやその他多くの性研究の先駆者たちに関する短い伝記は、V. L. Bullough, Science in the edroom: A History of Sex Research (New York: Basic Books, 1994) を参照のこと。

(3) C. A. Wright, "Endocrine aspects of homosexuality: A preliminary report," *Medical Record* 142: 407-410 (1935).

(4) S. J. Glass, H. J. Deuel, and C. A. Wright, "Sex hormone studies in male homosexuality," *Endocrinology* 26: 590-594 (1940); R. Neustadt and A. Myerson, "Quantitative sex hormone studies in homosexuality, childhood, and various neuropsychiatric disturbances," *American Journal of Psychiatry* 97: 524-551 (1940).

(5) C. A. Wright, "Results of endocrine treatment in a controlled group of homosexual men," *Medical Record* 154: 60-61 (1941).

(6) S. J. Glass and R. H. Johnson, "Limitations and complications of organotherapy in male homosexuality," *Journal of Clinical Endocrinology* 4: 540-544 (1944).

(7) H. S. Barahal, "Testosterone in psychotic male homosexuals," *Psychiatric Quarterly* 14: 319-330 (1940).

(8) R. M. Brown (chairman), *Preliminary Report of the Subcommittee on Sex Crimes of the Assembly Interim Committee on Judicial System and Judicial Process* (Sacramento: California Legislature, 1950), pp. 103-122. に引用された A. C. Kinsey による証言。これらの実験に関する他の引用を私は知らないが、ここで述べられているように、この実験が行われたとはにわかには信じられない。

(9) この報告は G. Grau ed., *Hidden Holocaust? Gay and Lesbian Persecution in Germany* 1933-45, P. Cammiller trans. (London: Cassell, 1995) に発表されたナチの文書に基づいている。

(10) S. Rosenzweig and R. G. Hoskins, "A note on the ineffectualness of sexhormone medication in a case of pronounced homosexuality," *Psychosomatic Medicine* 3: 87-89 (1941). (J. N. Katz, Gay American History: Lesbians and Gay Men in the U.

S.A. [New York: Meridian, 1992], pp. 167-169 に再掲載)

(11) C. W. Dunn, "Stilbestrol-induced gynecomastia in the male, " *Journal of the American Medical Association* 115: 2263-2264 (1940).

(12) F. L. Golla and R. S. Hodge, "Hormone treatment of the sexual offender," *Lancet* 256 (1): 1006-1007 (1949).

(13) A. Hodges, *Alan Turing: The Enigma* (New York: Simon and Schuster, 1983).

(14) Katz, *Gay American History*, pp. 23-24. 以前は死刑だったところに去勢刑がとってかわった。

(15) A. Karlen, *Sexuality and Homosexuality: A New View* (New York: W. W. Norton, 1971), p. 334.

(16) Grau, *Hidden Holocaust*, pp. 246-262.

(17) これらの研究の総説は，H. F. L. Meyer-Bahlburg, "Psychoendocrine research on sexual orientation. Current status and future options," *Progress in Brain Research* 61: 375-398 (1984) を参照のこと。

(18) Meyer-Bahlburg によって紹介されているデータ。

(19) C. H. Phoenix, R. W. Goy, A. A. Gerall, and W. C. Young, "Organizing action of prenatally administered testosterone propionate on the tissues mediating mating behavior in the female guinea pig," *Endocrinology* 65: 369-382 (1959).

(20) K. L. Grady, C. H. Phoenix, and W. C. Young, "Role of the developing rat testis in differentiation of the neural tissues mediating mating behavior," *Journal of Comparative and Physiological Psychology* 59: 176-182 (1965).

(21) F. Neumann, R. von Berswordt-Wallrape, W. Elger, H. Steinbeck, J. D. Hahn, and M. Kramer, "Aspects of androgen-dependent events as studied by antiandrogens," *Recent Progress in Hormone Research* 26: 37-410 (1970).

(22) A. A. Gerall, H. Moltz, and I. L. Ward eds., *Handbook of Behavioral Neurobiology: Vol.* 11. *Sexual Differentiation* (New York: Plenum Press, 1992), pp. 84-128 所収の W. W. Beatty, "Gonadal hormones and sex differences in non-reproductive behaviors" に紹介されている。

(23) M. J. Novy and J. A. Resko eds., *Fetal Endocrinology* (New York: Academic Press, 1981), pp. 319-339 所収の R. W. Roy, "Differentiation of male social traits in female rhesus macaques by prenatal treatment with androgens: Variation in type of androgen, duration and timing of treatmen," 遊戯性交における「オスの役割」という言葉で私が意味するのは，サルがマウントするために別のサルの後ろ足の上に伸び上がる両足固定マウントのことである。

(24) S. M. Pomerantz, M. M. Roy, J. E. Thornton, and R. W. Goy, "Expression of adult female patterns of sexual behavior by male, female and pseudohermaphroditic female rhesus monkeys," *Biology of Reproduction* 33: 878-889 (1985); S. M. Pomerantz, R. W. Goy, and M. M. Roy, "Expression of male-typical sexual behavior in adult pseudohermaphroditic rhesus: Comparisons with normal males and neonatally gonadectomized males and females," *Hormones and Behavior* 20: 483-500 (1986).

(25) R. W. Goy, F. B. Bercovitch, and M. C. McBrair, "Behavioral masculinization is independent of genital masculin-

ization in prenatally androgenized female rhesus macaques," *Hormones and Behavior* 22: 552-571 (1988).

(26) G. Dörner, "Tierexperimentelle Untersuchungen zur Frage einer hormonellen Pathogenese der Homosexualitat," *Acta Biologica et Medica Germanica* 19: 569-584 (1967); G. Dörner, "Zur Frage einer neuroendocrinen Pathogenese, Prophylaxe und Therapie angeborener Sexualdeviationen," *Deutsche Medizinische Wochenshrift* 94: 390-396 (1969).

(27) G. Dörner, I. Poppe, F. Stahl, J. Kölzsch, and R. Uebelhack, "Gene-and environment-dependent neuroendocrine etiogenesis of homosexuality and trans-sexualism," *Experimental and Clinical Endocrinology* 98: 141-150 (1991). ダーナーはこの論説の中で，彼の師であるWalter Hohlwegが一九二五年から一九二八年までスタイナッハと共に研究したと述べている。

(28) G. Dörner, Hormones and Brain Differentiation (Amsterdam: Elsevier, 1976), p. 229.

(29) V. Sigusch, E. Schorsch, M. Dannecker, and G. Schmidt, "Official statement by the German Society for Sex Research (Deutsche Gesellschaft fur Sexualforschung e. V.) on the research of Prof. Dr. Günter Dörner on the subject of homosexuality," *Archives of Sexual Behavior* 11: 445-449 (1982). ダンネッカーはおそらくヒルシュフェルトの生物学的視点への攻撃も，ナチによるゲイの人たちへの迫害に道を拓くために行なったことに注意（第1章参照）。

(30) H. H. Feder, "Hormones and sexual behavior," *Annual Reviews of Psychology* 35: 165-200 (1984). 以下も参照のこと。G. J. DeVries, J. P. C. DeBruin, H. B. M. Uylings, and M. A. Corner eds., *Progress in Brain Research, Vol. 61: Sex Differences in the Brain* (Amsterdam: Elsevier, 1984) 所収のH. F. L. Meyer-Bahlburg, "Psychoendocrine research on sexual orientation: Current status and future options," pp. 375-398

(31) この結果についての明確な報告については，E. Adkins-Regan, "Sex hormones and sexual orientation in animals," *Psychobiology* 16: 335-347 (1988) を参照のこと。

(32) A. M. Kaye and M. Kaye eds., *Advances in the Biosciences, Vol. 25: Development of Responsiveness to Steroid Hormones* (Oxford: Pergamon Press, 1980) 所収のB. J. Meyerson, M. Eliasson, and J. Hetta, "Sex-specific orientation in female and male rats: Development and effects of early endocrine manipulation," pp. 451-460; F. H. de Jonge, J.-W. Muntjewerff, A. L. Louwerse, and N. E. van de Poll, "Sexual behavior and sexual orientation of the female rat after hormonal treatment during various stages of development," *Hormones and Behavior* 22: 100-115 (1988); J. Vega Matuszczyk, A. Fernandez-Guasti, and K. Larssen, "Sexual orientation, proceptivity, and receptivity in the male rat as function of neonatal hormonal manipulation," *Hormones and Behavior* 22: 362-378 (1988); T. Brand and A. K. Slob, "Neonatal organization of adult partner preference behavior in male rats," *Physiology and Behavior* 49: 107-111 (1991); T. Brand, J. Kroonen, J. Mos, J., and A. K. Slob, "Adult partner preference and sexual behavior of male rats affected by perinatal endocrine manipulations," *Hormones and Behavior* 25: 323-341 (1991); J. Bakker, T. Brand,

J. van Ophemert, and A. K. Slob, "Hormonal regulation of adult partner preference behavior in neonatally ATD-treated male rats," *Behavioral Neuroscience* 107: 480-487 (1993).

(33) W. A. Johnson and L. Tiefer, "Sexual preferences in neonatally castrated male golden hamsters," *Physiology and Behavior* 9: 213-218 (1972).

(34) E. R. Stockman, R. S. Callaghan, and M. J. Baum, "Effects of neonatal castration and testosterone propionate treatment on sexual partner preference in the ferret," *Physiology and Behavior* 34: 409-414 (1985); M. J. Baum, M. S. Erskine, E. Kornberg, and C. E. Weaver, "Prenatal and neonatal testosterone exposure interact to affect the differentiation of sexual behavior and partner preference in female ferrets," *Behavioral Neuroscience* 104: 183-198 (1990).

(35) E. Adkins-Regan, P. Orguer, and J. P. Signoret, "Sexual differentiation of reproductive behavior in pigs: Defeminizing effects of prepubertal estradiol," *Hormones and Behavior* 23: 290-303 (1989). 豚では，性腺ステロイドがもつ改変効果に対して感受性のある期間が，ほぼ思春期まで続くことをこの論文の筆者らは見いだした。

(36) E. Adkins-Regan and M. Ascenzi, "Social and sexual behavior of male and female zebra finches treated with oestradiol during the nestling period," *Animal Behaviour* 35: 1100-1112 (1987).

(37) R. C. Friedman, R. M. Richart, and R. L. Vande Wiele eds., *Sex Differences in Behavior* (New York: Wiley, 1974) 所収の A. A. Ehrhardt and S. W. Baker, "Fetal androgens, human central nervous system differentiation and behavior sex differences," pp. 33-51; M. Matheis and C. Forster, "Zur psychosexuellen Entwicklung von Madchen mit dem adrenogenitalen Syndrom," *Zeitschrift fur Kinder-und Jugendpsychiatrie* 8: 5-17 (1980); R. W. Dittmann, M. H. Kappes, M. E. Kappes, D. Börger, H. Stegner, R. H. Willig, and H. Wallis, "Congenital adrenal hyperplasia I: Gender-related behavior and attitudes in female patients and sisters," *Psychoneuroendocrinology* 15: 401-420 (1990); S. A. Berenbaum and M. Hines, "Early androgens are related to childhood sex-typed toy preferences," *Psychological Science* 3: 203-206 (1992); S. A. Berenbaum and E. Snyder, "Early hormonal influences on childhood sex-typed activity and playmate preferences: Implications for the development of sexual orientation," *Developmental Psychology* 31: 31-42 (1995); S. M. Resnick, S. A. Berenbaum, I. I. Gottesman, and T. J. Bouchard, "Early hormonal influences on cognitive functioning in congenital adrenal hyperplasia," *Developmental Psychology* 22: 191-198 (1986).

(38) J. Money, M. Schwartz, and V. G. Lewis, "Adult erotosexual status and fetal hormonal masculinization and demasculinization: 46, XX congenital virilizing adrenal hyperplasia and 46, XY androgen-insensitivity syndrome compared," *Psychoneuroendocrinology* 9: 405-414 (1984); R. M. Mulaikal, C. J. Migeon, and J. A. Rock, "Fertility rates in female patients with congenital adrenal hyperplasia due to 21-hydroxylase deficiency," *New England Journal of Medicine* 316: 178-182 (1987); R. W. Dittmann, M. E. Kappes, and M. H. Kappes,

"Sexual behavior in adolescent and adult females with congenital adrenal hyperplasia," *Psychoneuroendocrinology* 17: 153-170 (1992); K. J. Zucker, S. J. Bradley, G. Oliver, J. E. Hood, J. Blake, and S. Fleming, "Psychosexual assessment of women with congenital adrenal hyperplasia: Preliminary analyses." International Academy of Sex Research, 18 th Annual Meeting, Prague, Czechoslovakia, July 1992で発表された報告。

(39) D. A. Edelman, *DES/Diethylstilbestrol-New Perspectives* (Boston: MTP Press, 1986).

(40) H. F. L. Meyer-Bahlburg, A. A. Ehrhardt, L. R. Rosen, R. S. Gruen, N. P. Veridiano, F. H. Vann, and H. F. Neuwalder, "Prenatal estrogens and the development of homosexual orientation," *Developmental Psychology* 31: 12-21 (1995).

(41) ＤＥＳの影響が少ないことの別の説明は、重要な時期を通じて全てのエストロゲン受容体を活性化するに十分なほどには、多くの女性において用量が高くなかった、あるいは長期にわたっていなかったということかもしれない。残念ながら通常、投与されたＤＥＳの量についての情報はもはや得られない。

第6章

(1) A. E. Fisher, "Maternal and sexual behavior induced by intracranial chemical stimulation," *Science* 124: 228-229 (1956); J. M. Davidson, "Activation of the male rat's sexual behavior by intracerebral implantation of androgen," *Endocrinology* 79: 783-794 (1966); R. D. Lisk, "Reproductive capacity and behavioral oestrus in the rat bearing hypothalamic implants of sex steroids," *Acta Endocrinologica* 48: 209-219 (1956); G. Dorner, F. Docke, and S. Moustafa, "Differential localization of a male and a female hypothalamic mating centre," *Journal of Reproduction and Fertility* 17: 583-586 (1968).

(2) A. Soulairac and M. L. Soulairac, "Effets de lesions hypothalamiques sur le comportement sexuel et le tractus genital du rat male," *Annales d'Endocrinologie* (*Paris*) 17: 731-745 (1956); L. Heimer and K. Larsson, "Impairment of mating behavior in male rats following lesions in the preoptic-anterior hypothalamic continuum," *Brain Research* 3: 248-263 (1966/67); D. W. Pfaff and Y. Sakuma, "Deficit in the lordosis reflex of female rats caused by lesions in the ventromedial nucleus of the hypothalamus," *Journal of Physiology* (London) 288: 203-210 (1979); S. Hansen, C. H. Kohler, M. Goldstein, and H. V. M. Steinbusch, "Effects of ibotenic acid-induced neuronal degeneration in the medial preoptic area and the lateral hypothalamic area on sexual behavior in the male rat," *Brain Research* 239: 213-232 (1982).

(3) N. A. Hillarp, H. Olivecrona, and W. Silferskiold, "Evidence for the participation of the preoptic area in male mating behavior," *Experientia* 10: 224 (1954); C. W. Malsbury, "Facilitation of male rat copulatory behavior by electrical stimulation of the medial preoptic area," *Physiology and Behavior* 7: 797-805 (1971); D. W. Pfaff and Y. Sakuma, "Facilitation of the lordosis reflex of female rats from the ventromedial nucleus of the hypothalamus," *Journal of Physiology* (London) 288: 189-202 (1979).

(4) Y. Oomura, S. Aou, Y. Koyama, and H. Yoshimatsu, "Central control of sexual behavior," *Brain Research Bulletin* 20: 863-870 (1988).

(5) J. J. Singer, "Hypothalamic control of male and female sexual behavior in female rats," *Journal of Comparative and Physiological Psychology* 66: 738-742 (1968).

(6) J. C. Slimp, B. L. Hart, and R. W. Goy, "Heterosexual, autosexual and social behavior of adult male rhesus monkeys with medial preoptic-anterior hypothalamic lesions," *Brain Research* 142: 105-112 (1978).

(7) G. Dorner, F. Docke, and G. Hinz, "Homo- and hypersexuality in rats with hypothalamic lesions," *Neuroendocrinology* 4: 20-24 (1969).

(8) この引用文が含まれている映画から引用したダーナーの一節は、イギリスのドキュメンタリー映画『*Born That Way?*』（制作者はJ. Taylor), Windfall Films, London, 1992におさめられている。

(9) G. Dörner, *Hormones and Brain Differentiation* (Amsterdam: Elsevier, 1976), pp. 227-228.

(10) F. D. Roeder, "Stereotaxic lesion of the tuber cinereum in sexual deviation," *Confinia Neurologica* 27: 162-163 (1966).

(11) F. Roeder and D. Müller, "Zur stereotaktischen Heilung der pädophilen Homosexualitat," *Deutsche Medizinische Wochenschrift* 9: 409-415 (1969); G. Dörner ed., *Endocrinology of Sex* (Leipzig: Barth, 1974) 所収のD. Müller, H. Orthner, F. Roeder, A. Konig, and K. Bosse, "Einfluss von Hypothal ä muslasionen auf Sexualverhalten und gonadotrope Funktion beim Menschen: Bericht über 23 Fälle," pp. 80-105; G. Dieckmann and R. Hassler, "Unilateral hypothalamotomy in sexual delinquents," *Confinia Neurologica* 37: 177-186 (1975); E. R. Hitchcock., H. T. Ballantine, Jr., and B. A. Meyerson eds., *Modern Concepts in Psychiatric Surgery* (Amsterdam: Elsevier, 1979), pp. 187-195所収のG. Dieckmann, H.-J. Horn, and H. Schneider, "Long-term results of anterior hypothalamotomy in sexual offences,"; G. Dieckmann, B. Schneider-Jonietz, and H. Schneider, "Psychiatric and neuropsychological findings after stereotactic hypothalamotomy in cases of extreme sexual agressivity," *Acta Neurochirurgica*, Supplement 44: 163-166 (1988).

(12) DSM第四版に詳しく述べられている現在のアメリカでの使用法によれば、小児愛は思春期より前の小児に対する性的行動を指す。

(13) F. Garner, "Homosexuality 'burned out': German surgeon claims hypothalamotomy normalizes sex drive," *Medical World News* 11 (39) (September 25, 1970), pp. 20-21.

(14) G. Dorner, W. Rohde, F. Stahl, L. Krell, and W. G. Masius, "A neuroendocrine predisposition for homosexuality in men," *Archives of Sexual Behavior* 4: 1-8 (1975).

(15) 私自身の前著『*The Sexual Brain*』でもそうしたが、ゴナドトロピン放出ホルモンは「黄体形成ホルモン放出ホルモン（LHRH）」と呼ばれることもある。

(16) 月経周期の制御はより複雑であり、ここに示したよりも多くのホルモンが関与している。詳細についてはM. Johnson and B. Everitt, *Essential Reproduction*, 3 rd edition (Oxford: Black-

well, 1988) の第四，五章を参照のこと。

(17) T. Swelheim, "The influence of a single high dose of oestradiol benzoate on the ICSH-content in the serum of gonadectomized male and female rats," *Acta Endocrinologica* (Copenhagen) 49: 231-238 (1965).

(18) G. Dörner and F. Döcke, "Sex-specific reaction of the hypothalamo-hypophysial system of rats," *Journal of Endocrinology* 30: 265-266 (1964); F. Döcke and G. Dörner, "Tierexperimentell Untersuchungen zur Ovulationsauslosung mit Gonadotropinen und Ö strogenen. 4. Mitteilung: Zur neurohormonalen Regulation der Ovulation," *Zentralblatt fur Gynäkologie* 88: 273-282 (1966).

(19) L. Gooren, "The neuroendocrine response of luteinizing hormone to estrogen administration in heterosexual, homosexual and transsexual subjects," *Journal of Clinical Endocrinology and Metabolism* 63: 583-588 (1986).

(20) L. Gooren, "The neuroendocrine response to estrogen administration in the human is not sex specific but dependent on the hormonal environment," *Journal of Clinical Endocrinology and Metabolism* 63: 589-593 (1986).

(21) B. A. Gladue, R. Green, and R. E. Hellman, "Neuroendocrine response to estrogen and sexual orientation," Science 225: 1496-1499 (1984).

(22) S. E. Hendricks, B. Graber, and J. F. Rodriguez-Sierra, "Neuroendocrine responses to exogenous estrogen: No differences between heterosexual and homosexual men," *Psychoneuroendocrinology* 14: 177-185 (1989).

(23) F. J. Karsh, D. J. Dierschke, and E. Knobil, "Sexual differentiation of pituitary function: apparent difference between primates and rodents," *Science* 179: 484-486 (1972); J. K. Hodges, "Regulation of oestrogen-induced LH release in male and female marmoset monkeys, (Callithrix jacchus)," *Journal of Reproduction and Fertility* 60: 389-398 (1980).

(24) R. L. Norman and H. G. Spies, "Cyclic ovarian function in a male macaque: additional evidence for a lack of sexual differentiation in the physioligical mechanisms that regulate the cyclic release of gonadotropins in primates," *Endocrinology* 118: 2608-2610 (1986).

(25) D. F. Swaab and M. A. Hofman, "Sexual differentiation of the human brain: A historical perspective," *Progress in Brain Research* 61: 361-373 (1984); C. D. Ankney, "Sex differences in relative brain size: The mismeasure of woman, too?" *Intelligence* 16: 329-336 (1992); J. P. Rushton, "Cranial capacity related to sex, rank, and race in a stratified random sample of 6,325 U.S. military personnel," *Intelligence* 16: 401-413 (1992). 前著 The Sexual Brain (Cambridge, MA: MIT Press, 1993) の一〇一ページで私は，脳の大きさの性差は身体の大きさの差で完全に説明されるという，間違った推測をした。

(26) R. Lynn, "Sex differences in intelligence and brain size: A paradox revisited," *Personality and Individual Differences* 17: 257-271 (1994).

(27) C. D. Ankney, "Sex differences in brain size and mental abilities: comments on R. Lynn and D. Kimura," *Personality and Individual Differences* 18: 423-424 (1995).

(28) D. F. Swaab and M. A. Hofman, "An enlarged suprachiasmatic nucleus in homosexual men," *Brain Research* 537: 141-148 (1990); S. LeVay, A difference in hypothalamic structure between homosexual and heterosexual men," *Science* 253: 1034-1037 (1991); L. S. Allen and R. A. Gorski, "Sexual orientation and the size of the anterior commisure in the human brain," *Proceedings of the National Academy of the U.S.A.* 89: 7199-7202 (1992). これらの研究で調査された脳は比較的少数であったこと，脳全体の大きさとは別の問題に焦点を絞っていたことを考えると，脳の平均の大きさに関する小さい違いが見落とされた可能性も排除できない。

(29) R. A. Gorski, J. H. Gordon, J. E. Shryne, and A. M. Southam, "Evidence for a morphological sex difference within the medial preoptic area of the rat brain," *Brain Research* 148: 333-346 (1978).

(30) G. Greer, *The Female Eunuch* (New York: McGraw-Hill, 1971).

(31) たとえば，C. Gilligan, *In a Different Voice: Psychological Theory and Women's Development* (Cambridge, MA: Harvard University Press, 1982).

(32) K.-D. Dohler, M. Hines, A. Coquelin, F. Davis, J. E. Shryne, and R. A. Gorski, "Pre-and postnatal influence of testosterone propionate and diethylstilbestrol on differentiation of the sexually dimorphic nucleus of the preoptic area in male and female rats," *Brain Research* 302: 291-295 (1984); K.-D. Dohler, S. S. Srivastava, J. E. Shryne, B. Jarzab, A. Sipos, and R. A. Gorski, "Differentiation of the sexually dimorphic nucleus in the preoptic area of the rat brain is inhibited by postnatal treatment with an estrogen antagoist," *Neuroendocrinology* 38: 297-301 (1984); R. W. Rhees, J. E. Shryne, and R. A. Gorski, "Termination of the hormone-sensitive period for differentiation of the sexually dimorphic nucleus of the preoptic area in male and female rats," *Developmental Brain Research* 52: 17-23 (1990).

(33) M. Hines, F. C. Davis, A. Coquelin, R. W. Goy, and R. A. Gorski, "Sexually dimorphic regions in the medial preoptic area and the bed nucleus of the stria terminalis of the guinea pig brain: a description and an investigation of their relationship to gonadal steroids in adulthood," *Journal of Comparative Neurology* 144: 193-204 (1985); D. Commins and P. Yahr, "Adult testosterone levels influence the morphology of a sexually dimorphic area in the Mongolian gerbil brain," *Journal of Comparative Neurology* 224: 132-140 (1984); S. A. Tobet, D. J. Zahniser, and M. J. Baum, "Sexual dimorphism in the preoptic/anterior hypothalamic area of ferrets: Effects of adult exposure to sex steroids," *Brain Research* 364: 249-257 (1986); J. A. Cherry, M. E. Basham, C. E. Weaver, R. W. Drohmer and M. J. Baum, "Ontogeny of the sexually dimorphic male nucleus in the preoptic/anterior hypothalamus of ferrets and ets manipulation by gonadal steroids," *Journal of Neurobiology* 21: 844-857 (1990); W. Byne〔私信〕

(34) A. Bjorklund, T. Hokfelt, and L. W. Swanson eds., *Handbook of Chemical Neuroanatomy, Vol. 5, Integrated Systems of the CNS, Part I* (Amsterdam: Elsevier, 1987), pp. 1-

124所収のL. W. Swanson, "The hypothalamus," で概説されている。R. B. Simerly and L. W. Swanson, "Projections of the medial preoptic nucleus: A Phaseolus vulgaris leucoagglutinin anterograde tract-tracing study in the rat," *Journal of Comparative Neurology* 270: 209-242 (1988) も参照のこと。

(35) M. Hines, L. S. Allen, and R. A. Gorski, "Sex differences in subregions of the medial nucleus of the amygdala and the bed nucleus of the stria terminalis of the rat," *Brain Research* 579: 321-326 (1992).

(36) J. A. Cherry and C. Baum, "Effects of lesions of a sexually dimorphic nucleus in the preoptic/anterior hypothalamic area on the expression of androgen- and estrogen-dependent sexual behaviors in male ferrets," *Brain Research* 522: 191-203 (1990).

(37) E. Terasawa, S. J. Wiegand, and W. E. Bridson, "A role for the medial preoptic nucleus on afternoon of proestrus in female rats," *American Journal of Physiology* 238: 533-539 (1980); R. Bleier, W. Byne, and I. Siggelkow, "Cytoarchitectonic sexual dimorphism of the medial preoptic area and anterior hypothalamic areas in guinea pig, rat, hamster and mouse," *Journal of Comparative Neurology* 212: 118-183 (1982); E. R. Hitchcock, H. T. Ballantine, Jr., and B. A. Meyerson eds., *Modern Concepts in Psychiatric Surgery* (Amsterdam: Elsevier, 1979) 所収のY. Arai, M. Nishizuku, S. Murakami, M. Miyakawa, M. Machida, H. Takeuchi, and H. Sumida, "Morphological correlates of neuronal plasticity to gonadal steroids: Sexual differentiation of the preoptic area," pp. 187-195; E. R. Hitchcock., H. T. Ballantine, Jr., and B. A. Meyerson eds., *Modern Concepts in Psychiatric Surgery* (Amsterdam: Elsevier, 1979), pp. 187-195.

(38) L. S. Allen, M. Hines, J. E. Shryne, and R. A. Gorski, "Two sexually dimorphic cell groups in the human brain," *Journal of Neuroscience* 9: 497-506 (1989). オランダのグループは，視索前核にある別の細胞群（現在ではＩＮＡＨ１と同定されている）が性的二型性であると以前に報告したが（D. F. Swaab and E. Fliers, "A sexually dimorphic nucleus in the human brain," *Science* 228: 1112-1115 [1985]），アレンも私も，そしてウイリアム・バイン（私信）も，その知見を再現できていない。このオランダのグループは，ゲイとストレート男性のＩＮＡＨ１を比較していかなる違いもないことを見いだし，その結果から，ゲイ男性では性に非典型的な形で脳が発達しているという理論は間違っていると主張した（D. F. Swaab and M. A. Hofmann, "Sexual differentiation of the human hypothalamus: Ontogeny of the sexually dimorphic nucleus of the preoptic area," *Developmental Brain Research* 44: 314-318 [1988]）。しかし，もしＩＮＡＨ１に性的な二型性がないなら，ゲイとストレートの男性で差が見られなくても，意味のある情報は得られない。

(39) L. S. Allen and R. A. Gorski, "Sex differences in the bed nucleus of the stria terminalis of the human brain," *Journal of Comparative Neurology* 302: 697-706 (1990); L. S. Allen (私信).

(40) L. S. Allen and R. A. Gorski, "Sexual dimorphism of the anterior commissure and massa intermedia of the human brain," *Journal of Comparative Neurology* 312: 97-104 (1991).

(41) LeVay, *The Sexual Brain*, pp. 101-102を参照のこと。

(42) S. LeVay, "Adifference in hypothalamic structure between heterosexual and homosexual men," *Science* 253: 1034–1037 (1991). この研究に関する更なる説明と，反論としてありうる要因の考察については，LeVay, *The Sexual Brain*, pp. 120–123を参照のこと。

(43) その理由は以下のようなものである。視床下部に明らかな病状がないこと，対照群の異性愛のエイズ患者ではＩＮＡＨ3が大きいこと，ＩＮＡＨ3の大きさと，生存期間といった臨床的な変数との間に連関が無いこと，近くの細胞群（ＩＮＡＨ1，2，4）の大きさに差がないこと，そして，エイズ以外の原因で死んだ一人のゲイ男性のＩＮＡＨ3が小さかったことである。*The Sexual Brain*, p. 121を参照。

(44) L. S. Allen and R. A. Gorski, "Sexual orientation and the size of the anterior commissure in the human brain," *Proceedings of the National Academy of Sciences of the U.S.A.* 89: 7911–7202 (1992).

(45) W. Byne and R. Bleier, "Medial preoptic sex dimorphisms in the guinea pig, II: An investigation of their hormonal dependence," *Journal of Neuroscience* 7: 2688–2696 (1987); W. Byne, J. Warren, and I. Siggelkow, "Medial preoptic sexual dimorphisms in the guinea pig, II: An investigation of medial preoptic neurogenesis," *Journal of Neuroscience* 7: 2697–2702 (1987).

(46) W. Byne and B. Parsons, "Human sexual orientation: The biologic theories reappraised," *Archives of General Psychiatry* 50: 228–239 (1993); W. Byne, "Is homosexuality biologically influenced? The biological evidence challenged," *Scientific American* 270(5): 50–55(1994); W. Byne, "Science and belief: Psychobiological research on sexual orientation," *Journal of Homosexuality*.

(47) W. Byne, "Apparent homologues of the rat's sexually dimorphic nucleus of the preoptic area in the human and rhesus monkey," American Psychiatric Association Annual Meeting, Miami, Florida (May 1995), Abstracts; W. Byne（私信）.

第7章

(1) D. Kimura, "Sex differences in the brain," *Scientific American* (September): 119–125 (1992).

(2) J. S. Hyde and M. C. Linn, *The Psychology of Gender* (Baltimore: Johns Hopkins University Press, 1986) 所収の M. C. Linn and A. C. Petersen, "A meta-analysis of gender differences in spatial ability: Implications for mathematics and science achievement," pp. 67–101; D. F. Halpern, *Sex Differences in Cognitive Abilities* (Hillsdale, NJ: Erlbaum, 1986).

(3) E. E. Maccoby and C. N. Jacklin, *The Psychology of Sex Differences* (Palo Alto: Stanford University Press, 1974): V. Sanders, M. P. Soares, and J. D'Aquila, "The sex difference on one test of spatial visualization: A non-trivial difference," *Child Development* 53: 1106–1110 (1982): P. A. Vernon ed., *Biological Approaches to the Study of Human Intelligence* (Norwood, New Jersey: Ablex Publishing. 1993) 所収の D. Kimura and E. Hampson "Neural and hormonal mechanism mediating sex differences in cognition." pp. 375–393.

(4) R. Jardine and N. G. Marin. "Spatial ability and throwing accuracy," *Behavior Genetics* 13: 331-340 (1983): N. V. Watson and D. Kimura. "Nontrivial sex differences in throwing and intercepting: Relation to psychometrically defined spatial functions." *Personality and Individual Differences* 12: 375-385 (1991).

(5) L. Galea and D. Kimura, *Sex Differences in route Learning* (London. Ontario: University of Western Ontario. 1991): M. Gunnar and N. Maratsos eds., *Modularity and Constraints in Language, Minnesota Symposia on Chile Psychology. Volume 25* (Hillsdale, NJ: Lawrence Erlbaum. 1992) 所収の T. Bever. "The logical and extrinsic sources of modularity," pp. 179-211.

(6) T. Tiffin. *Purdue Pegboard Examiner Manual* (Chicago: Science Reseach Associates. 1968).

(7) C. P. Benbow and J. C. Stanley, "Sex differences in mathematical ability: Fact or artifact?" *Science* 210: 1262-1264: C. P. Venbow and J. C Stanley, "Sex differences in mathematical ability: More facts," *Science* 222: 1029-1031 (1983).

(8) E. E. Maccoby. The Development of Sex Differences (Stanford: Stanford University Press, 1966): R. H. Harshman, E. Hampson and S. A. Verenbaum, "Individual differences in cognitive abilities and brain organization. Part 1; Sex and handedness differences in ability." *Canadian Journal of Psychology* 37: 144-192 (1983): J. S. Hyde and M. C. Linn. "Gender differences in verbal ability: A meta-analysis," *Psychological Bulletin* 104: 53-69 (1988). 言語能力に関する報告された性差は比較的小さく，一貫しない。

(9) D. Lunn and D. Kimura. "Spatial abilities in preschool-aged children," *University of western ontario, Department of Psychology Research Bulletin*, No. 681 (1989). E. S. Johnson and A. C. Meade, "Developmental Patterns of spatial ability: An early sex difference," *Child Development* 58: 725-740 (1987) K. A. Kerns and S. A. Berenbaum. "Sex differences in spatial ability in children," *Behavior Genetics* 21: 383-396 (1991) も見よ。

(10) N. V. Watson and D. Kimura, "Nontrivial sex differences in throwing and intercepting: Relation to psychometrically-defined spatial functions," *Personality and Individual Differences* 12: 375-385 (1991).

(11) S. M. Resnick, S. A. Berenbaum, I. I. Gottesman, and T. J. Bouchard, Jr., "Early hormonal influences on cognitive functioning in congenital adrenal hyperplasia." *Developmental Psychology* 22: 191-198 (1986).

(12) J. Imerato-McGinley, M. Pichardo, T. Gautier, D. Boyer, and M. P. Bryden, "Cognitive abilities in androgen-insensitive subjects: Comparison with control males and females from the same kindred," *Clinical Endocrinology* 34: 341-347 (1991).

(13) J. L. M. Dawson, Y. M. Cheung, and R. T. S Lau. "Developmental effects of neonatal sex hormones on spatial and activity skills in the white rat," *Biological Psychology* 3: 213-229 (1975); C. L. Williams and W. H. Meck, "The organizational effects of gonadalsteroids on sexually dimorphic spatial ability," *Psychoneuroimmunology* 16: 155-176 (1991).

(14) E. Hampson and D. Kimura, "Reciprocal effects of hor-

monal fluctuations on human motor and perceptual-spatial skills," *Behavioral Neuroscience* 102: 456-459 (1988): D. Kimura, "Sex differences in the brain." *Scientific American* (September): 119-125 (1992); G. Sanders and D. Wenmoth, "A decrease in left ear performance across the menstrual cycle, from menses when oestrogen is low to the mid-luteal phase when oestrogen is high, underlies reciprocal changes in functional asymmetry for dichotic verbal and music tasks." Oral presentation at International Behavioral Development Symposium: Biological Basis of Sexual Orientation and Sex-Typical Behavior (Minot State University, May 1995).

(15)　たとえば P. Kitcher, *Vaulting Ambition: Sociobiology and the Quest for Human Nature* (Cambridge, MA: MIT Press, 1985) を見よ。

(16)　B. Milner, "Psychological studies of focal epilepsy and its neurological management," *Advances in Neurology* 8: 299-321 (1975): E. De Renzi, *Disorders of Space Exploration and Cognition* (New York: Wiley, 1982); G Deutsch, W. T. Bourbon, A. C. Papanicolaou, and H. M. Eisenberg, "Visospatial tasks compared via activation of regional cerebral blood flow," *Neuropsychologia* 26: 445-452 (1988); B. A. Shaywitz, S. E. shaywitz, K. R. Pugh, R. T. Constable, P. Skudlarski, R. K. Fulbright, R. A. Bronen, J. M. Fetcher, D. P. Shankweiler, L. Katz., and J. C. Gore, "Sex differences in the functional organization of the brain for language," *Nature* 373: 607-609 (1995).

(17)　A. Beaton, *Left Side, Right Side: A Review of Laterality Research* (London: Batsford, 1985); B. A. Shaywitz, S. E. Shaywitz, K. R. Pugh, R. T. Constable, L. Katz and J. C. GORE, "Sex differences in the functional organization of the brain for language," *Nature* 373: 607-609 (1995).

(18)　Kimura and Hampson, "Neural and hormonal mechanisms mediating sex differences in cognition," pp. 375-397.

(19)　P. G. Hepper, S. Shahidullah, and R. White "Handedness in the human fetus," *Neuropsycologia* 11: 1107-1111 (1991).

(20)　総説には D. Halpern, *Sex differences in Cognitive Abilities, 2 d edition* (Hills dale, NJ: Lawrence Erlabaum, 1992); S. Coren, The Left-Hander Syndrome (New York: Free Press, 1993) を見よ。I. B. Perelle and L. Ehrman, "An international study of handedness: The data" *Behavior Genetics* 24: 217-227 (1994) も参照のこと。

(21)　S. F. Witelson, "Hand and sex difference in the isthmus and genu of the human corpus callosum," *Brain* 112: 799-835 (1987): B. H. Denenberg, A. Kertesz, and P. E. Cowell, "A factor analysis of the human's corpus callosum," *Brain Research* 548: 126-132 (1991)（これらの報告は男性に関してのみ，利き手に関する脳の構造的な違いをみつけている。）; S. F. Witelson and D. L. Kiar, "Sylvian fissure morphology and asymmetry in men and women: Bilateral differences in relation to handedness in men." *Journal of Comparative Neurology* 323: 326-340 (1992).

(22)　J. S. Hyde, "How large are gender differences in aggression? A developmental meta-analysis." *Developmenal Psychology* 20: 722-736 (1984): A. H. Eagly and V. J. Steffen. "Gender and aggressive behavior: A meta-analysis review of the social psychological literature," *Psychological Bulletin* 100: 309-330 (1986); M. Daly and M. Wilson, *Homicide* (Hawthorne, NY: Aldine De Gruyter, 1988); L, Ellis, "The victimful-victimless crime distinction, and seven universal demographic correlates of victimful criminal behavior," *Personality and Individual Differences* 9: 525-548 (1988); L. Ellis, "Sex differences in criminality: An explanation based on the concept of r/K selection," *Mankind Quarterly* 30: 17-37 (1989), 399-417 (1990).

(23) A. A. Ehrhardt, R. Estein, and J. oney, "Fetal androgens and female gender identity in the early-treated adrenogenital syndrome," *Johns Hopkins Medical Journal* 122: 160-167 (1968); R. C. Friedman, R. Ricart, and R. Bande Wiele eds., *Sex Differences in Behavior* (New York: Wiley, 1974) 所収の S. W. Baker and A. A. Ehrhardt, "Prenatal androgen, intelligence, and cognitive sex differences," pp. 53-76; E. Hampson, J. F. Rovet, and D. Altmann, "Sports participation and physical aggressiveness in children and young adults with congenital adrenal hyperplasia," International Behavioral Development Symposium: Biological Basis of Sexual Orientation and Sex-Typical Behavior, Abstracts (Minot State University, May 1995), p. 39. CAHの女性たちの攻撃性に関する観察は，まずは子どものころの性格に関するものである。

(24) W. W. Beatty, "Hormonal organization of sex differences in play fighting and spatial behavior," Progress in Brain Research 61: 315-330 (1984); R. W. Goy and B. S. McEwen, *Sexual Differentiation of the Brain* (Cambridge, MA: MIT Press, 1980), 特に pp. 44-54 を見よ。

(25) M. V. Oliver and J. S. Hyde, "Gender differences in Sexuality: A meta-analysis," *Psychological Bulletin* 114: 29-51 (1993).

(26) D. M. Bus and D. P. Schmitt, "Sexual strategies theory: An evolutionary perspective on human mating," *Psychological Review* 100: 204-232 (1993).

(27) M. S. Clark and E. Hatfield, "Gender differences in receptivity to sexual offers," *Journal of Psychology and Human Sexuality* 2: 39-55 (1989).

(28) J. M. Bailey, S. Gauling, Y. Agyei, and B. A. Gladue, "Effects of Gender and sexual orientation on evolutionary relevant aspects of human mating psychology," *Journal of Personality and Social Psychology* 66: 1081-1093 (1994).

(29) D. T. Kenrick and R. C. Keefe, "Age preferences in mates reflect sex differences in human reproductive strategies," *Behavioral and Brain Sciences* 15: 75-133 (1992).

(30) J. M. Townsend and G. Levy, "Effects of potential partners' physical attractiveness and socioeconomic status on sexuality and partner selection," *Archives of Sexual Behavior* 19: 149-164 (1990); J. M. Towsend and G. D. Levy, "Effect of potential partners' costume and physical attractiveness on sexuality and partner selection," *Journal of Psychology* 124: 371-389 (1990).

(31) Townsend and Levy, "Effects of potential partners' physical attractiveness and socioeconomic status on sexuality and partner selection"; D. M. Buss, "Sex differences in human mate preferences: Evolutionary hypotheses tested in 37 cul-

tures," *Behavioral and Brain Sciences* 12: 1-49 (1989).

(32) D. M. Buss, R. J. Larsen, D. Westen, and J. Semmelroth, "Sex differences in jealousy; Evolution, physiology and psychology" *Psychological Science* 3: 251-255 (1992).

(33) Bailey, Gauling, Agyei, and Gladue, "Effects of gender and sexual orientation on evolutionary relevant aspects of human mating psychology"; D. M. Buss and D. P. Schmitt, "Sexual strategies theory: an evolutionary perspective on human mating" *Physiology Review* Apr; 100 (2): 204-32 (1993).

(34) J. M. Connoir and L. A. Serbin, "Behaviorally based masculine- and feminine -activity-preference scales for preschoolers: Correlates with other classroom behaviors and cognitive tests," *Child Development* 48: 1411-1416 (1977); M. B. Liss, "Patterns of toy play: An analysis of sex differences," *Sex Roles* 7: 1143-1150 (1981).

(35) A. A. Ehrhardt, R. Epstein, and J. Money, "Fetal androgens and female gender identity in the early-treated adrenogenital syndrome," *Johns Hopkins Medical journal* 122: 160-167. (1968); A. A. Ehrhardt and H. F. L. Meyer-Bahlburg, "Prenatal sex hormones and the developing brain: Effects on psychosexual differentiation and cognitive function," *Annual Review of Medicine* 30: 417-430 (1979); S. A. Berenbaum and M. Hines, "Early androgens are related to childhood sextyped toy preferences," *Psychological Science* 3: 203-206 (1992); S. Berenbaum and E. Snyder, "Early hormonal influences on childhood sex-typed activity and playmate preferences: implications for the development of sexual orientation," *Developmental Psychology* 31: 31-42 (1995).

(36) N. A. Krasnegor and R. S. Bridges eds., *Mammalian Parenting: Biochemical, Neurobiological and Behavioral Determinants* (New York: Oxford University Press, 1990).

(37) たとえば，A. Fausto-Sterling, *Myths of Gender: Biological Theories About Women and Men* (New York: Basic Books, 1985).

(38) J. Hall and D. Kimura, "Sexual orientation and performance on sexually dimorphic motor tasks," *Archives of Sexual Behavior* 24: 395-407 (1995).

(39) ペグボードのような動的な細かい作業で女性が優れているのは，女性がより小さい指を持っているからだと示唆されている (M. Peters, P. Servos, and R. Day, "Marked sex differences on a fine motor skill task disappear when finger size is used as a covariate," *Journal of Applied Psychology* 75: 87-90 [1990]).

(40) G. Sanders and L. Ross-Field, "Sexual orientation and visuo-spatial ability," *Brain and Cognition* 5: 280-290 (1986); B. A. Gladue, W. W. Beatty, J. Larson, and R. D. Staton, "Sexual orientation and spatial ability in men and women," *Psychobiology* 18: 101-108 (1990); C. M. McCormick and S. F. Witelson, "A cognitive profile of homosexual men compared to heterosexual men and women," *Psychoneuroendocrinology* 16: 459-473 (1991). 否定的な結果は G. E. Tuttle and R. C. Pillard, "Sexual orientation and cognitive abilities," *Archives of Sexual Behavior* 20: 307-318 (1991): B. Glaude and J. M. Bailey, "Spatial ability, handedness, and human sexual orientation," *Psychoneuroendocrinology* 20: 487-497 (1995) を見よ。

(41)　C. M. McCormick and S. F. Witelson, "Cognitive abilities in lesbians," *Society for Neuroscience Abstracts* 16: 2 (1990): B. A. Gladue, W. W. Beatty, J. Larson, and R. D. Staton, "Sexual orientation and spatial ability in men and women," *Psychobiology* 18: 101-108 (1990); G. E. Tuttle and R. C. Pillard, "Sexual orientation and cognitive abilities," *Archives of Sexual Behavior* 20; 307-318 (1991).

(42)　M. Willmott and H. Brierley, "Cognitive characteristics and homosexuality," *Archives of Sexual Behavior* 13: 311-319 (1984).

(43)　B. A. Glaude, W. W. Beatty, J. Larson, and R. D. Staton, "Sexual orientation and spatial ability in men and women," *Psychobiology* 18: 101-108 (1990).

(44)　C. M. McCormick and S. F. Witelson, "A cognitive profile of homosexual men compared to heterosexual men and women," *Psychoneuroendocrinology* 16: 459-473 (1991): G. E. Tuttle and R. C. Pillard, "Sexual orientation and cognitive abilities," *Archives of Sexual Behavior* 20: 307-318 (1991).

(45)　G. Sanders and L. Ross-Field, "Sexual orientation, cognitive abilities and cerebral asymmetry: A review and a hypotheses tested," *Italian Journal of Zoology* 20: 459-465 (1986).

(46)　C. M. McCormick and D. F. Witelson, "Functional cerebral asymmetry and sexual orientation in men and women," *Behavioral Neuroscience* 108: 525-531(1994). この研究は，性的指向，利き手，左右で違う音を聞かせて計測する脳の左右分化の間の複雑な相関を報告していない。

(47)　ヒルシュフェルトのデータでは，左利きは，無作為抽出の軍人で四％なのに対して，ゲイ男性の七％を構成する。(M. Hirschfeld, *Die Homosexualität des Mannes und des Weibes*, 2 nd edition (Berlin: Louis Marus, 1920), chapter 6.

(48)　C. M. McCormick, S. F. Witelson, and E. Kingstone, "Left-handedness in homosexual men and women: Neuroendocrime implications," *Psychoneuroendocrinology* 15: 69-76 (1990); D. W. Holtzen, "Handedness and sexual orientation," *Journal of Clinical and Experimental Neuropsychology* 16: 702-712 (1994).

(49)　J. Lindesay, "Laterality shift in homosexual men," *Neuropsychologia* 25: 965-969 (1987); J. T. Becker, S. M. Bass, M. A. Dew, L. Kingsley, O. Selnes, and K. Sheridan, "Hand preferences, immune system disorder, and cognitive function among gay/bisexual men: The Multicenter AIDS Cohort Study (MACS)," *Neuropsychologia* 30: 229-235 (1992); K. O. Gotestam, T. JCoates, and M. Ekstrand, "Handedness, dyslexia, and twinning in homosexual men," *International Journal of Neuroscience* 63: 179-186 (1992).

(50)　L. D. Rosenstein and E. D. Bigler, "No relationship between handedness and sexual preference," *Psychological Reports* 60: 704-706 (1987); S. E. Marchant-Hay-Cox, I. C. McManus, and G. D. Wilson, "Left-handedness, homosexuality, HIV infection and AIDS," *Cortex* 27: 49-56 (1991); P. Satz, E. N. Miller, O. Selnes, W. Van Gorp, L. F. D'elia, and B. Visscher, "Hand preference in homosexual men," *Cortex* 27: 295-306 (1991); B. A. Gladue and J. M. Bailey, "Spatial ability, handedness, and human sexual orientation," *Psychoneuroendocrinology* 20: 487-

497 (1995): A. F. Bogaert and R. Blanchard, "Handedness in homosexual and heterosexual men in the Kiney interview data," *Archive of Sexual Behavior*.

(51) D. Hamer, "The role of genes in sexual orientation and sex-typical behavior, "Oral resentation at International Behavioral Development Symposium, Biological Basis of Sexual Orientation and Sex-Typical Behavior (Minot State University, May 1995).

(52) D. Kimura, *Neuromotor Mechanisms in Human Communication* (New York: Oxford University Press, 1993).

(53) D. Kimura, "Body asymmetry and intellectual pattern," *Personality and Individual Differences* 17: 53-60 (1994).

(54) J. Hall and D. Kimura, "Dermatoglyphic asymmetry and sexual orientation in men," *Behavioral Neuroscience* 108: 1203-1206 (1994).

(55) 異なる言葉のペアが右と左の耳にヘッドフォンから同時に流れる。被験者は右半球に提示された言葉のほうを簡単に理解し、その被験者は左耳に提示された言葉を聞き取るだろう。そしてもし、言語が両半球で作用するのなら、どちらの耳が優位でもないだろう。

(56) J. A. Hall and D. Kimura, *Neuroscience Abstracts* 19: 561 (1993).

(57) S. B. Holt, *The Genetics of Dermal Ridges* (Springfeld. IL: Charles C. Thomas, 1968).

(58) 同性愛男性は少し背が低く体重が軽いことが、最近の研究で示唆されている。R. Blanchard, R. Dickey, and C. L. Jones, "Comparison of height and weight in homosexual versus nonhomosexual male gender dysphorics," *Archives of Sexual Behavior* 24: 543-554 (1995); R. Blanchard and A. F. Bogaert, "Ciodemographic comparisons of homosexual and heterosexual men in the Kinsey interview data," *Archives of Sexual Behavior*; A. F. Bogaert, R. Blanchard, "Physical development and sexual orientation in men: Height, weight and age of puberty differences," *Personality & Individual Differences* 21 (1): 77-84 (1996). この著者は、同性愛男性で微妙に思春期のはじまりが早いことと関係しているかもしれないと示唆している。レズビアンあるいはレズビアンの一部は異性愛女性と比べて背が高い、あるいは体重が重い、あるいは尻が狭いという主張もある。F. E. Kenyon, "Physique and physical health of female homosexuals," *Journal of Neurology, Neurosurgery and Psychiatry* 31: 487-489 (1968); M. W. Perkins, "Female homosexuality and body build," *Archives of Sexual Behavior* 10: 337-345 (1981). これら二つの研究は標本および比較群の抽出法についてまだ望まれる点が沢山ある。高度にジェンダー不適応な少年たちの顔は比較群の少年たちより（成人の男女にそうと知らせずに評価させた時）より魅力的で、一方、高度にジェンダー不適応な少女は対象群と比べて魅力的ではないという報告もある。K. J. Zucker, S. J. Bradley, and D. M. Maing, "Physical attractiveness of girls with gender idntity disorder," *Archives of Sexual Behavior* 22: 23-36 (1993); S. R Fridell, K. J. Zucker, S. J. Bradley, and D. M. Maing, "Physical attractiveness of girls with gender identity disorder," *Archives of Sexual Behavior* 25: 17-30 (1996). これらの結果が正しくてもそうでなくても、これらの結果は純粋に生物学的なものから社会心理的なものまで、さ

まざまな説明をなしうる。

(59) R. Blanchard, J. G. McConkey, V. Roper, and B. Stener, "Measuring physical aggressiveness in heterosexual, homosexual and transsexual males," *Archives of sexual Behavior* 12: 511-524 (1985).

(60) R. Green, *The "Sissy Boy Syndrome" and the Development of Homosexuality* (New Haven: Yale University Press, 1987), p. 60.（グリーンの研究で、少年たちは「女っぽさ」に基づいて選ばれているので、どの程度、同性愛になる以前の少年たちに適用できるのかは不確かである）。

(61) J. Harry, "defeminization and adult psychological well-being among male homosexuals," *Archives of Sexual Behavior* 12: 1-19 (1983).

(62) L. Ellis, H. Hoffman and D. M. Burke, "Sex, sexual orientation and criminal and violent behavior," *Personality and Individual Differences* 11: 1207-1212 (1990). エリスらがはっきりさせたように、分析のためにレズビアンと両性愛の女性をいっしょくたに扱うと問題が起こる可能性がある。ある程度自分が両性愛であることを認めている女性たちは、犯罪行為を行なうことも認めやすいかもしれない。これは、女性の同性愛と犯罪について実際にはない関係を作り出すかもしれない。男性については、この比較は完全な同性愛者と完全な異性愛者の間で行なわれた。

(63) B. A. Gladue and J. M. Bailey, "Aggressiveness, competitiveness and human sexual orientation," *Psychoneuroendocrinology* 20: 475-485 (1995).

(64) A. P. Bell and M. S. Weinberg, *Homosexualities: A Study of Diversity Among Men and Women* (New York: Simon and Schuster, 1978), pp. 85-101.

(65) 幅広い文化で行なわれた多くの異性愛行動の調査で、男性たちは女性たちが持つより多くの性交の相手を持っている。（例：D. Serwadda, M. J. Wawer, S. D. Musgrave, N. K. Sewankambo, J. E. Kalan, and R. H. Gray, "HIV risk factors in three geographic strata of rural Rakai District, Uganda," *AIDS* 6: 983-989 [1992]; Centers for Disease Control, "Number of sex partners and potential risk of exposure to human immunodeficiency virus," *Morbidity and Mortality Weekly Report* 37: 565-568 [1988]; ACSF Investigators, "AIDS and sexual behavior in France," *Nature* 360: 407-409 [1992]; K. Wellings, J. Field, A. M. Johnson, and J. Wadsworth, *Sexual Behavior in Britain: The National Survey of sexual Attitudes and Lifestyles* [London: Penguin books, 1994]). たとえば英国の研究で、男性の四分の一に対して、女性の七パーセントだけが一〇人以上の相手をもっていた。この性差は報告の偏りに起因している可能性がある（男性の過剰報告と女性の過少報告のどちらか、あるいは両方）。あるいは、男性たちによって報告された「過剰な」相手は、調査で典型的に無視されていたり、標本にならなかったりする少数の、関係を多く持つ女性なのかもしれない（たとえば、売春婦）。

(66) D. Symons, *The Evolution of Human Sexuality* (New York: Oxford University Press, 1979).

(67) J. M. Bailey, S. Gauling, Y. Agyei, and B. A. Gladue, "Effects of gender and sexual orientation on evolutionarily relevant aspects of human mating psychology," *Journal of*

Perspectives of Social Psychology. 1994; 66 (6): 1081-93.

(68) W. R. Jankowiak, E. K. Hill, and J. M. Donoban, "The effects of sex and sexual orientation on attractiveness judgments: An evolutionary interpretation," *Ethology and Sociobiology* 13: 73-85 (1992).

第8章

(1) G. Dörner, T. Geier, L. Ahrens, L. Krell, G. Münx, H. Sieler, E. Kettner, and H. Muller, "Prenatal stress as possible aetiological factor of homosexuality in human males," *Endokrinologie* (Leipzig) 75: 365-368 (1980).

(2) ストレスの機構と生殖系の相互作用の概説は, S. M. Becker, S. M. Breedlobe, and D. Crews eds., *Behavioral Endocrinology* (Cambredge, MA: MIT Press, 1992) 所収の R. M. Sapolsky, "The neuroendocrinology of the stress-response," pp. 287-324 を見よ。

(3) I. L. Ward, "Prenatal stress feminizes and demasculinizes the behavior of males," *Science* 143: 212-218 (1972): I. L. Ward, "Exogenous androgen activates female behavior in non-copulating prenatally stressed rats," *Journal of comparative and Physiological Psychology* 91: 465-471 (1997): I. L. Ward and J. Reed, "Prenatal stress and prepuberal social rearing conditions interact to determine sexual behavior in male rats," *Behavioral Neuroscience* 99: 301-309 (1985).

(4) W. Rohdem, T. Ohkawa, K. Dobashi K. Arai, S. Okinaga, and G. Dörner, "Acute effects of maternal stress on the fetal blood catecholamines and hypothalamic LHRH content," *Experimental and Clinical Endocrinology* 82: 268-274 (1983); T. Ohkawa W. Rohde, S. Takeshita, G. Dörner, K. Arai, and S. Okinaga, "Effects of an acute maternal stress on the fetal hypothalamo-pituitary-adrenal system in late gestational life of the rat," *Experimental and Clinical Endocrinology* 98: 123-129 (1991).

(5) I. L. Ward and J. Weisz, "Differential effects of maternal stress on circulating levels of corticosterone, progesterone and testosterone in male and female fetuses and their mothers," *Endocrinology* 114: 1635-1644 (1984).

(6) J. Weisz, B. L. Brown, and E. L. Ward, "Maternal decreases steroid aromatase activity in brains of male and female rat fetuses," *Neuroendocrinology* 35: 374-379 (1982).

(7) R. H. Anderson, R. W. Rhees, and D. E. Fleming, "Effects of prenatal stress on differentiation of the sexually dimorphic nucleus of the preoptic area (SDNPOA) of the rat brain," *Brain Research* 332: 113-118 (1985); R. H. Anderson, D. E. Fleming, R. W. Rhees, and E. Kinghorn, "Relationship between sexual activity, plasma testosterone, and the volume of the sexually dimorphic nucleus of the preoptic area in prenatally stressed and non-stressed rats," *Brain Research* 370: 1-10 (1986); M. Kerchaner and I. L. Ward, "SDN-MPOA volume in male rats is decreased by prenatal stress, but is not related to ejaculatory behavior," *Brain Research* 581: 244-251 (1992).

(8) J. L. Humm, K. G. Lumbert, and C. H. Kinsley, "Paucity of c-fos expression in the medial preoptic area of prenatally stressed male rats following exposure to sexually receptive

females," *Brain Research Bulletin* 37: 363-368 (1995).
(9) D. E. Fleming, R. H. Anderson, R. W. Rhees, E. Kinghorn, and J. Bakaitis, "Effecs of prenatal stress on sexually dimorphic asymmetries in the cerebral cortex of the male rat." *Brain Research Bulletin* 16: 395-398 (1986): J. stewart and B. Kolb, "The effects of neonatal gonadectomy and prenatal stress on cortical thickness and asymmetry in rats," *Behavioral and Neural Biology* 49: 344-360 (1988).
(10) C. H. Kinsley, "Prenatal stress-induced variability in the expression of sex-typical physiology and behavior," *International Behavioral Development Symposium: Biological Basis of Sexual Orientation and Sex-Typical behavior, Abstracts* (Minot State Univrsity, May 1995), p. 48.
(11) W. Grisham, M. Kerchner, and I. L. Ward, "Prenatal stress alters sexually dimorphic nuclei in the spinal cord of male rats," *Brain Research* 551: 126-131 (1991).
(12) P. W. Harbey and P. F. D. Chevins, "Crowding or ACTH treatment of pregnant mice affects adult copulatory behavior of male offspring," *Hormones and Behavior* 18: 101-110 (1984).
(13) L. G. Dahlof, E. Hard and K. Larssen, "Influence of maternal stress on offspring sexual behavior," *Animal Behavior* 25: 958-963 (1977).
(14) R. W. Rhees and D. E. Fleming, "Effects of malnutrition, maternal stress, or ACTH injection during pregnancy on sexual behavior of male offspring," *Physiology and Behavior* 27: 879-882 (1981).
(15) F. S. vom Saal, "Variation in infanticide and parental behavior in male mice due to prior intrauterine proximity to female fetuses: Elimination by prenatal stress," *Physiology and Behavior* 30: 675-681 (1983); W. Mmiley, "Prenatal stress suppresses hunger-induced rat-pup killing in Long-Evans rats," *Bulletin of the Psychonomic Society* 21: 495-497 (1983); P. W. Harvey and P. F. D. Chevins, "Crowding pregnant mice affects attack and threat behavior of male offspring," *Hormones and Behavior* 19: 86-97 (1985).
(16) C. H. Kinsley and R. S. Bridges, "Prenatal stress and maternal behavior in intact virgin rats: Response latencies are decreased in males and increased in females," *Hormones and Behavior* 22: 76-89 (1988); P. J. McLeod and R. E. Brown, "The effects of prenatal stress and postweaning housing conditions on parental and sexual behavior of male Long-Evans rats," *Psychobiology* 16: 372-380 (1988).
(17) I. L. Ward, O. B. Ward, R. J. Winn, and D. Bielawski, "Male and female sexual behavior potential of male rats prenatally exposed to the influence of alcohol, stress, or both factors," *Behavioral Neuroscience* 108: 1188-1195 (1994); I. L. Ward and O. B. Ward, "Environmental and pharmacological factors that alter sexual differentiation of males during fetal life," *International Behavioral Development Symposium, Biological Basis of Sexual Orientation and Sex-Typical Behavior, Abstracts* (Minot State University, May 1995), p. 79.
(18) G. Dörner, B. Schenk, B. schmidel, and L. Ahrens, "Stressful events in prenatal life of be- and homosexual men," *Experimental and Clinical Endocrinology* 81: 83-87 (1983).

(19)　G. Schmidt and U. Clement, "Does peace prevent homosexuality?" *Archives of sexual Behavior* 19: 183–187 (1990).

(20)　R. Wille, D. Borchers, and W. Schulz, "Prenatal distress: a disposition for homosexuality?" Meeting. International Academy of Sex Research, Tutzing, Germany, 1987 (Abstract).

(21)　L. Ellis, M. A. Ames, W. Peckham, and D. Burke, "Sexual orientation of human offspring may be altered by severe maternal stress during pregnancy," *Journal of Sex Research* 25: 152–157 (1988).

(22)　J. M. Bailey, L. Willerman, and C. Parks, "A test of the maternal stress theory of human male homosexuality," *Archives of Sexual Behavior* 20: 277–293 (1991).

(23)　D. T. Krieger and J. C. Hughes eds., *Neuroendocrinology* (New York; H. P. Publishing, 1980), pp. 173–183 所収の E. J. Sachar, "Hormonal changes in stress and mental illness."

(24)　Becker, Breedlove, and Crews eds., *Behavioral Endocrinology*, pp. 283–324 所収の R. M. Sappolsky, "The neuroendocrinology of the stress-response."

第9章

(1)　去勢（第5章を見よ）は、合衆国とヨーロッパでゲイ男性たちに行なわれてきたが、それは同性愛遺伝子が伝わるのを避けるためではなく、同性愛行動を消すため、あるいは単純に罰として行なわれた。

(2)　この諸研究は T. Lang, "Studies on the genetic determination of homosexuality," *Journal of Nervous and Mental Disease* 92: 55–64 (1940) にまとめられている。

(3)　M. Pritchard, "Homosexuality and genetic sex," *Journal of Mental Science* 108: 616–623 (1962).

(4)　K. Jensch, "Weiterer Beitrag zur Genealogie der Homosexualität," *Archiv für Psychaiatrie und Nervenkrankheit* 112: 679–696 (1941); L. Ellis, "Sibling sex ratios and birth orders among male and female homosexuals," poster presentation at International Behavioral Development Symposium, Minot State University, May 1995. いくつかの研究が示すところでは、男兄弟が多い現象は、自分のジェンダーに違和感があるか非常に女性的なゲイ男性の人だけか主にそれらの人にみられ、月並みのゲイや自分のジェンダーに違和感のある異性愛男性ではみられない。(R. Blanchard and PmN. Sheridan, "Sibship size, sibling sex ratio, birth order, and parental age in homosexual and heterosexual gender dysphorics," *Journal of Nervous and Mental Disease* 180: 40–47 [1992]; R. Blanchard, K. J. Zucker, S. J. Bradley, and C. S. Hume, "Birth order and sibling sex ratio in homosexual male adolescents and probably prehomosexual feminine boys," *Developmental Psychology* 31: 22–30 [1995]). 前述の研究も含め多くの研究で、比較的遅く生まれる傾向（兄弟の中で）が示されているが、この効果は確認バイアスよる可能性を排除できてない。兄弟の比と生まれた順の効果はどちらも、さまざまな生物学的および社会心理的な説明を許す。

(5)　F. J. Kallmann, "Comparative twin studies on the genetic aspects of male homosexuality," *Journal of Nervous and Mental Disease* 115: 283–298 (1952).

(6)　ゲノムのある構造の再構成は受胎後にも、免疫系などいくつかの組織で起こっている。そのような多様性は、一卵性双生児の人格に関する普通にみられる多様性に寄与しているわけではないと考えられているが、ボストン大学のカサンドラ・スミスなどのように、これらの仮説を探究する価値があると考える生物学者もいる。

（7） W. W. Schlegel, "Die Konstitutionsbiologischen Grundlagen der Homosexualität," *Zeitschrift der menschlichen Vererbung und Konstitutionslehre* 36: 341-364 (1962).

（8） J. D. Rainer, A. Mesnikoff, L. C. Kolb, and A. Carr, "Homosexuality and heterosexuality in identical twins," *Psychological Medicine* 22: 251-259 (1960); G. K. Klintworth, "A pair of male monozygotic twins discordant for homosexuality," *Journal of Nervous and Mental Disease* 135: 113-125 (1962); A. Meskinoff, J. D Rainer, L. C. Kolb, and A. C. Carr, "Intrafamilial determinants of divergent sexual behavior in twins" *American Journal of Psychiatry* 119: 732-738 (1963); N. Parker, "Homosexuality in twins: A report on three discordant pairs," *British Journal of Psychiatry* 119: 732-738 (1964); L. L. Heston and J. Shields, "Homosexuality in twins: A family study and a registry study," *Archives of general Psychiatry* 18: 149-160 (1968); K. Davison, H. Brierley, and C. Smith, "A male monozigotic twinship discordant for homosexuality," *British Journal of Psychiatry* 118: 675-682 (1971); R. Green and R. J. stoller, "Two monozygotic (identical) twin pairs discordant for gender identity," *Archives of Sexual Behavior* 1: 321-327 (1971); R. C. Friedman, F. Wollesen, and R. Tendler, "Psychological development and blood levels of sex steroids in male identical twins of divergent sexual orientation," *Journal of Nervous and Mental Disease* 163: 282-288 (1976); B. Zuger, "Monozygotic twins discordant for homosexuality: report on a pair and significance of the phenomenon," *Comprehensive Psychiatry* 17: 661-669 (1976); N. McConaghy and A. Blaszczynski, "A pair of monzygotic twins discordant for homosexuality, sex-dimorphic behaviour and penile volume response," *Archives of Sexual Behavior* 9: 123-131 (1980).

（9） D. Rosenthal, *Genetic Theory and Abnormal Behavior* (New York: McGraw-Hill, 1970), pp. 250-255.

（10） R. C. Pillard and J. D. Weinrich, "Evidence of familial nature of male homosexuality," *Archives of General Psychiatry* 43: 808-812 (1986).

（11） D. P. McWhirter, S. A. Sanders, and J. M. Reinisch, *Homosexuality/Heterosexuality: Concepts of Sexual Orientation* (New York: Oxord University Press, 1990) pp. 88-100 にある R. C. Pillard, "The Kinsey scale: Is it familial?"; J. M. Bailey and D. S. Benishay, "Familial aggregation of female sexual orientation," *American Journal of Psychiatry* 150: 272-227 (1993); J. M. Bailey and A. P. Bell, "Familiality of female and male homosexuality." *Behavior genetics* 23: 313-322 (1993); M. L. Pattatucci and D. H. Hamer, "Development and familiality of sexual orientation in females." *Behavior Genetics* 25: 407-420 (1995).

（12） J. M. Bailey and R. C. Pillard, "A genetic study of male sexual orientation," *Archives of General Psychiatry* 48: 1089-1096 (1991).

（13） F. L. Whitam, M. Diamond and J. Martin, "Homosexual

orientation in twins: A report on 61 pairs and three triplet sets," *Archives of sexual Behavior* 22: 187-206 (1993).

(14) J. M. Bailey, R. C. Pillard, M. C. Neale, and Y. Agyei, "Heritable factors influence sexual orientation in women," *Archives of General Psychiatry* 50: 217-223 (1993).

(15) M. Kin and E. McDonald, "Homosexuals who are twins: A study of 46 probands," *British Journal of Psychiatry* 160: 407-409 (1992).

(16) J. M. Bailey and N. G. Martin, "A twin registry study of sexual orientation," poster presentation at the International Academy of Sex Research, 21 st Annual Meeting, Provincetown, Massachusetts, 1995.

(17) S. W. Fox ed., *Individuality and Determinism* (New York: Plenum Press, 1984) 所収の T. J. Bouchard, Jr., "Twins reared together and apart: What they tell us about diversity."

(18) E. D. Eckert, T. J. Bouchard, J. Bohlen, and L. H. Heston, "Homosexuality in monozygotic twins reared apart," *British Journal of Psychiatry* 148: 421-425 (1986).

(19) D. H. Hamer; S. Hu, V. L. Magnuson, N. Hu, and A. M. L. Pattatucci, "A linkage between DNA markers on the X chromosome and male sexual orientation," *Science* 261: 321-327 (1993).

(20) D. Hamer and P. Copeland, *The Science of Desire* (New York: Simon and Schuster, 1994).

(21) K. Brandt, "Doctor Angela Pattatucci: Not your typical government scientist," *Deneuve* (December 1993), pp. 44-46; S. Levay and E. Nonas, *City of Friends: A portrait of the Gay and Lesbian Community in America* (Cambridge, MA: MIT Press, 1995), pp. 194-195 も見よ。

(22) ほとんどの遺伝子について、二人の親類が同じ遺伝子を持っている可能性は代を重ねるごとに半分に減少する。ある男性はすべての継代で五〇%の遺伝的類似がある。つまりある男性は母親と五〇%、叔父と二五%、いとこと一二・五%などの遺伝的類似性がある。しかし、男性はX染色体を一つしか持っておらず、娘たちには必ず同じX染色体が引き継がれるから、この規則はX染色体上の遺伝子には当てはまらない。X染色体上の遺伝子に関する単純計算で、男性は母方の叔父の息子より、母方の叔母の息子と密接な関係があるのが示される。これら二種類の親類に関してヘイマーが見つけた同性愛の割合はこのパターンに適合する。つまり、母方の叔父の息子がゲイであるより、母方の叔母の息子にゲイのいとこが多かったのである。

(23) S. Hu, A. M. L. Pattatucci, C. Patterson, L. Li, D. W. Fulker, S. S. Cherny, Lkruglyak, and D. H. Hamer, "Linkage between sexual orientation and chromosome Xq 28 in males but not in females." *Nature Genetics* 11: 248-256 (1995).

(24) G. Rice C. Anderson, N. Risch, and G. Ebes, "Male homosexuality: Absence of linkage to micro satellite markers on the X-chromosome in a Canadian study," poster presentation at the International Academy of Sex Research, Provincetown, MA, 1995.

(25) G. J. Riggins, L. K. Lokey, J. L. Chastain, H. A. Leiner, S. L. Sherman, K. D. Wilkinson, and S. L. Warren, "Human genes containing polymorphic trinucleotide repeats," *Nature Genetics* 2: 186-191 (1992).

(26)　J. P. Macke, N. Hu, S. Hu, J. M. Bailey, V. L. King, T. Vrown, D. Hamer, and J. Nathans, "Sequence variation in the androgen receptor gene is not a common determinant of male sexual orientation," *American Journal of Human Genetics* 53: 844-852 (1993).

(27)　G. Drner, I. Poppe, F. Stahl, J. Kölzsch, and R. Uebelhack, "Gene- and environment-dependent neuroendocrine etiogenesis of homosexuality and transsexualism," *Experimental and Clinical Endocrinology* 98: 141-150 (1991); G. Dorner, R. Lindner, I. Poppe, R. Weltrich, L. Pfeiffer, H. Peters, and J. Kolzsch, "Gene and environment dependent brain organization, sexual orientation, and sex-typical behavior," *International Behavioral Development Symposium: Biological Basis of sexual Orientation and Sex-Typical Behavior, Abstracts* (Minot State University, May 1995) p. 31.

(28)　R. Dawkins, *The Selfish Gene,* 2nd edition. (Oxford University Press, 1989).

(29)　これらの考えの総説は J. D. Weinridh, *Sexual Landscapes: Why We Are What We Are, Why We Love* (New York: Scribners, 1987), chapter 13; M. Ruse, *Homosexuality: A Philosophical Inquiry* (Oxford: Basil Blackwell, 1988), chapter 6; Hamer and Copeland, *The Science of Desire*, chapter 11 を見よ。

(30)　A. J. Montandon et. al., "Direct estimate of the Haemophilia B. mutation rate and variation of the sex-specific mutation rates in Sweden," *Human Genetics* 89: 319-322 (1992)（祖母よりも祖父でより頻繁に変異が起こる理由は単純に精子が卵子よりも細胞分裂を数多く繰り返してできているからである。このために，大多数の新たな変異は男性で起こる）。

(31)　J. D. Weinrich, "A new sociobiological theory on homosexuality applicable to societies with universal marriage," *Behavioral Ecology and Sociobiology* 8: 37-47 (1987).

(32)　A Yankelovich MONITOR Perspective on Gays/Lesbians, Yankelovich Partners, Norwalk, CT, 1994.（この調査の質問は生物学的な親と，生物学的でない親つまり養子などとを明確に区別していなかった。疑いなく，異性愛の「母親」より多い比率で，レズビアンの母親は非生物学的である）。

(33)　S. Nanda, *Neither Man nor Woman The Hijras of India* (Belmont, CA: Wadsworth, 1990).

(34)　G. E. Hutchinson, "A speculative consideration of certain possible forms of sexual selection in man." *American Naturalist* 93: 81-91 (1959); M. R. Ruse, "Are there gay genes? Sociobiology and homosexuality," *Journal of Homosexuality* 6: 5-34 (1981).

(35)　R. L. Trivers, "Parent-offspring conflict," *American Zoologist* 14: 249-264 (1974); R. L. Trivers, *Social Evolution* (Menlo Park, CA: Bejamion/Cummings, 1985). ヘイマーとコープランドの『*The Science of Desire*』におけるもう少し詳細な議論を参照。

(36)　E. O. Wilson, *Sociobiology: The New synthesis* (Cambridge, MA: Harvard University Press, 1975)（とくに五五五頁の discussion of homosexuality を見よ）; E. O. Wilson, *On Human Nature* (Cambridge, MA: Harvard University Press, 1978).

(37)　これらおよび類似の考えをさらに概観するにはM. Ruse, Homosexuality: A Philosophical Inquiry (Oxford: Blackwell, 1988), chapter 6をみよ。

（38）人類学的あるいは文化間での研究の例は，C. S. Ford and F. A. Beach, *Patterns of Sexual Behavior* (New York: Harper and Brothers, 1951); G. H. Herdt, *Guardians of the Flutes: Idioms of Masculinity* (New York: Columbia University Press, 1981); F. L. Whitam and R. M. Math, *Male Homosexuality in Four Societies: Brazil, Guatemala, the Philippines and the United States* (New YORK: Praeger, 1986); W. L. Williams, *The Spirit and the Flesh: Sexual Diversity in American Indian Culture* (Boston: Beacon Press, 1986); Nanda, *Neither Man nor Woman* をみよ。

第10章

（1）J. Boswell, *Christianity, Social Tolerance and Homosexuality: Gay People in Western Europe from the Beginning of the Christian Era to the Fourteenth Century* (Chicago: University of Chicago Press, 1980). オヴィディウスの引用は一五二頁に，動物寓話集からの引用は一四二頁に，『心事』からの一節は一五三頁にある。ボズウェルによる翻訳。

（2）*The Advocate* (September 19, 1995), p. 12.

（3）D. P. McWhirter, S. A. Sanders, and J. M. Reinisch eds., *Homosexuality/Heterosexuality: Concepts of Sexual Orientation* (New York: Oxford University Press, 1990) 所収のR. D. Nadler, "Homosexual behavior in non-human primates," pp. 138-170.

（4）G. V. Hamilton, "A study of sexual tendencies in monkeys and baboons," *Journal of Animal Behavior* 4: 295-318 (1914). McWhirter, Sanders, and Reinisch eds., *Homosexuality/Heterosexuality: Concepts of Sexual Orientation* の中のR. D. Nadler, "Homosexual behavior in non-human primates," p. 295に引用されている。

（5）S. Zuckerman, *The Social Life of Monkeys and Apes* (London: Routledge and Kegan Paul, 1981), p. 394, Nadler, "Homosexual behavior in non-human primates," pp. 138-170に引用されている。

（6）P. L. Vasey, "Homosexual behavior in primates: a review of evidence and theory," *International Journal of Primatology* 16: 173-204 (1995).

（7）P. Sodersten, S. Hansen, P. Eneroth, C. A. Wilson, and J. A. Gustafsson, "Testosterone in the control of rat sexual behavior," *Journal of Steroid Biochemistry* 12: 337-346 (1980).

（8）R. H. Anderson, D. E. Fleming, R. W. Rhees, and E. Kinghorn, "Relationships between sexual activity, plasma testosterone, and the volume of the sexually dimorphic nucleus of the preoptic area in prenatally stressed and non-stressed rats," *Brain Research* 370: 1-10 (1986). ヴィラノヴァのグループはこの結果を再現できなかった。(M. Kerchner and I. L. Ward, "SDN-MPOA volume in male rats is decreased by prenatal stress, but is not related to ejaculatory behavior," *Brain Research* 581: 244-251 [1992]).

（9）L. G. Clemens, B. A. Gladue, and L. P. Coniglio, "Prenatal endogenous androgenic influences on masculine sexual behavior and genital morphology in male and female rats," *Hor-*

mones and Behavior 10: 40-53 (1978).

(10) R. L. Meisel and I. L. Ward, "Fetal female rats are masculinized by male littermates located caudally in the uterus," *Science* 213: 239-242 (1981).

(11) 男性化させる物質がアンドロゲンだというのは，胎児期および出生後にアンドロゲン阻害剤を投与すると，メスによるマウンティング行動が妨げられるという観察から示唆される。(I. L. Ward and F. J. Renz, "Consequences of perinatal hormone manipulation on the adult sexual behavior of female rats," *Journal of Comparative and physiological Psychology* 78: 349-355 [1972]).

(12) F. S. vom Saal and F. H. Bronson, "In utero proximity of female mouse fetuses to males: Effect on reproductive performance during later life," *Biology of Reproduction* 19: 842-853 (1978).

(13) S. M. Resnick, I. I. Gottesman, and M. McGue, "Sensation seeking in opposite-sex twins: An effect of prenatal hormones?" *Behavior Genetics* 23: 323-329 (1993); E. M. Miller, "Prenatal sex hormone transfer: A reason to study opposite-sex twins," *Personality and Individual Differences* 17: 511-529 (1994); E. M. Miller and N. G. Martin, "Analysis of Australian opposite sex twin attitudes: Do hormones affect attitudes?" *Acta Geneticae Medicae et Gemellologiae: Twin Research* 44: 41-52 (1995).

(14) A. Perkins and J. A. Fitzgerald, "Luteinizing hormone, testosterone, and behavioral resonse of male-oriented rams to estrous ewes and rams," *Journal of Animal Science* 70: 1787-1794 (1992).

(15) J. A. Resko, A. Perkins, C. E. Roselli, J. A. Fitzgerald, J. V. A. Choate, and F. Stormshak, "Aromatase activity and androgen receptor content of brains from heterosexual and homosexual rams," *Proceedings of the Endocrine Society, 77th Annual Meeting*, June 1995, p. 135.

(16) A. Perkins, J. A. Fitzgerald, and G. E. Moss, "A comparison of LH secretion and brain estradiol receptors in heterosexual and homosexual rams and female sheep," *Hormones and Behavior* 29: 31-41 (1995).

(17) V. Geist, *Mountain Sheep: A Study in Behavior and Evolution* (Chicago: University of Chicago Press, 1971); V. Geist, *Mountain Sheep and Man in the Northern Wilds* (Ithaca, NY: Cornell University Press, 1975).

(18) G. L. Hunt, Jr. and M. Warner Hunt, "Female-female pairingin western gulls (*Larus occidentalis*) in Southern California," *Science* 196: 1466-1467 (1977).

(19) G. L. Hunt, Jr., A. L. Newman, M. H. Warner, J. C. Wingfield, and J. Kaiwi, "Comparative behavior of male-female and female-female pairs among western gulls prior to egg-laying," *The Condor* 86: 157-162 (1984).

(20) J. D. Weinrich, *Sexual Landscapes: Why We Are What We Are, Why We Love Whom We Love* (New York: Charles Scribner's Sons, 1987), p. 298.

(21) G. L. Hunt, Jr., J. C. Wingfield, A. Newman, and D. S. Farner, "Sex rations of western gulls on Santa Barbara Island," *The Auk* 97: 473-479 (1980).

(22) M. Fry, "The rest of the story," *The Living Bird* (Winter

1993), P. 19. M. Cone, "The DDT legacy," *Los Augeles Times*, August 9 and 10, 1995, pp. 1+. The Montrose Chemical Corporation has suggested that the DDT reached the ocean via farm runoff も見よ。

(23) P. V. Vasey, "Homosexual behavior in primates: A review of evidence and theory," *International Journal of Primatology* 16: 173-204 (1995).

(24) S. Chevalier-Skolnikoff, "Homosexual behavior in a laboratory group of stumptail monkeys (Macaca arctoides): Forms, contexts, and possible social functions," *Archives of Sexual Behavior* 5: 511-527 (1976).

(25) L. D. Wolfe, "Sexual strategies of female Japanese macaques (*Macaca fuscata*)" *Human Evolution* 1: 267-275 (1986); J. Yamagiwa, "Intra- and inter-group interactions of an all-male group of Virunga mountain gorillas (*Gorilla gorilla beringem*)." *Primates* 28: 1-30 (1987).

(26) D. Morris ed., Primate Ethology (London: Weidenfield and Nicholson, 1967) pp. 69-147 所収の W. Wickler, "Socio-sexual signals and their intraspecific limitations among primates,". この仮説の批判的な総説は P. V. Vasey, "Homosexual behavior in primates: A review of evidence and theory," *International Journal of Primatology* 16: 173-204 (1995) をみよ。

(27) L. A. Fairbanks, M. T. McGuire, and W. Kerber, "Sex and aggression during rhesus monkey group formation," *Aggressive Behavior* 3: 241-249 (1977).

(28) G. A. Parker and R. G. Pearson, "A possible origin and adaptive significance of the mounting behavior shown by some female mammals in oestrus" *Journal of Natural History* 10: 241-245 (1976).

(29) K. Howells ed., *The Psychology of Sexual Diversity* (Oxford: Blackwell, 1984), pp. 42-62 所収の P. A. Tyler, "Homosexual behavior in animals,"; A. Srivastava, C. Borries, and V. Sommer, "Homosexual mounting in free-ranging female Hanuman langurs (*Presbytis entellus*)," *Archives of sexual Behavior* 20: 487-512 (1991).

(30) D. J. Futuyama and S. J. Risch, "Sexual orientation, sociobiology, and evolution," *Journal of Homosexuality* 9: 157-168 (1984).

(31) Srivastava, Borries, and Sommer, "Homosexual mounting in free-ranging female Hanuman langurs (*Presbytis entellus*)."

(32) V. Sommer, Wider die Natur? Homosexualitt und Evolution (Munich: C. H. Beck, 1990). E. P. Fischer ed., *Mannheimer Forum* 93/94: *Ein Panorama der Naturwissenschaften* (Mannheim: Boehringer Mannheim GmbH, 1994), pp. 11-69 にある V. Sommer, "Homosexualitat und Evolution,"

(33) E. S. Savage-Rumbaugh および B. J. Wilkerson, "Socio-sexual behavior in Panpaniscus and Pan troglodytes: A comparative study," *Journal of Human Evolution* 7: 327-344 (1978).

(34) F. B. deWaal, "Bonobo sex and society," *Scientific American* 272 (March 1995): pp. 82-88.

(35) A. R. Parish, "Sex and food control in the" uncommon chimpanzee": How bonobo females overcome a phylogenetic

legacy of male dominance," *Ethology and Sociobiology* 15: 157–179 (1994).

(36) G. H. Herdt, *Guardians of the Flutes: Idioms of Masculinity* (New York: Columbia University Press, 1987), p. 238.

第11章

(1) C. D. King, "The meaning of normal," *Yale Journal of Biology and Medicine* 17: 493-501 (1945).

(2) C. Boorse, "On the distinction between disease and illness," *Philosophy and Public Affairs* 5: 49–68 (1975). C. Boorse, "What a theory of mental health should be," *Journal for the Theory of Social Behavior* 6: 61–84 (1976) も参照のこと。

(3) A. L. Caplan, H. T. Engelhardt, and J. J. McCartney 編集 *Concepts of Health and Disease: Interdisciplinary Perspectives* (Reading, MA: Addison-Wesley, 1981) 所収の C. Boorse, "On the distinction between disease and illness,"

(4) H. Merskey, "Variable meanings for the definitions of desease," *Journal of Medicine and Philosophy* 11: 215–232 (1986).

(5) T. S. Szasz, *The Myth of Mental Illness: Foundations of a Theory of Personal Conduct* (New York: Delta, 1961; 2 nd edition, New York: Harper and Row, 1974).

(6) R. D. Laing, *The Divided Self* (London: Tavistock Publications, 1960; Revised edition, New York: Pantheon Books, 1969), p. 37 of revised edition.

(7) S. Timmons, *The Trouble with Harry Hay: Founder of the Modern Gay Movement* (Boston: Alyson Publications, 1990), p. 137

(8) E. Hooker, "The adjustment of the male overt homosexual," *Journal of Projective Techniques* 21: 18–31 (1957).

(9) E. Hooker, "Male homosexuality in the Rorschach," *Journal of Projective Techniques* 22: 33–54 (1958); J. Money ed., *Sex Research: New Developments* (New York: Holt, 1965), pp. 24–52 所収の E. Hooker, "An empirical study of some relations between sexual patterns and gender identity in male homosexuals,".

(10) J. Chang and J. Block "A study of identification in male homosexuals," *Journal of Consulting and Clinical Psychology* 24: 307–310 (1960); R. B. Dean and H. Richardson, "Analysis of MMPI profiles of forty college-educated overt male homosexuals," *Journal of Consulting and Clinical Psychology* 28: 483–486 (1964); J. N. DeLuca, "Performance of overt male homosexuals and controls on the Blacky Test," *Journal of Clinical Psychology* 23: 497 (1967); M. Siegelman, "Adjustment of homosexual and heterosexual women," *British Journal of Psychiatry* 120: 477–481 (1972).

(11) C. W. Socarides, "A provisional theory of aetiology in male homosexuality: A case of pre-oedipal origin," *International Journal of Psycho-Analysis* 49: 27–37 (1968).

(12) M. Siegelman, "Adjustment of male homosexuals and heterosexuals," *Archives of Sexual Behavior* 2: 9–25 (1972).

(13) E. Marcus, *Making History: The Struggle for Gay and Lesbian Equal Rights 1945–1990* (New York: HarperCollins, 1992), p. 18.

（14）*The Wolfenden Report: Report of the Committee on Homosexual Offenses and Prostitution* (New York: Stein and Day, 1963).

（15）T. S. Szasz, *The Manufacture of Madness: A Comparative Study of the Inquisition and the Mental Health Movement* (New York: Harper and Row, 1970).

（16）C. W. Socarides, "Homosexuality-Basic concepts and psychodynamics," *International Journal of Psychiatry* 10 (1): 18-125 (1972).

（17）J. J. Taylor 制作 *Born That Way?*の中のインタビュー（London: Windfall Films, 1992).

（18）F. E. Kameny, "Does research into homosexuality matter?" *The Ladder* (May 1965), pp. 14-20.

（19）*The Advocate* (May 26, 1971), p. 3, Bayer, R., Homosexuality and American Psychiatry: The Politics of Diagnosis (Princeton: Princeton University Press, 1981), p. 105 に引用されている。

（20）Marcus, *Making History*, p. 225.

（21）R. Green, "Homosexuality as a mental illness," *International Journal of Psychiatry* 10 (1): 77-98 (1972).

（22）M. Margolese, "Homosexuality: A new endocrine correlate," *Hormones and Behavior* 1: 151-155 (1970). M. S. Margolese and O. Janiger, "Androsterone/etiocholanolone rations in male homosexual," *British Medical Journal* 3: 207-210 (1973) も見よ。

（23）L. J. Hatterer, *Changing Homosexuality in the Male* (New York: McGraw-Hill, 1970).

（24）C. W. Socarides, "Homosexuality-Basic concepts and psychodynamics," *International Journal of Psychiatry* 10 (1): 118-125 (1972).

（25）L. J. Hatterer, "A critique," *International Journal of Psychiatry* 10 (1): 103-104 (1972).

（26）J. Marmor, "Homosexuality-Mental illness or moral dilemma?" *International Journal of Psychiatry* 10 (1) 114-117 (1972).

（27）M. Hoffman, "Philosophic, empirical and ecologic remarks," *International Journal of Psychiatry* 10 (1): 105-107 (1972).

（28）M. Hoffman, *The Gay World: Male Homosexuality and the Social Creation of Evil* (New York: Basic Books, 1968).

（29）Marcus, *Making History*; p. 252.

（30）American Psychiatric Association, *Diagnostic and Statistical Manual of Mental Disorders, Fourth Edition* (DSM IV) (Washington, DC: American Psychiatric Association, 1994).

第12章

（1）W. B. Rubenstein ed., *Lesbians, Gay Men and the Law* (New York: The New Press, 1993) に所収の J. N. Katz, "Plymouth Colony sodomy statutes and cases," pp. 47-53。"If...Death"という言葉は Leviticus 20: 13 から。

（2）*Bowers v. Hardwick*, 478 U.S.186 (1986).

（3）*Griswold v. Connecticut*, 381 U.S.479 (1965).

（4）*Eisenstadt v. Baird*, 405 U.S.430 (1972).

（5）*Baker v. Wade*, 553 F. Supp. 1121 (N. D. Tex. 1982), 七六

五第二審二八九（5 th Cir. 1985）（全判事列席）で逆転判決。

（6） J. H. Gagnon and W. Simon, *Sexual Conduct: The Social Sources of Human Sexuality* (Chicago: Aldine, 1973).

（7） Rubenstein, *Lesbians, Gay Men and the Law*, p. 105 に引用されている。

（8） *Doe v. Commonwealth's Attorney*, 425 U.S.901 (1976).

（9） 法規にはまだ記載されているが，マサチューセッツ法は「不自然な行為」に関する姉妹規定が，同意した成人同士が個人的に行なう性行為に適応されないことになった一九七四年以来，法的な力はない。（*Commonwealth v. Balthazar*, 366 Mass. 298, 318 N. E. 2 d 478 [1974]).

（10） *Bowers v. Hardwick*, 478 U.S.186 (1986).

（11） M. Wolinsky and K. Sherrill eds., *Gays and the Military: Joseph Steffan versus the United States* (Princeton: Princeton University Press, 1993) にある K. Sherrill, "On gay people as a politically powerless group."

（12） *Frontiero v. Richardson*, 411 U.S.677 (1973).

（13） *Plyer v. Doe*, 457 U.S.202 (1982).

（14） *Cleburne v. Cleburne Living Center*, 473 U.S.432 (1985).

（15） J. E. Halley, "Sexual orientation and the politics of biology: A critique of the argument from immutability," *Stanford Law Review* 46: 503-568 (1994).

（16） A. Berube, *Coming Out Under Fire: The History of Gay Men and Women in World War Two* (New York: Plume Books, 1990).

（17） *Watkins v. U.S.Army*, 837 F. 2 d 1428 (9 th Cir. 1988) 改正，847 F. 2 nd 1329, 異なる結論が再審で出された，875 F. 2 d 699 (9 th Cir. 1989)（全判事列席），サーティオラリは 111 S. Ct. 384 (1990) を否定した。

（18） Rubenstein, *Lesbians, Gay Men, and the Law*, pp. 368-374 にある M. A. Humphrey, "Interview with Perry Watkins,."

（19） H. M. Miller, II, "An argument for the application of equal protection heightened scrutiny to classifications based on homosexuality," *Southern California Law Review* 57: 797 (1984).

（20） *ben-Shalom v. Marsh*, 881 F. 2 d 454 (7 th Cir. 1989), サーティオラリはベンシャロウ対ストーン裁判の名の下に 494 U.S. 1004 (1990) を否認した。

（21） *Steffan v. Cheney*, 920 F 2 d 74 (1990). 地方裁判所の訴訟手続に関連した文献は M. Wolinsky and K. S. Sherrill eds., *Gays and the Military: Joseph Steffan versus the United States* (Princeton: Princeton University Press, 1993) として出版されている。

（22） Wolinsky and Sherrill eds., *Gays and the Military: Joseph Steffan versus the United States*, pp. 56-83 にある R. Green, "On homosexual orientation as an immutable characteristic."

（23） *Steffan v. Aspin*, 8 F 3 d 57 (D. C. Cir. 1993).

（24） J. A. Reisman and E. W. Eichel, *Kinsey, Sex and Fraud: The Indoctrination of a People* (Lafayette, LA: Lochinvar-Huntington House, 1990).

（25） J. S. Alper and J. Beckwith, "Genetic fatalism and social policy: The implications of behavior genetics research," *Yale Journal of Biology and Medicine* 66: 511-524 (1993).

（26） R. Bayer, *Homosexuality and American Psychiatry: The*

Politics of Diagnosis (Princeton: Princeton University Press, 1981).

(27) W. Byne and B.Parsons, "Human sexual orientation: The biologic theories reappraised," *Archives of General Psychiatry* 50: 228-239 (1993).

(28) *Baehr v. Lewin*, 852 P. 2 d 44 (Hawaii 1993), p. 69.

(29) K. De Witt, "Quayle contends homosexuality is a matter of choice, not biology," *New York Times* (September 14, 1992), p. A 18.

(30) J. Taylor 制作 *Born That Way?* (London: Windfall Films, 1992) の中に著者によるインタビューがある。

(31) A. Brooke, "The rise of reverend Lou," *Frontiers* (December 1, 1995), pp. 25-30.

(32) Halley, "Sexual orientation and the politics of biology."

(33) L. J. Rankin, "Ballot initiatives and gay rights: Equal protection challenges to the right's campaign against lesbians and gay men," *University of Cincinnati Law Review* 62: 1055-1103 (1994).

第13章

(1) J. Tolins, *The Twilight of the Golds* (New York: Samuel French, 1992), pp. 55-56.2. J. Ezard, "Top Jews back genetic means to deal with homosexuality," *The Guardian* (London), July 26, 1993.

(3) M. A. Vogelbaum, J. Galef, and M. Menaker, "Factors determining the restoration of circadian behavior by hypothalamic transplants," *Journal of Neural Transplantation and Plasticity* 4: 239-256 (1993).

(4) W. F. Anderson, "Gene therapy," *Scientific American* 273 (September 1995), pp. 124-128.

(5) D. H. Hamer, S. Hu, V. L. Magnuson, N. Hu, and A. M. L. Pattatucci, "A linkage between DNA markers on the X chromosome and male sexual orientation," *Science* 261: 321-327 (1993).

(6) D. Hamer and P. Copeland, *The Science of Desire: The Search for the Gay Gene and the Biology of Behavior* (New York: Simon and Schuster, 1994).

(7) F. S. Collins, "Further predictions on medical progress," *Scientific American* 273 (September 1995), p. 140.

(8) R. A. Isay, *Being Homosexual: Gay Men and Their Development* (New York: Farrar, Straus and Giroux, 1989), p. 131-132.

(9) 単純な例をあげる。カリフォルニアでは成人は自転車に乗る時ヘルメットをかぶってもかぶらなくてもよいが，両親も子どももそれを望まなくても，子どもにはヘルメットをかぶらせなければならない。

(10) *Parham v. J. R.*, 442 U.S.584 (1978).

(11) M. Greif, *The Gay Book of Days* (New York: Carol Publishing Group, 1989), p. 16. フーヴァーの伝記作家 Curt Gentry (*J. Edgar Hoover: The Man and the Secrets* [New York: Norton, 1991]) はその真相についてなんの結論にも至らぬまま，噂を引用している。

(12) K. Berg and K. E. Tranoy *Research Ethics* (New York: Alan R. Liss, 1983), p. 333 に所収の C. Fletcher, "Is sex selec-

tion ethical?"

(13) D. J. Kevles and L. Hood, *The Code of Codes: Scientific and Social Issues in the Human Genome Project* (Cambridge, MA: Harvard University Press, 1992), pp. 244-263 に所収の R. S. Cowan, "Genetic technology and reproductive choice: an ethics for autonomy."

(14) たとえば W. L. Williams, *The Spirit and the Flesh: Sexual Diversity in American Indian Culture* (Boston: Beacon Press, 1986) をみよ。

(15) D. J. Kevles, *In the Name of Eugenics: Genetics and the Uses of Human Heredity* (Berkeley: University of California Press, 1986).

(16) L. B. Andrews, "Legal aspects of genetic information," *Yale Journal of Biology and Medicine* 64: 29-40 (1991).

第14章

(1) T. B. Haase, "Why is my child gay?" Pamphlet, Parents and Friends of Lesbians and Gays, Inc., 1988. 適当な部分は R. Schow, W. Schow, and M. Raynes, *Peculiar People: Mormons and Same-sex Orientation* (Salt Lake City: Signature Books, 1991) に "A survey of scientific views on homosexual orientation," pp. 230-239 として再録されている。引用は、もっとまとまりのない答えの短い抄録かまとめである。

(2) D. A. Gentile, "Just what are sex and gender, anyway?" *Psychological Science* 4: 120-122 (1993).

(3) 私が「性的指向が異なる」というとき、私はもちろん、この人はそうでなければ女性に性的に惹かれていたであろうに、今は男性に性的に惹かれているということをいっている。その人が惹かれる性別は変化しているが、解剖学的な性も変化しているのだから、このことは異性愛から同性愛への転換ではない。アンドロゲン不感症候群だけでは性的指向の決定について、出生前と環境の要因を区別することを助けない。

(4) R. W. Goy and K. Wallen, "Experiential variables influencing play, foot-clasp mounting and adult sexual competence in male rhesus monkeys," *Psychoneuroendocrinology* 4: 1-12 (1979); C. L. Moore, "Maternal contribution to the development of masculine sexual behavior in laboratory rats," *Developmental Psychobiology* 17: 347-356 (1984); A. A. Gerall, H. Moltz, and I. L. Ward eds., *Handbook of Behavioral Neurobiology, Vol.* 11. *Sexual Differentiation* (New York: Plenum: 1992), pp. 157-180 にある I. L. Ward, "Sexual behavior: The product of perinatal hormones and prepubertal social factors,"

(5) W. Byne and B. Parsons, "Human sexual orientation: The biologic theories reappraised," *Archives of General Psychiatry* 50: 228-239 (1993). 同様の理論として、同性愛にいたるまでの鍵となる段階として、ジェンダーが不安定な児童が仲間から阻害される精神的苦痛を強調するものは D. J. Bem, "Exotic becomes erotic: A developmental theory of sexual orientation," *Psychological Review* を参照のこと。

(6) F. L. Whitam and R. M. Mathy, *Male Homosexuality in Four Societies: Brazil, Guatemala, Philippines, and the United States* (New York: Praeger, 1986); F. L. Whitam and R. M. Mathy, "Childhood cross-gender behavior of homosexual

females in Brazil, Peru, the Philippines, and the United States," *Archives of Sexual Behavior* 20: 151-170 (1991).

（7）W. L. Williams, *The Spirit and the Flesh: Sexual Diversity in American Indian Culture* (Boston: Beacon Press, 1992).

（8）一九九一年にダーナーは世界保険機構に精神障害の公的リストから同性愛をはずすよう求めた（G. Dörner, I. Poppe, F. Stahl, J. Kölzsch, and R. Uebelhack, "Gene- and environment-dependent neuroendocrine etiogenesis of homosexuality and transsexualism," *Experimental and Clinical Endocrinology* 98: 141-150 [1991]）. これは実際に一九九三年に通過した。

（9）D. J. Kevles and L. Hood, *The Code of Codes: Scientific and Social Issues in the Human Genome Project* (Cambridge, MA: Harvard University Press, 1992). 二人の無作為に選んだヒトの遺伝的な違いは、ヒトとヒトに最も近いヒト以外の種との違いの約一〇パーセント程度である。(D. Hamer and P. Copeland, The Science of Desire: *The Search for the Gay Gene and the Biology of Behavior* [New York: Simon and Schuster, 1994]).

（10）「あなたがゲイであることに私は怒り狂っている」。マルチメディアの娯楽ジェリー・スプリンガー・ショー（January 19, 1995）において。

（11）*Frontiers* (September 22, 1995), pp. 16-17.

（12）T. F. Murphy ed., *Gay Ethics: Controversies in Outing, Civil Rights, and Sexual Science* (New York: Harrington Park Press, 1994), pp. 269-308 にある E. Stein, "The relevance of scientific research about sexual orientation to lesbian and gay rights,"

（13）R. D. Mohr, *Gay Ideas: Outing and Other Controversies* (Boston: Beacon Press, 1992), chapter 8.

（14）A. Flannery ed., *Vatican Council II: More Postconciliar Documents* (Grand Rapids: Wm. B. Eerdmans Publishing, 1982), pp. 486-499 にある "Personae humanae (Declaration on certain problems of sexual ethics)". この件に言及した聖書の典拠はローマ書Ⅰの二四-二七頁である。カーディナル・ラッチンガーによって書かれた、もっと最近の宣言（Sacred Congregation for the Doctrine of the Faith, "The pastoral care of homosexual persons," *Origins: NC Documentary Service* 16, No. 22 [November 13, 1986], pp. 377-382）では、同性愛行動と同性愛アイデンティティを区別するよう、再び強調しているが、後者の道徳的な立場は明言を避けている。ラッチンガーは「同性愛の人の特定の傾向は罪ではないが、多かれ少なかれ内面の道徳的悪に向う傾向があり、その傾向そのものが客観的な病として見られなければならない」と書いている。

（15）例として、カソリックや他の保守的な宗派は、最も最近（一九九四年）の訂正で、「性的指向」を被差別のカテゴリーに含めないようにするため、the Western Association of Schools and Colleges を通過させた。ＷＡＳＣはそのカテゴリーを被差別カテゴリーに含めたのだが、またゲイであることを公言している学生を排除し、同性同士の性行動を禁じることによって、その効果を無効にした。

（16）最も最近の例は、バチカン市が国連国際第四世界女性会議（the United Nations Fourth World Conference on Women）に「性的指向」を最終的な綱領における反差別条項から落とすよう説得した一九九五年の九月であった（R. Tempest, "Sex-orientation references cut in deference to Vatican, Muslims," *Los*

Angeles Times [September 15, 1995], p. A 10)。

(17)　Sacred Congregation for the Doctine of the Faith, "Responding to legislative proposals on discrimination against homosexuals," *Origins: CNS Documentary Service* 22, No. 10 (August 6, 1992), pp. 173-177. サンフランシスコの大司教クインはバチカンの宣言に対して「私の主義、および私の管区の主義はいままでのままであるだろう。つまりゲイやレズビアンの個々人の人権、市民権を認め、保護する。……そして性的指向と行動の区別に関する教会の教えを認め、守る」という反応をした（J. Quinn, "Civil rights of gay and lesbian persons," *Origins: CNS Documentary Service* 22, No. 10 [August 6, 1992], p. 204)。

日本語版への補遺

米国版の『クィア・サイエンス』が出版されてから、科学的および社会・政治的両面で、多くの新しい発見がなされている。以下にこれらの発展のいくつかをまとめる。

遺伝子

男性の性的指向に影響するX染色体上の遺伝子の問題は依然として紛糾している。私が『クィア・サイエンス』で述べたように、国立ガン研究所のヘイマーのグループは、一九九三年に「ゲイ遺伝子」がXq28の位置に存在するのを示唆するDNA連鎖分析について報告した。彼らは一九九五年の追認報告で自分たちの結果を再現した。ヘイマーの研究を独立に部分的に確認した報告は、一九九八年に他のグループにより概要の形で出版された(注1)。しかし一九九九年に、カナダのグループがXq28への連鎖を確認できなかったという報告をした。ヘイマーとカナダの研究者らは対照的な結果の理由を検討した。ヘイマーは、カナダのグループで連鎖分析に選んだ個人は対象となる母集団全体をきちんと反映していない部分集合なのだと論じた。ヘイマーのもともとの報告が確定的に確認(あるいは否定)されるには、まだ多くの独立な研究が必要だろう。この分野の研究は、ヒトゲノム計画が完了すれば、Xq28染色体領域にある候補の遺伝子すべての詳細が分かるので、当否解明の助けになるだろう。

マイケル・ベイリーらはオーストラリアにおける双子の研究の全体像を出版した。その結果から、どちらの性別でも子どもの頃のジェンダー不適応は遺伝することが、統計的に有意に示されたが、両性で成人の性的指向の遺伝に関して、支持するにも反対するにも明確な証拠は得られていない。初期の双子の研究は確認方法の偏向、つまり両方がゲイである双子がより大勢この研究に参加する傾向にあったことで損なわれているのを示した。つまり結局のところ性的指向の遺伝性は不確かなままである。

性的指向と聴覚系

オースティンにあるテキサス大学のデニス・マクファデンとエドワード・パサネンは、異性愛、両性愛、同性愛の男女の聴覚系を調査した（注2）。彼らは耳音響放出（oto-acoustic emissions）に焦点をあてた。それは耳に舌打ちの音が届いたとき、同時にあるいは反応して、耳内部で作られる微弱な音のことである。そこには基本的な性差がある。つまり女性は平均的により頻繁に同時の耳音響放出を行ない、舌打ちに誘発された音響放射が比較的強いのだ。マクファーデンとパサネンはレズビアンおよび両性愛の女性たちの耳音響放出は数と強さについて、異性愛男女の中間となることを発見した。彼らは、基本的性差は出生前のアンドロゲンへの曝露により設定され、レズビアンおよび両性愛の女性たちで見られた非典型性は、胎児期に通常より高濃度のアンドロゲンに曝露されたのを反映していると示唆した。ゲイと異性愛男性の耳音響放出の差については検出できなかった。

指の長さ

カルフォルニア大学バークレイ校のマーク・ブリードラブに率いられたグループは最近、女性の指の長さと性的指向の関係を記述した（注2）。彼らは指の長さの絶対値ではなく、人差し指と薬指の長さの比（Ｄ２：Ｄ４比）を測定したのである。それ以前の研究を確認して、基本的な性差を見出している。つまり「平均」の異性愛女性は、薬指に非常に近い長さの人差し指を持っている（Ｄ２：Ｄ４比が〇・九七）一方で、「平均」の異性愛男性は有意に薬指より短い人差し指（Ｄ２：Ｄ４比が〇・九五）を持っている。性差は左手より右手でより顕著である。

レズビアンにおいてブリードラブのグループは、右手における平均のＤ２：Ｄ４比が異性愛の男女のほぼ中間となるのを発見した。前記の聴覚系の研究について、ブリードラブらは、この発見はレズビアンたちが胎児期のなんらかの時点で通常ではありえない高濃度のアンドロゲンに曝露されているのを意味すると解釈した。この研究者らは左手ではレズビアンと異性愛者に有意差は見られなかった。また、同性愛と異性愛の男性たちではどちらの手にも有意差が見られなかった。

指　紋

『クィア・サイエンス』で私は、ジェフ・ホールとドリーン・キムラの研究を記載した。彼らはゲイとストレート男性の指紋の違いを報告したのである。つまりストレートの男性たちは左手より右手の指に深い溝があったが、ゲイ男性の「平均値」は有意に左手の方向に偏っていた。しかし、ゲイとストレートの男性にはこの特徴に関して大きな重なりがあるので、指紋から男性の性的指向を「診断」することはまず不可能である。

最近、ブラウン大学のリン・ホールは、性的指向が不一致の一卵性双生児という非常に特殊な個人の集まりの指紋を調査した。彼らは同じ遺伝子を共有しているので、これらの双子で性的指向が一致しないのは、なんらかの非遺伝的な原因によるはずである。理論的には、この原因は出生前の時期に起こる生物学的な過程かもしれないし、出生後の環境要因の結果かもしれない。指紋のパターンは胎児期の早い時期に確立されるので、性的指向が不一致の双子で一貫して違いが見られるということは、性的指向の多様性が出生前の原因にあることを示唆することになるだろう。実際に、それはホールが発見したことだった。彼女が調査した九組の男子の一卵性双生児それぞれにおいて、ゲイの子どもは双子の兄弟と比べて溝の深さが、左が深いほうに偏っていた。ホールは、双子の性的指向は出生前に働いている内分泌学的な要因に強く影響されており、出生後の経験の差はほとんど影響していないと結論を下した。ホールは、性的指向について不一致のある女子の一卵性双生児の指紋パターンにも違いを発見した。つまり、溝の総数が異性愛の双子よりレズビアンでは少なかった。こちらも性的指向に不一致のある女子の双子において、出生前の出来事が性的指向に影響しているという解釈を支持している（注3）。

脳の構造

長い間、性的指向の生物学理論の批判者であったウィリアム・バインが前部視床下部の間質核の研究を出版した（注4）。ローラ・アレンによるものや私自身による先行報告に同意して、バインはＩＮＡＨ３は間質核が性的に二型であるのを見出している。つまり男性では女性よりそれが大きく、より多くの細胞を含んでいるのである。アレンと私と同じく、バインはもう一つの細胞群ＩＮＡＨ１が性的に二型だったというオランダの研究を追認することはできなかった。何年も前にロジャー・ゴルスキーによって記載されているように、バインは、ＩＮＡＨ３はアカゲザルの性的二型核やラットの性的二型性視索前部（SDN-POA）と同等である可能性があると考えた。バインは何年にも亘ってゲイとストレート男性たちのＩＮＡＨ３の比較をしてきたが（たとえば、私が一九九一年に出版した『サイエンス』の論文の追試）、彼はまだこの研究の結果をまったく発表していない。

一九九五年にオランダ脳研究機構のディック・スワーブらは、

「分界条底核」という脳のある部分が性的に二型（男性の方が大きい）であるが、男性から女性へのトランスセクシュアルでは彼女らの性的指向に関係なく「女性の大きさ」だったと報告した（注5）。スワーブのグループは、性自認は性ホルモンと脳の発達の相互作用でできあがるという考えを支持する知見だと自分たちの考えを解釈している。私は、この考えは非常にもっともらしいと思うが、この研究を受け入れる際には必然的にいくつかの注意が必要かもしれない。まずほんのわずかな数のトランスセクシュアルしか検討していないし、彼女たちは非常に複雑な内分泌学的歴史を持っていること、第二にスワーブのグループは良い実績がないことである。つまり、ＩＮＡＨ１の性的二型に関する明らかに間違った主張をしていることから言える（上記参照）。

社会・政治的観点

私が『クィア・サイエンス』を執筆した時点では、ゲイの結婚の問題はハワイ州で係争中であった（ベアー対レーウィン裁判）。ハワイ最高裁の判決により同性婚が合法になるかのように思われたが、異性のカップルの結婚だけにあてはまるように州憲法をあらかじめ改正して合法化されなかった。そのときから、ヴァーモント州がその問題を取り上げている。この州の最高裁は、立法府は同性婚を合法化し、登録した同性のドメスティック・パートナーにすべての州権を授与するドメスティック・パートナー法を立法化しなければならないと判決を下している。現在、この法律はこの二つの選択のうち二つ目に遵っているので、ヴァーモント州はゲイ・カップルが婚姻に関する全州権を獲得できる最初の合衆国の州になるだろう。

性的指向の決定要因に関する科学的な証言が主要な役割を果たしたコロラド憲法第二修正事件は、米国最高裁にさまざまな形で上訴をされた。最高裁は、第二修正は違憲だと判決を下し、予審判決を支持した。このようにコロラド州のいくつかの都市において、ゲイやレズビアンを差別から保護する法令は効果がある。

軍隊のゲイの問題は論争の種になりつづけている。クリントン前大統領の「問わず、語らず」政策は、その政策が導入されてから、軍人が同性愛で解雇される割合が実際に増えたので、失敗だと言われている。ゴア前副大統領は二〇〇〇年の選挙で民主党の大統領候補と予定されているが、彼は軍隊内でゲイの人びとがもっと自由に従事できるよう、軍規を改正する意思を示した。イギリスなど他の国々は自らの諸規則を変え、ゲイやレズビアンの軍人が自分のセクシュアリティを公言できるようにしたが、もし司令官に適切に支持されれば、合衆国での同等の政策も受け入れられるだろうと思われる。

概して、合衆国のゲイやレズビアンたちの風当たりは、徐々にではあるが着実に改善してきている。例として、アメリカ・ユダヤ教改革派（最大で最もリベラルな遵守派ユダヤ人のグループ）は、最近、ラビが同性と結婚するのを公認した。このような改善がどの程度、性的指向の決定要因に関する科学研究に助けられているのかは不確かである。主な要因はゲイと公言する人びとが増えて、好ましくない類型が陰をひそめた、というのが最もありうることだろう。

一九九八年のワイオミング大学の学生マット・シェパードの事件や、陸軍士官バリー・ウィンチェルの事件も含む、陰惨なゲイたちやレズビアンたちの一連の殺害事件が広く報道され、それに反応してゲイの人びとに対する同情が形成された。より軽い形の差別と同様、このような犯罪が続けざまに起こることは、個人が正しくない行ないをすることや差別的な法から、ゲイの人びとを集団として継続的に保護する必要性があることを強調する。私見では、『クィア・サイエンス』で提案したように、科学研究はゲイの人びとは集団を構成しており、少数民族と多くの点で同等で、憲法の下で最高位の保護を得られるという見解を支持する。

（1） D. McFadden and E.G. Pasanen, "Comparison of the auditory systems of heterosexuals and homosexuals: Click-evoked otoacoustic emissions," Proceedings of the *National Academy of Sciences* 95: 2709-2713 (1998); D. McFadden and E.G. Pasanen, "Spontaneous otoacoustic emissions in heterosexuals, homosexuals, and bisexuals," *Journal of the Acoustical Society of America* 105: 2403-2413 (1999).

（2） T. J. Williams, M. E. Pepitone, S. E. Christensen, B. M. Cooke, A. D. Huberman, N. J. Breedlove, T. J. Breedlove, C. L. Jordan, and S. M. Breedlove, "Finger-length ratios and sexual orientation," *Nature* 404, 455-456 (2000).

（3） L. S. Hall, *Dermatoglyphic analysis of monozygotic twins discordant for sexual orientation*, (Ann Arbor, Michigan: UMI Dissertation Services, 1999).

（4） W. Byne, M.S. Lasco, E. Kemether, A. Shinwari, L. Jones, and S. Tobet, "The interstitial nuclei of the human anterior hypothalamus: assessment for sexual variation in volume and neuronal size, density and number," *Brain Research* 856: 254-258 (2000).

（5） J-N. Zhou, M.A. Hofman, L.J.G. Gooren, and D.F. Swaab, "A sex difference in the human brain and its relation to transsexuality," *Nature* 378: 68-70 (1995).

邦訳版刊行によせて

「専門家」の誠実さ

いったい同性愛の「原因」というのはわかっているのだろうか。

日本では海外で新しい研究が発表されるたびに、真実が解明されたかのように紹介される。それはときに幼児期の育てられ方だったり、成長過程での「経験」だったり、ホルモンの影響だったり、脳だったり、遺伝子だったりしてきた。それらを解説する「専門家」はいつも断言口調なので、普段、科学や精神分析に無関係に過している私たちは、その結論を素直に聞き入れるしかなかった。

しかし「専門家」を称する人たちの中には、欧米の論文を輸入・販売するだけで、そこにさしたる検討も加えていない者も少なくない。私は以前、同性愛の生物学的な「原因」についてメディアでしばしばコメントしている「専門家」の一人を取材したことがあるが、その人は驚いたことに、「同性愛」という概念の意味するところすらほとんど考察していなかった。

そのとき私は、彼が得意とする、脳の性分化の過程に同性愛の「原因」があるという説に関して、いくつか質問した。脳が男性化しなかった者が男性同性愛者だと言うのなら、能動的な性役割や性行動を指向する男性同性愛者は、どのように理解すればよいのか（例えば、セックスにおいて、男を組み伏したい男なら、彼は女性化しているどころか、「超男性」とも言えるのではないか？）。あるいは、ラットの実験では、ホルモン操作で脳を雌化させたラットどうしが性的に交わることがあるのか（男性の同性愛者間の行為というのは、脳の性分化失敗の説に則せば、女性化した脳を持ったもの同士の関係ということなる。つまり、それをラットに擬すれば、脳が雌化したラット同士の行為に相同する）等々。私は常々、単純な、脳の女性化＝男性同性愛という図式に疑問を感じていたので、そういうちょっと意地悪なポイントをついた。

すると、「専門家」氏は、それに上手く答えられないばかりか、自分は同性愛については詳しくないし、海外の論文を参考に書いているだけだ、と開き直るばかりだった。

私は科学者を自認する彼のそうした態度に落胆するしかなかったし、素人でも思い付く程度の疑問すら想定していない「科学的な」態度に、どこか胡散臭さを感じたものだった。

けれども私はこの『クィア・サイエンス』を読んで、科学というものをかなり見直した。先の私が抱いた疑問が議論に繰り込まれているのは当然ながら、著者のサイモン・ルベイ氏は科学者として実に誠実に、セクシュアリティに関する諸説に検討を加えている。ルベイ氏自身は生物学的な決定論に拠りながらも、そこから短絡的な「原因論」を排し、それぞれの研究の限界——それがどの程度証明されていて、そこにどんな問題点が含まれているのか——を明らかにしようとしている。そうした姿勢は、ルベイ氏の業績である男性同性愛者の脳に関する研究に対しても、厳格に貫かれていた。

それは本来、科学者として当たり前の態度とも言えるが、日本での中途半端な「原因論」の取り沙汰に辟易としていた私には、ルベイ氏のそうした学問への実直な姿勢はとても新鮮に感じられた。また、彼の同性愛をめぐる諸説を考察していく眼差しの繊細さに、自身が同性愛者であるルベイ氏の当事者としての真摯な問題意識を感じ、大いに共感を抱いた。研究者が当事者であるべきかどうかの是非はともかく、科学的言説の現実への大きな影響力を考えると、学問の権威というものを背景にして語る人には、慎重で、配慮のある態度が求められるだろう（これまで日本の同性愛をめぐる言説は、当事者が何も言ってこないと思ってか、あまりにも杜撰な物言いだった）。

さらに本書は、単に科学的に同性愛の「原因」を追求した成果を並べ立てているだけではなく、その科学による「原因」追求がいかなる社会的意義を持つのか、社会と科学、科学と人間との関係、倫理と科学が孕む問題等々にまで議論を広げている。したがって、論及される分野も生物学だけではなく、哲学、社会学、倫理学、法学、心理学、精神分析など多岐に渡っていて、科学の解説書の域を超え、広い意味での思想書と言える内容になっている。サイモン・ルベイという人は驚くべき該博な知識を持って、同性愛という現象の内側（生物学的現実）と、外側（社会的現実）を、ひとつの歴史の流れの中に結び付けようとしている。そして、それはかなりの成功を収めたと言っていいだろう。

私はこの本をぜひとも日本でも紹介したいと思った。短絡的な生物学的決定論に与しない私であるが、これが、同性愛についてのこれまでのような知ったかぶりや独善的な解説を排し、事実を前提にした議論を積み上げる切っ掛けになれば、と考えた次第である。本当のところ科学はセクシュアリティについて、そして同性愛について何がわかっていて、何がわかっていないか。『クィア・サイエンス』は私たちがセクシュアリティや同性愛を考える上で、この上ないテキストとなることは間違いない。

本書は、先に述べたように学際的な色彩の濃い本であるから、翻訳の作業も難航を極めた。玉野真路氏と岡田太郎氏は、サイエンスの立場で専門的な研究活動をされてきた方々で、この本の翻訳者としてはまさに適任であったが、他の関連分野の専門家の方からの協力も必要となった。そこで、柴谷篤弘（元京都精華大学学長）、及川卓（心理臨床研究）、林直樹（東京武蔵野病院・精神科医）、金星直規（早稲田大学大学院、ウィスコンシン大学ロースクール）、H・O、渡会桂子各氏に多くのご助言を賜った。この場をもって深く御礼申しあげたい。また、勁草書房の橋本晶子氏にもさまざまなコメント、お力添えをいただいた。

こうして多くの方々の協力によって完成した日本語版『クィア・サイエンス』が、日本におけるセクシュアリティ研究に一石を投じることになれば、監修者としてこれ以上の喜びはない。

二〇〇二年三月

伏見憲明

訳者を代表して

『クィア・サイエンス』の射程

本書は、一九九六年にMIT PRESSから出版されたサイモン・ルベイの*QUEER SCIENCE*の完訳である。一九九六年というと、一九九〇年代初頭に花開いた、イヴ・コゾフスキー・セジウィック『クローゼットの認識論――セクシュアリティの二〇世紀』(外岡尚美訳、青土社、一九九九年)やジュディス・バトラーの『ジェンダー・トラブル――フェミニズムとアイデンティティの攪乱』(竹村和子訳、青土社、一九九九年)などを花形とする、ポスト・モダン思想を反映した、いわゆる「クィア理論」が学界を席巻していたころのことである(カッコ内の年度は邦訳の出版年。原著はともに一九九一年に出版されている)。そのあおりを受けてハルプリンなどの強硬な社会構築主義者が人気を博していた。そして、そうした社会構築主義者たちはジェンダーやセクシュアリティ研究においておよそ科学論を排除しようとしてきている状況だったのである。

そうした状況のなか、本書の第6章を読めば分かる通り、サイモン・ルベイは一九九一年に脳の一部(視床下部のINAH3)に、ゲイとストレートの人で違いがあることを発見して一躍時の人となる。彼はそれまで自分の研究が社会的にそれほどの影響力を持つなどと考えたこともないような堅実で地味な、しかし非常に優秀な科学者であった。ケンブリッジ大学を卒業後、ドイツのゲッティンゲン大学で大脳解剖学の学位を取った後、アメリカに渡り、ハーバード大学メディカル・スクールで助手、助教授を経て、カリフォルニア州のラ・ホヤにあるソーク生物学研究所の助教授を務めたという輝かしい経歴を見るだけでも、彼の優秀さは一目瞭然であろう。ソーク生物学研究所といっても、一般の方はご存知ないかもしれないが、世界第一級のそれは南カリフォルニアの風光明媚なところにあり、その建物も現代の名建築とされることも含め、最高の研究環境を提供しているため、日本からの留学生にも憧れの的である研究所である。ノーベル賞級の研究者を世界から集めており、たとえばDNAが二重螺旋であることをジェイムズ・ワトソンとともに発見したフランシス・クリックもこの研究所の名誉教授であるといえば、その地位はご理解いただけるだろう。

ルベイは彼の経歴の中で一貫して視覚系の解剖学に関する研究を行なってきた。医学生物学系の論文は一年に一報出せれば相当な実力者なのだが、その論文数はルベイが筆頭著者のもので一九七一年から一九九一年までの二〇年間で二三報とコンスタントな実力を示している（サイモン・ルベイのホームページ http://hometown.aol.com/slevay/page 5.html による）。そうした科学者プロパーとしての経歴の最後に出した論文が、問題のＩＮＡＨ３に関する論文なのである。

ルベイはこの論文を出して、自分の研究の社会的意義をメディアの扱いから初めて悟る。彼の論文は新聞、雑誌など数百に登るメディアに採り上げられたのだ。そしてその重要性を認識した彼は、ソーク研究所を辞し、出版および講演活動によりゲイの科学を一般に知らしめる役割を買ってでることになる。

ルベイは科学者らしく、まず自分の専門分野である、脳の科学におけるセクシュアリティの話題を一冊の本にまとめる。それが邦訳もある *The Sexual Brain.* Cambridge: MIT Press, 1993 である（邦訳は『脳が決める男と女——性の起源とジェンダー・アイデンティティ』新井康允訳、文光堂、二〇〇〇年）。ルベイはこうした科学的な視点からみたジェンダー／セクシュアリティ論を大学や市民の勉強会で講演し、テレビ番組の制作（イギリスのChannel 4 とアメリカの The Learning Channel 向けに Windfall Films（プロデューサー：Jeremy Taylor）により制作された一時間のドキュメンタリー番組 *Born That Way?*（1992）のプレゼンテーター）に取り組んだ。そうした講演活動や社会的な活動から生まれたのが本書『クィア・サイエンス』である。その過程でルベイが出会い、議論を戦わせた人の見解や、ルベイが直接対話をしたわけではなくても、ジェンダーやセクシュアリティの科学研究に接した人の見解がいかに変化したのかという事例を敏感に取り入れているのは、すでに序章からわかるだろう。それはルベイが反ゲイ、あるいは反科学的な人に対しても、真摯な対話を続けてきていることの一つの証左となることと思う。

本書を集大成とするルベイのこうした一連の活動は、ゲイ・コミュニティのなかでもさまざまな議論を生んできた。最初に述べた通り、この時期、ゲイ研究、クィア理論の世界は「社会構築主義」全盛の時代であった。科学的な結果は即座に「生物学的決定論」の烙印を押されてしまう。ルベイの立場もそうした批判の矢面にさらされていく。

実際にはルベイの議論は非常に慎重である。科学者としての最低限の心得であり、科学が確固たる知識を積み重ねるために必要な、「対照実験」「盲検」「再現性」といった基礎事項を中心に、原著論文にあたって徹底的に厳しく検討していく。その結果、過去に決定的だと思われていた結果が、依然として決定的でないことを暴くことになっていく。たとえば、日本のほとんどの啓蒙書でも決定的な結果として扱われているダーナーのストレス仮説が、まさに仮説にすぎないことを丁寧に論証していく部分などは、そうしたルベイの面目躍如たるものがある。こうした部分で、ルベイはその科学理論が「正しい」とも「誤り」とも断言しない。純粋に科学的には断言できないからなのだが、現在の日本の科学教育ではそうした誠実な科学的な態度を教えることは少なく、断言調の言説が受け入れられやすいので、こうした態度に隔靴掻痒の感を抱く者もいるかもしれない。しかし大学院レベルの科学のトレーニングを受けたものならば、誠実な態度としてむしろ好感を抱くだろう。今後、科学が性的指向やアイデンティティ、性格などを問題にしていく中で、なにを語りえて、なにを語りえないのかを峻別する慎重な態度が重要であることを示している。

そうした社会的な状況、学問的な状況を踏まえつつ、慎重な科学的態度で書かれた本書は、『ワシントン・ポスト』や『サイエンス』の書評に載るなど大きな反響を得た。ルベイが本書でも告白しているように、科学的な観点でジェンダーやセクシュアリティを扱うこと自体が社会構築主義者たちの反感を買うことになる。そうした批判の先鋒エール大学ロー・スクールのエドワード・シュタインは、二〇〇〇年にまとまったセクシュアリティの科学論を科学哲学、倫理学、社会構築主義思想の観点から論じた浩瀚な書物を著わした（E. Stein, *The Mismeasure Of Desire*. Oxford University Press, 2000）。シュタインの議論については、稿を改めて紹介していきたいが、ルベイに賛成するにせよ反対するにせよ、こうした科学論の領域での網羅的な仕事の出発点は、膨大な研究を首尾よくまとめあげた本書にあることは間違いないだろう。

ルベイは批判されるだけではなく、一方で賞賛を得る。科学的な知性が必ずしも反ゲイ的ではないことを示したからである。ゲイの科学的研究というと、さきほどのダーナーのストレス仮説にしろ、精神分析的な考察にしろ、ほとんどゲイを「治療」する目的があった。そしてその治療はことごとく失敗しているばかりか、治療を受けたゲイたちに重大な障害を与えた。それゆえ本書以前は一般的にゲイの科学的研究に良い印象はなかった。ルベイは本書で、一九世紀末以来のさまざまな医学史的な事実を挙げて、慎重にそうした治療法への評価を下していく。その中で、ゲイにとっては目も当てられないような悲惨な事例が挙げられていく。精神分析にしろ、行動主義的な治療法にしろ、ホルモン療法にしろおよそ治療に成功したものはない。医学史や科学史の中で、失敗した治療法、正しくない理論は驚くほど早く忘れられていく。世の教科書には「正しい」ことが書かれていて、失敗した事例はそれが失敗だったことが書かれるのではなく、単に削除されていくからである。誤った治療法は、それが正しいと思われていたごく一時期に紹介され、失敗だったことが分かるや否や歴史から消されていくのである。

本書でルベイはゲイの「治療」について、丁寧にこうした事例を掘り起こして網羅的に議論をしていく。このこと自体が、フェミニズム的な医学史が一九世紀の産婦人科学をとり上げて、相手の顔をまっすぐ見ることができないという理由でクリトリスを切除されていた女性がいたことや、産婦人科医シムスが自分の黒人奴隷の女性を実験台に利用したなどの事実を記述していったのと同じような意義があるだろう。こうしたすぐに忘れられていく誤謬を医学史の中から掘り起こしていく作業は、地道ではあるが、われわれの常識について再考を要求するという意味で、思想的、政治的に極めて重要なものである。ルベイはこのような例を挙げそうした誤謬も実は科学的に断言できない憶測を即座に治療に結びつけようとした結果であることを示したのである。

同時にルベイは、現代の科学者たち、あるいは科学的な知識をもった人たちには同性愛嫌悪が少ないことを論拠に、科学的知性は必ずしも、同性愛に敵対するものではないとの見解を示している。医科学史の中での、さきほどあげたような誤謬は、科学に基づいた知識から生まれたものではなく、むしろ科学を装った政治的判断から生まれたものである可能性が濃厚なのである。そうした政治的判断に真っ向から対抗できるのは、もはや科学しかありえない。

また一方で、ルベイは親ゲイ派と思われる科学的結果について、批判的な見解を示すこともある。たとえば、第3章の「ゲイを肯定する精神分析家たち」でセジウィックとともに科学的な立場から、リチャード・C・フリードマンの方針を批判する部分や、なにより第11章で「ゲイ・コミュニティの守護神のようなもの」になったエヴリン・フーカーの理論にもいくつかの問題があることを指摘するあたりである。フーカーはゲイを肯定的にとらえる理論を発表し、それがゲイに受け入れられたのだが、ルベイの立場はゲイ・コミュニティのポリシーを最優先するのではなく、科学者の批判的視線を最優先するものなのだ。したがってルベイは政治的な立場に目を曇らせることなく、まずは科学的な事実を確認していこうとする。ここにもルベイの科学的に誠実な態度が現われているといえる。たしかにこうした態度は、安易な読み方をするとゲイ・コミュニティのポリシーに反するものと取られかねないだろう。しかしいずれ事実は事実として現われてくるものであり、事実を踏まえた倫理を模索していくべきだというのが、ルベイの見解のようである。前述の通り、ルベイは科学が悪用された歴史が一見科学的に見えて、実は科学に基づかない判断が混入していることが一因となっていることを発見している。その観点から見ると、ゲイに対して一見有利な政治的判断の方向であっても、科学者が提出する結果を十分な批判的検討もせず用いて単に政治的な理由でゲイを肯定することは、同種の誤謬であり、コインの表裏である。そうであればこそ、ルベイは警戒しているのであろう。科学的な問題が話題になるときに、科学的な事実に基づかない議論をする限り、政治的な化かしあいの様相を回避することはできないのである（もちろんセクシュアリティを巡る政治的判断には科学的な議論を要さないものも多い）。

以上が本書の出版を中心とした、その前後の小史である。次にもう少し内容に立ち入ってみよう。

本書はもともと雑誌の連載記事である。連載はほぼ本書の章立ての順に掲載されたのだが、ルベイはまず性的指向を扱う科学や医学の歴史を繙《ひもと》いていく。この部分でルベイは精神分析、行動学的心理学、ホルモン、脳、認知心理学、ストレス、遺伝子という、執筆当時までに発表されているほとんどすべての科学論文を網羅的に紹介していく。こうした地道な研究自体、それまでなかったことである。

それに続いて、そういった科学が社会に与える影響の分析に入っていく。この部分は、ルベイ本人の考えもややこなれていない部分もあったかとも思われる（そうした部分は何箇所かルベイに問い合わせ訳注をつけることにした）が、基本的なスタンスは現在でも変っていないようである。いわばアメリカ的な個人主義に基づいた「リベラリズム」」。

ルベイは、基本的にすべての人には自分の人生の決定権と決定したことに対する自己責任を持つという、アメリカ的民主主義の個人主義的リベラリズムを徹底する。たとえばホルモン療法について述べる個所で、単にゲイを擁護しようとする立場であれば、ホルモン療法を行なった医師を糾弾してことたれりとするところであろう。しかしその手術を受けるかどうかの決定権が「患者」にあったことから、その患者の責任も見逃さない。科学的な厳密さから、フーカーのような親ゲイ派の科学理論さえ慎重に裁いていったルベイの科学的な態度と対をなす、政治的な一貫性を示す部分だろう。

そうした政治的な姿勢は「序章」から現われる。「ある人がゲイ、ストレート、あるいは両性愛になるのを決定しているのは何だろうか？」という文章で本書を開始して、「決定」されているのか、「選択」の問題なのかを常時念頭において論を進めていく。第12章の法律の章で、こうした問題設定が実は判決を左右するような大きな影響力を持っていることが示される。裁判所は科学者を証人として召喚し、「選択」の問題なのか否かを証言させる。そのことが判決を左右するほどの力を持っているのである。そもそも同性愛に関する裁判も少なく（筆者はアカーの「府中青年の家裁判」しか知らない）、ことさらそこに科学的な見解が必要とされたことはいまだ一度もない、われわれ日本人には驚くべきことだが、「選択」か否かは、少なくともアメリカ人の同性愛の捉え方に大きな意味をもっていることがわかる。

現在のところ結論としては、個人の性的指向に生物学的な原因はなにか影響しているだろうが、それがどの程度なのかはわからない、というどちらにも断言できないあいまいなものにならざるを得ない。その結論は、アメリカでの最大規模の研究とはいえ、同性愛者のサンプル数が少ないなど限界はあるものの、二〇〇〇年に発表された双子の研究によっても支持されている（K. S. Kendler, L. M. Thornton, S. E. Gilman, and R. C. Kessler, "Sexual

Orientation in an U. S. National Sample of Twin and Nontwin Sibling Pairs" *American Journal of Psychiatry*, 157: 1843-1846, 2000)。ルベイとしてはゲイが単なる選択の問題ではなく、生物学的な影響があるということにしたい、というところであろう。しかし先述の通り、そこは科学者として事実を伝えるべき立場にあるという倫理的姿勢が一貫している。それが「分かりやすい」、つまり断言調の記述を妨げているのだが、こういった「宙吊り」に耐えるのも、科学が性格やアイデンティティのような微妙な問題を扱うようになってきた時代の人間の倫理的な姿勢なのだろう。

さて、さきほどアメリカではこうした選択か否かの問題は大きな意義を持つと述べたが、やはりわれわれ日本人からするとやや唐突な感じがする。日本のゲイシーンの主流は、ゲイであることが選択であろうがなかろうが、ゲイであることは悪ではないという政治的な立場を取ってきた。もちろん私自身もそれには共感するし、ルベイも「ゲイの権利に関して生物学的な「生まれつき」という見解の他に、生物学にも原因論にもまったく依拠しない議論がある。これらの議論には、たとえば、プライバシーの権利やゲイの人びとが社会に持ち込む利益も含まれる。こうした議論は、社会に貢献できる自分の価値を示すことでゲイ全員がこうした議論をできるという意味で包括的で民主的なのだ（本書第12章の訳注）」と考えており、生物学とは無縁のリベレーションの方向性を否定しているわけではない。それでは、科学がセクシュアリティの政治的判断に対して無用の長物と考えられがちな日本において、こうした書物を出版する意義はなんなのだろうか。それを説明するのは翻訳者の責務であろうから、いくつか私見を述べさせていただく。

本書には科学的な根拠があいまいなまま、さまざまな科学理論が「治療」に使われてきて、結果として同性愛者が重大な不利益を蒙ってきた事例が紹介されている。こうした事例を見るにつけ、同性愛者に科学が不利益として襲いかかることが今後もないとは限らないだろう、という予測を抱かずにはいられない。遺伝子や脳を操作ィについての考察を深めてくれる。たしかにルベイによる脳の研究以前の同性愛の科学的研究は、「治療」を目的とする技術が開発されてくれば、それがゲイを「治療」する試みに使用されないという保証はない。ルベイのリベラリズムの立場を継承すると、そうした技術が開発されたといわれたとき、それを自分に適用するかどうかは、判断力のある成人であれば基本的に自分ということになる。「インフォームド・コンセント」や「自己責任」の概念が輸入され、医師が権威者であるというモデルから、病める人の伴走者としてのモデルに移り変わろうとする時代には、ゲイでありつづけるか別のセクシュアリティを選択するかという問題も自己選択するべきことと考える動向は日本でも強くなってくるだろう。それゆえ科学的な考えに慣れ、社会通念にほだされて自分を傷つけないような知識を蓄えておく必要がある。またそうした技術の安全性が疑わしいまま、治療に適用されそうになったりした場合には、同性愛者のコミュニティとして、実験のモラトリアムを求める活動なども必要になるかもしれない。その際コンセンサス形成に参画できる主体が、あまりに特権的な知識を有している人だけだとすると、民主的な判断ができなくなる。そうしたコンセンサス形成に参画し、自分の身を守るために、科学に対する抵抗性をつけておく必要があるだろう。それはこれまでの日本の啓蒙書では足元がおぼつかないことであったし、だからといって生物学を専攻していない一般の読者が原著論文を読むわけにもいかなかった。その意味で科学理論を網羅的に採り上げ、適切な批評を加えている本書の意義は、現在の日本においてはことさら大きい。

また、科学は政治的、医学的手段や技術を提供することもあるが、純粋な知識を与えるものでもある。どんな人であれ、自分がどうやって自分になったのか、自分がどのようにして今の自分なのかという、アイデンティティの問題に多少の興味は抱くだろう。そういった素朴な問いを考える一つの視点としての科学さえも、社会構築主義のために葬り去られるのだとすると、いささか教条的なものを感じざるを得ない。もちろん科学だけがそのための視点を提供するわけではないにしても、科学は一つの視点として話題を提供し、私たちのアイデンティ的としていたがゆえに、政治に迎合している部分もあった。しかし現代の科学研究の水準では、次第にアイデンティティの問題にも踏み込めるようになってきている。そうした動向から私たちの「アイデンティティ」を考察するのに最適な話題が提供されれば、それを楽しむことすらできるようになってきているだろう。そうした楽しみを奪う権利はだれにもない。そのときに大切なのは「事実」を知るということであり、本書はそのためには最適の書であろう。

以上のように本書は、科学、医学プロパーの教科書という枠組みを超え、科学史、医学史、科学技術倫理、医療倫理、科学社会学、病の認識論などの哲学、法学といった広大な学問領域にまたがる話題を提供している。性的指向の科学という、科学の中で予算もさほど潤沢とは思えない分野の研究を取り上げることで、かくも広大な分野が切り拓けることを示したことも本書の意義であろう。とはいえ、本書はサイモン・ルベイという一科学者が書いた本であり、前述のそれぞれの分野の専門家からすると、十分に練られていないと感じる部分もあるかもしれない。また暴力的な人格や鬱の遺伝など、人の性格やアイデンティティに関する科学の隣接領域との交流も待たれる。今後そうした科学の動向を踏まえた、新しい時代の包括的な科学技術倫理が必要となるだろう。訳者自身、科学の専門教育を受けたものであり、本書の科学以外の分野への影響力を正確に査定することはできない。その浅学非才を恥じつつ、本書を起爆剤にしてさまざまな議論が起こることを望んでいる。そして、これまでに本書の内容を題材に議論をしてきた何人かの科学以外の分野の専門家の見解を聞くにつけ、そうした威力が本書に備わっていることだけは確信している。

二〇〇二年三月

玉野真路
訳者を代表して

著者略歴

Simon Le Vay（サイモン・ルベイ）
ゲッチンゲン大学にて神経解剖学学位を取得。ソーク生物学研究所視覚研究室部長を経て、1992年、同性愛教育研究所（Institute of Gay and Lesbian Education : New York）を設立。
主著に *The Sexual Brain*（『脳が決める男と女——性の起源とジェンダーアイデンティティ』文光堂、2000年）ほか。

監修者略歴

伏見憲明（ふしみ・のりあき）
1963年生。慶應義塾大学法学部卒。評論家。著書、編著に『〈性〉のミステリー』（講談社）、『性の論理学』（朝日新聞社）、シリーズ『クィア・ジャパン』vol.1-5（勁草書房）ほか。

訳者略歴

⦿玉野真路（たまの・しんじ）
1970年生。東京大学大学院医学系研究科博士課程中退。科学技術翻訳者／評論家。論文に「『性的指向』の科学をめぐる啓蒙の現状」（『クィア・ジャパン』vol.5所収）ほか。
⦿岡田太郎（おかだ・たろう）
1966年生。東京大学大学院薬学系研究科博士課程修了。現在、神戸大学大学院医学系研究科助手。

クィア・サイエンス
同性愛をめぐる科学言説の変遷

2002年3月30日　第1版第1刷発行

著　者　S. ルベイ
監修者　伏《ふし》見《み》憲《のり》明《あき》
訳　者　玉《たま》野《の》真《しん》路《じ》
　　　　岡《おか》田《だ》太《た》郎《ろう》
発行者　井　村　寿　人

発行所　株式会社　勁《けい》草《そう》書　房

112-0005 東京都文京区水道2-1-1　振替 00150-2-175253
（編集）電話 03-3815-5277／FAX 03-3814-6968
（営業）電話 03-3814-6861／FAX 03-3814-6854
壮光舎印刷・鈴木製本

ISBN　4-326-60150-7　　Printed in Japan

索　引

あ　行

か　行

さ 行

た　行

な　行

は　行

ま　行

わ 行